膏方调养 亚健康

GAOFANG TIAOYANG YAJIANKANG

袁保丰　郭国田　编著

时代出版传媒股份有限公司
安徽科学技术出版社

U0209156

图书在版编目(CIP)数据

膏方调养亚健康 / 袁保丰,郭国田编著.--合肥:安徽科学技术出版社,2019.4
ISBN 978-7-5337-7722-7

Ⅰ.①膏… Ⅱ.①袁…②郭… Ⅲ.①亚健康-膏药-疗法 Ⅳ.①R244.9

中国版本图书馆 CIP 数据核字(2018)第 247181 号

膏方调养亚健康　　　　　　　　　　　　　　　袁保丰　郭国田　编著

出 版 人:丁凌云　　选题策划:黄　轩　　责任编辑:黄　轩　聂媛媛
责任印制:廖小青　　装帧设计:王　艳
出版发行:时代出版传媒股份有限公司　http://www.press-mart.com
　　　　　安徽科学技术出版社　　　　　http://www.ahstp.net
　　　　　(合肥市政务文化新区翡翠路 1118 号出版传媒广场,邮编:230071)
　　　　　电话:(0551)63533330
印　　制:合肥创新印务有限公司　　电话:(0551)64321190
(如发现印装质量问题,影响阅读,请与印刷厂商联系调换)

开本:710×1010　1/16　　　印张:18　　　字数:350 千
版次:2019 年 4 月第 1 版　　2019 年 4 月第 1 次印刷

ISBN 978-7-5337-7722-7　　　　　　　　　　　　定价:48.00 元

版权所有,侵权必究

前　言

亚健康是指处于健康和疾病之间的一种临界状态,又称"病前状态""亚临床状态""第三状态"或"灰色状态",是介于健康和疾病之间的连续过程中的一个特殊阶段。亚健康状态既可以向好的方向转化恢复到健康状态,也可以向坏的方向转化而进一步发展为各种疾病。这是一种从量变到质变的准备阶段。亚健康这一概念最早是由苏联学者 Berkman 在 20 世纪 80 年代提出的,他当时将之称为"第三状态",即健康是"第一状态",疾病是"第二状态",介于健康与疾病之间,既非疾病也非健康为"第三状态"。世界卫生组织的一项全球性调查表明,真正健康的人大概占 5%,而患各种疾病的人约占 20%,其余约 75% 的人处于亚健康状态。

随着人们对健康的日益关注,防治亚健康就成为摆在医学专家面前的一项课题,中医防治亚健康具有独特的优势,中医体质学理论的逐步完善,为中医通过体质调养亚健康打下坚实的基础。调理亚健康必须以个人体质为基础,辨证分析,方能收到良好的效果。编者调养过不少月经不调及闭经患者,这些患者都曾经试过中药调养,但效果不持久,而以体质调养为基础进行治疗,效果明显而且不易复发。中医的优势就是治病求本,其实调养亚健康就是改善患者体质,方能彻底调养好患者的亚健康状态乃至治愈疾病,而这些是现代医学无法实现的。对于亚健康调治,中医无疑有着巨大的优势,当然我们也不能忽视现代医学的诊断,尤其是器质性疾病。

膏方作为调养亚健康的一种重要方法越来越受到广大民众的欢迎,其便于存放和服用,口感较佳,疗效明显,防治并重。一剂膏方可以服用 4~8 周,不但可以收到明显的效果,而且可以节约来回奔波医院的时间,因此膏方受到广大群众的喜爱。膏方常以补养药物为主,体质较弱者可以多加参类和胶类药物,以补气血阴阳,增强体质,体质较好者也可以不加胶类物质,调成素膏。因膏方中的滋补药物有碍脾胃运化功能,因此膏方中均要添加健脾养胃中药。

在本书编写过程中,编者参考了许多医家医书的资料。本书第一至第四章为袁保丰编著,其余为郭国田编著。本书是作为省教育厅重点课题(KJ2017A611)的一部分,编者期望本书在传播中医防治亚健康方面起到良好的作用,对广大读者有所裨益。

袁保丰　郭国田

目 录

膏方调养亚健康

第一章

膏方基础知识

第一节 / 认识膏方

一、了解膏方

膏方是指一类经过特殊加工制成膏状的中药制剂，由中医师根据服用者的不同体质、不同病症特点处方用药，药师规范熬制，供祛病或保健服用。

开膏方时，中医师会依据中医理论，通过望、闻、问、切等手段收集相关信息，辨证分析，然后结合体质、地理、时令特点，确定主方，随症加减，选用胶类药，以及糖、酒等辅料，开出个体化的对证处方。或祛病健身，或调养补益，以满足服用者的需要。

规范熬制，即由中药师按方配药，经过浸泡、煎煮、浓缩、烊胶等步骤，精心加工成膏。或为片状，或为厚薄适宜的膏制，香气诱人。

膏方方便服用，名中医潘澄濂评价说，用一般煎剂，长期给药，患者甚感不便，且每日给药一剂，所需药量较多，浪费时间及能源。改用膏滋剂，每一个疗程节约药物二分之一，又不受每日煎药之累，服用便利，而且大大提高了疗效。

在中医典籍中，《黄帝内经》《伤寒杂病论》即有膏方范例，唐代孙思邈《备急千金要方》记载的膏方已经与现代基本一致，南宋《洪氏集验方》琼玉膏成为一纸传世良方。到了明清，膏方多采用"某某膏"的方式命名，其熬制多采用煎煮浓缩药液，加蜂蜜等收膏。慈禧、光绪的调养补益膏方，反映了清宫中的膏方使用盛况。近年来，随着大众对养生保健的重视，膏方成为人们调治慢性病、调理亚健康的首选。

二、膏方分类

（1）清膏：将中药材经过2～3次浓煎并加热浓缩得到的较黏稠的液体状

的膏剂，一般不加辅料，适合胃肠吸收功能较差、食欲缺乏及糖尿病患者，相当于中药浓煎剂。

（2）荤膏：指膏方中除中草药之外，添加了阿胶、龟板胶、鳖甲胶、鹿角胶等动物类胶质辅料而熬制的膏方。

（3）素膏：是指膏方加工时用糖或蜂蜜等辅料而不用动物胶所收制的膏方，所以又有"糖膏""蜜膏"之不同。

（4）成品膏方：是选用一些疗效确切的膏方方剂，由药厂成批生产加工成膏滋，作为中成药商品在药店进行销售。这些膏方组成内容大多比较简单，制成膏方后，提供大众对症选用，如益母草膏、二仙膏、枇杷膏。

（5）定开膏方：是医生针对患者身体状况进行辨证处方，做到一人一方的"量体裁衣"，由药店或医院按药方定制、加工而制成膏方，每一剂膏方只适合患者本人服用。临床膏方又称"定制膏方"。

"膏方"包括外用的黑膏药、软膏药及内服膏方，但传统习惯上的膏方主要是指内服膏方。

三、膏方特点

定开膏方的最大特色是量体裁衣，度身定做，一人一方，对症下药，针对性强，加之配伍精当，选药讲究，制作工艺独特，所以膏方是一般滋补品、保健品无法比拟，无法替代的。膏方的主要特色有以下几点：

（1）辨证论治，整体调理，针对性强：每张定开膏方均根据患者的不同偏颇体质、不同的亚健康状态、不同的症状、不同的体征、不同的理化检查结果，通过有较好中医功底的中医师根据因人、因时、因地制宜的个体化治疗原则，四诊合参，反复斟酌，进行全方位辨治。根据辨证与辨病相结合而确立的治则和治法，再选方遣药，依据君臣佐使进行合理配伍，综合调理，全盘考虑，调节阴阳气血的动态平衡，才能拟订出一张合理的膏滋处方。定开的膏方与一般汤剂处方看似相似，但膏方更注意量体施方，整体调理。膏方组成的药味多而不杂，兼顾面广，更加适应比较复杂的病情，而且一人一方，针对性更强。

（2）扶正补虚，攻补兼施，补中寓治，治中寓补：从膏方门诊观察，开膏方的以老年人居多，虚损患者居多。老年人精气神渐衰，抵抗力逐渐下降，应激能力比较低下，往往一人患有多种老年病，而且患慢性消耗性疾病者更多，所以需要膏方调补者多于中青年人。明清以来，膏方逐渐趋于补益，所以秦伯未大师说："膏方者，盖煎熬药汁成脂液，而所以营养五脏六腑之枯燥虚弱者也，故俗称膏方。"揭示膏方的重点在扶正补虚，以治疗虚损体质和虚弱病证为主。补益药、补益方在膏方中运用最广泛，这是许多膏方常常以补益药为君药的缘故。通过调补脏腑的虚损和阴阳气血的不足，使人体达到阴平阳秘，气血调畅，脏腑功能活动恢复正常。但膏方在进补的同时，并非一味蛮补，常常攻补兼顾，往往补中寓治，治中寓补，寓攻于补，在补虚扶正的同时又能兼顾祛邪疗疾。古往今来，善开膏方的名医都擅长补益与祛邪并重，攻与补并施。服用一阶段膏方后，阴阳、气血、脏腑之偏盛偏衰状况往往较快便得以纠正，凸显出膏方的独特效果。

（3）高效无毒，简便经济，服用方便，口感怡人：膏方基本上采用无毒无不良反应的优质药材配方熬制，虽然每料药的成本较高，但每料膏方可以连续服用1～2个月，摊到每日的药费是有限的，膏方的长期服用量一般比汤剂更少，加上省去了每日煎煮药物的麻烦，是一种省钱省力的高效剂型。真空小包装的膏方体积缩小，便于贮藏和携带。定开的膏方都用糖、蜜或甜味剂收膏，口味怡人，对厌恶中药苦味者来说，更易于接受较长期的中医药治疗。

四、膏方功效

膏方能防病强身、养生保健、延年益寿和治疗内、外、妇、儿等各科的多种疾病。

1. 调节机体的免疫功能

人体免疫功能处于低下状态容易导致病原微生物的侵袭与肿瘤的发生；但若免疫反应过分激烈则成为变态反应，可引发各种过敏性疾病、风湿病、肾炎与慢性肝炎等多种疾病。膏方中的补益药物大多对非特异性免疫功能及特异性免疫功能有增强作用，这是膏方扶正培本的基本药理作用之一。其作用主要表现在以下方面：

（1）增强外周白细胞数量，增强白细胞的吞噬能力。如人参、黄芪可使人体白细胞吞噬率和吞噬指数显著升高，党参、白术、熟地黄、白芍、枸杞子、鹿茸、补骨脂、女贞子等对抗癌药物环磷酰胺所致白细胞减少具有一定的提高作用。灵芝亦能明显增加正常人及白细胞减少患者的白细胞。

（2）增加网状内皮系统的吞噬功能。人参、西洋参、刺五加、党参、黄芪、白术、当归、淫羊藿、枸杞子等药物有增强网状内皮系统吞噬功能的作用，尤其是补气药在这方面的作用更为明显。黄芪还能促进白细胞的干扰素诱生能力。

（3）促进细胞免疫功能。冬虫夏草及人工培植的北虫草菌丝能增强T淋巴细胞和自然杀伤细胞（NK细胞）的活性，增强机体清除病原微生物的功能。人参、银耳、五味子、补骨脂可提高健康人淋巴细胞转化率。

(4)增强体液免疫功能。膏方中多数补益药不但能够促进细胞免疫,而且也能增强体液免疫,刺激抗体的生成。正常人和患者服用黄精、仙茅、白术、枸杞子、女贞子等,有增强体液免疫作用。补阴药物如鳖甲、玄参、北沙参、麦冬等,能延长抗体活性时间。

有学者证实,老年人常服进补膏方,外周血 T 淋巴细胞明显增加,血清 IgA 含量明显降低,表示其有良好的调节机体免疫功能。患有慢性疾病、机体抵抗力较弱的人,服用膏方中具有相应疗效的药物,能有效增强抗病能力,促进机体早日康复。

大量的研究成果还证实,膏方对机体免疫的调节是双向的,主要是调节作用,而不只是单纯增强机体免疫力。

2. 清除体内自由基,抗衰老

自由基是机体氧化过程中产生的一种离子,容易与其他物质发生反应,从而破坏正常细胞结构。自由基在体内可以时刻产生,而机体同时存在清除自由基系统,两者处于一个动态平衡。若人体清除能力减弱,自由基积聚过多,便会导致细胞和组织的损害,可促使衰老和引发疾病。人参、五味子、制何首乌、灵芝等数十种中药均具有抗氧化作用,表现在可以提高超氧化物歧化酶(SOD)水平,降低过氧化脂质(LPO)水平和脂褐质在细胞内的堆积,从而减少自由基对人体的损伤。有学者通过中药药理实验表明,女贞子、菟丝子、枸杞子等补肾类中药具有清除有害自由基作用,可减少癌变的诱发因素。

膏方中的多数补益药物能延长人体寿命,推迟衰老症状的出现,减缓衰老的进展速度。补益药对单胺氧化酶活性具有一定的抑制作用,并可提高超氧化氢酶的活性,清除体内的自由基,保护生物膜免受自由基的损害。有学者证实,补益膏方还可抑制神经细胞衰老时伴有的细胞膜流动性增高,增强老年机体免疫功能,如何首乌、山药、黄芪等。据报道,琼玉膏在有效对抗衰老的同时,还可提高实验小鼠下丘脑超氧化物歧化酶和谷胱甘肽过氧化物酶活性、降低过氧化脂质含量,有效地防止自由基攻击,从而达到延缓衰老进程、改善衰老症状之目的。

3. 增强内分泌的调节功能

现代研究证实,下丘脑-垂体系统在调节体内激素代谢中起主要作用。近代生理病理学发现,下丘脑本身具有神经内分泌的作用,通过下丘脑-垂体-肾上腺轴、下丘脑-垂体-甲状腺轴、下丘脑-垂体-性腺轴发挥作用。现已证实,膏方中常用肉桂、鹿茸、巴戟天、仙茅、淫羊藿等温肾药,能促进肾上腺皮质的分泌；巴戟天、肉苁蓉、锁阳、杜仲、蛇床子等具有促进性腺功能，类似性激素样作用；鹿茸、淫羊藿、紫河车等中药还能促进精液的生长和分泌；滋肾阴药如生地黄、女贞子等，能纠正神经内分泌代谢失调而产生减肥及促进排卵的作用。实验表明，补肾药是通过性腺轴、肾上腺等多水平、多靶器官的调节而发挥作用。现代临床研究还证实，服用一阶段补肾强壮筋骨的膏方可有效调节妇女体内的激素水平，预防和治疗绝经后骨质疏松症等疾病。

4. 强壮作用

膏方中的多数补益药如鹿茸、淫羊藿、人参具有强壮精神、增强体力、强健筋骨、治疗虚损、增强性欲等作用。其作用机制主要是促进核酸代谢和蛋白质合成，从而达到促进生长、增加体重、增强机体脑力和体力、减轻疲劳、提高思维活动和劳动效率的作用。同时可以增强下丘脑-垂体-性腺轴作用，提高性激素水平，增强性欲。久病体弱和性欲低下、性功能障碍的患者，可通过含有补益药物的膏方促进核酸和蛋白质合成，增加体重，促进生长，增强性功能。

5. 健脑益智作用

含有何首乌、熟地黄、刺五加、人参、黄芪、党参、麦冬、远志、五味子、石菖蒲、灵芝、核桃仁、枸杞子、大枣、莲子等中药的膏方，均有明显的健脑益智功效。研究发现，以上药物熬制的膏方对多种因素造成的记忆障碍有改善作用。其作用机制主要是刺激脑内 DNA 和蛋白质的合成，促进脑内神经递质释放，保护神经细胞，延长其存活时间，改善脑的供血、增强脑供氧量，改善能量代谢。

6. 养颜美容作用

含有蜂蜜、花粉、菊花、人参、生地黄、何首乌、当归、麦冬、黄精、百合、枸杞子、龙眼肉、大枣、桑葚、柏子仁、灵芝、茯苓、杏仁等中药材的膏方具有养颜美容、护肤润肤、乌须黑发等美容作用及减少皱纹、祛除黄褐斑，治疗痤疮等功效。这与这类膏方富含多种维生素、微量元素，增强组织细胞（包括皮肤、黏膜、毛发等）的活性，增加皮肤、毛发营养，减少组织脂褐质含量，降低血清过氧化脂质（LPO）以及提高超氧化物歧化酶（SOD）活性等作用有关，所以膏方不仅有利于女性日常美容护肤，还可防治各种损害疾病。

7. 调节人体抗应激能力

人体在超负荷的工作情况下或较长时间处于恶劣的自然环境中，必须依靠身体的应激功能才能维持，但应激过分又会引起多种疾病。膏方中的有些中药，如温肾补肾的附子、肉桂、熟地黄、山茱萸、鹿角胶、淫羊藿等药可

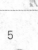

以一方面激发低下的应激功能,同时又可以帮助抑制人体产生过度的应激反应,避免疾病的发生或避免疾病的恶化。

8. 改善心脑血管功能

防治心血管疾病的膏方中的人参、黄芪、党参、丹参、红花、槐花等中药材,能增强心肌收缩力、扩张血管、降低血压,亦有抗血栓、抗心肌缺血及抗心律失常作用。经临床观察和药理试验研究,补气、活血、化瘀、温阳一类的膏方药材对冠心病、脑卒中缓解期或恢复期均有良好的康复效果,且能改善动脉硬化。机体长期供血不足或工作压力过大,可导致血管痉挛,引发高血压、室性早搏、心绞痛等心脑血管病变。这类患者适合选用改善心脑血管功能的补益膏方进行调治。

9. 调整消化系统功能

现代药理研究发现,党参、白术、茯苓、山药、甘草组成的膏方,可以通过调节自主神经系统,拮抗乙酰胆碱和组胺等功效,促进紊乱状态下的胃肠逐步恢复消化液分泌、消化、运动、营养吸收功能;人参、党参、山药、甘草具有抑制胃酸分泌,降低胃酸浓度,促进胃黏液分泌,增强胃黏液-碳酸氢盐屏障作用,从而达到对抗消化道溃疡的功效。肉苁蓉、火麻仁、黑芝麻、杏仁、白菊花、当归,具有润燥滑肠、促进排便的缓泻作用,可改善大便干结等胃肠功能失调。

10. 抗肿瘤作用

不少补益强壮中药、清热解毒中药组成的膏方,均具有抗肿瘤作用。有学者通过动物药理实验发现,其作用机制是抑制肿瘤细胞 DNA、RNA 的合成,增强网状内皮系统的吞噬功能,刺激抗体生成,诱导自然杀伤细胞(NK细胞)、干扰素、白介素生成。补益药的免疫调节和强壮功能,亦可对肿瘤产生辅助治疗作用,如刺五加、甘草、冬虫夏草等。中医膏方对于肿瘤化疗、放疗引起的不良反应,对放疗、化疗引起的骨髓抑制及心、肝、肺、肾损伤有良好的改善作用。有学者采用血清药理学方法研究琼玉膏和顺氨氯铂对肺腺癌细胞株 GLC-82 的细胞周期及凋亡等的影响,证明该方有加强化疗,抑制癌细胞分裂、诱发癌细胞凋亡的作用。还有学者研究黄参膏对胃癌癌前病变细胞凋亡及 BCL-2 蛋白表达的影响时发现,黄参膏能有效地提高胃黏膜细胞凋亡指数。这说明膏方具有一定的抗肿瘤作用。

11. 降低"三高"

"三高"是指高血压、高脂血症、高血糖。含有天麻、钩藤、决明子、菊花、枸杞子、柿叶、生地黄一类的膏方,具有软化血管、扩张血管、降低血压等作用。含有决明子、何首乌、绞股蓝、螺旋藻、山楂、茶叶等成分的膏方,能激活脂蛋白酯酶和脂质代谢酶,促进脂肪代谢,影响胆固醇及血中脂蛋白的合成、分解、转化和排泄,可明显降低总胆固醇和低密度脂蛋白胆固醇,升高高密度脂蛋白胆固醇含量,改善脂肪肝,降低动脉粥样硬化指数。含有生地黄、麦冬、山药、天花粉、黄连等药的膏方,可增强胰岛素的分泌,提高组织对胰岛素的敏感性。有些药物还能影响糖代谢过程中的某些酶的作用,从而发挥降低血糖的作用。

此外,膏方还具有保肝、解毒、延年益寿、明目、聪耳、促进核酸和蛋白质的生物合成、促进物质代谢、预防基因突变、促进骨折愈合、镇痛镇静、止汗、调经等多种作用机制和养生保健、防病治病的功效。

五、膏方适用范围和对象

1. 冬令进补

许多人服用膏方,着眼点在于冬令进补。民间有"今冬进补,明年打虎""三九补一冬,来年无病痛"的说法。

人们生活在大自然中,与自然息息相关。天地自然,春温、夏热、秋凉、冬寒,四时更迭,万物春生、夏长、秋收、冬藏。冬季气候寒冷,人体精气内藏,适时进补,更能吸收营养精华,以应对天气的寒冷,并有助于增强体质,满足来年生发的需要。

冬季气温过低,机体为了保持一定的热量,需要摄入比其他季节更多的营养物质,以产生更多的能量,适应机体的需要。冬季,人们的食欲旺盛,进食量较多,而且能较好地吸收,这也是人们选择在冬季进补的原因。

名中医杨继荪曾说,冬令滋补,膏方调摄作为一种养生手段,非一定有病者才选用。中医有"治未病"的观点,当识阴阳偏颇,进行调整,使阴平阳秘,精神乃治。冬季进补,来春精力更充沛,利于身体强健,使工作干劲倍增。

2. 四季调养

由于人们看中医后取回的多是汤药,很少有膏剂,只有冬令时节想到进补,才会要求医生开补膏;通常医院药店代客熬膏,宣传的也是进补,于是,说起膏方,人们多半认为是补膏。

其实,膏仅是一种载体,其中用药需根据服用者个人的情况、疾病的性质,以及四时气候等各方面的因素进行组方。欲进补的,采用个体化膏方进补,或补阳,或补气,或补阴,或补血,还有气血双补、阴阳兼顾的;祛病的,对证开膏方,针对寒邪、热邪、痰湿、瘀血之病邪属性,治法上有温散、清热、祛湿化痰、活血祛瘀之侧重,或祛痰湿,或疏气阻,或行血瘀,或消食滞,能应对治疗各种病症所需。

《黄帝内经·素问》讲述中医治病的真谛："谨察阴阳所在而调之，以平为期……疏其血气，令其调达，而致和平。"可以说，膏方完全能实践中医治病的真谛，调和全身阴阳气血，即如名医秦伯未所说："膏方非单纯补剂，乃包含救偏祛病之义。"一句话，膏方不仅仅是进补，四季调养都可用膏方。

一年四季，寒热温凉各不同。膏方用药，除了考虑个人体质、症状特点、居处环境外，还需要考虑四时天气变化对人体的影响。

3. 体质偏颇之人

平和质体质不需要特别调理，但是也可以应用抗衰老膏方进行保养，其他如气虚、血虚、阴虚、阳虚、痰湿、湿热、血瘀、气郁、特禀九种体质均具有可变性和可调性，均可以通过膏方并配合日常饮食等进行调理，纠正体质的偏颇，减少某些疾病的易感性。体质的变化决定着健康的变化，体现了中医"治未病"的思想，中医膏方便是体质养生的重要方法之一。

4. 亚健康之人

健康是"第一状态"，疾病是"第二状态"，介于健康与疾病之间，既非健康也非疾病者称为"第三状态"。这种"第三状态"，即"亚健康状态"。亚健康较为明确的定义，是指无明确的躯体和心理的、器质性或功能性的疾病，经现代化仪器或专科医生的诊断均达不到疾病的标准。在这种状态时，人的免疫功能下降，容易转变为疾病。"亚健康"概念的提出是国际医学界20世纪80年代后半期的医学新思维，是医学的一大进步。亚健康虽然不是疾病，却是现代人身心不健康的一种表现，人体免疫功能下降，容易患病。预防亚健康，是世界卫生组织21世纪一项预防性的健康策略。据世界卫生组织全球性调查结果表明，全世界真正健康的人仅占5%，经医生检查，诊断有病的人也只占20%，75%的人处于亚健康状态。亚健康状态的表现涉及躯体、心理、精神、人际交往、性生活等各个方面，最为常见的表现为长期疲劳、反复感冒、畏寒怕冷、四肢发凉、精神焦虑、睡眠不佳、头晕、心慌、耳鸣、视力下降、性欲减退、阴道干涩、食欲缺乏、大便不成形、排便困难、血压偏高、血脂偏高、血糖偏高等。

5. 慢性病防治

由于膏方的滋补调养作用比较全面、比较缓和，故膏方可以治疗正气虚弱病证，一般适合于慢性虚弱性病证；病势较缓者，以此从本而治，缓缓奏效，疗病愈疾于不知不觉之中。对于正气虚弱之人采用膏方调补，必须请有经验的中医师进行辨证施补，量体裁衣，一人一方，针对性才明确。可根据不同的正气虚弱类型予以相应的补虚膏方，如气虚证用补气膏方，血虚证用补血膏方,阴虚证用补阴膏方,阳虚证用补阳膏方。但由于人体气血阴阳是相互依存的,在病证中也相互影响,互相兼见,如气虚和阳虚表示机体功能的衰退,阳虚证多兼见气虚,而气虚证也易导致阳虚;阴虚与血虚表示机体精血津液的耗损,阴虚多兼血虚,而血虚也易导致阴虚。因此,膏方中的补气药和补阳药,补血药和补阴药往往配伍同用。又因气与血,阴与阳的互根,临床常见气血两虚,阴阳两虚,或气阴两虚等证,所以气血双补,阴阳双补,或气阴同补,均为常用之法。

6. 健康之人

一般来说,健康无疾之人,年轻体壮之人可以不用进补。但从强身防病的角度来看,服用膏方尤其在冬季短时期服用定开膏方也未尝不可。因为从中医学的观点来看,人之有生乃禀受之于父母的精血,体内的阴阳气血虽与生俱来,但亦需得到后天营养物质的不断充养。随着年龄的增长,尤其是中年以后,精气会因日常操劳、繁重的工作与学习、过度的思虑、房事生育等因素而逐渐耗损,每个人之所以有生老病死,与此有关。如能酌情使用膏方调养可延缓人体精气的耗损,增强体质,预防疾病。事实证明,健康无疾之人根据各自的体质特点与短期的精力不足情况服用适宜的膏方,通过补气养血或滋阴壮阳,强身健体,不仅可以提高工作或学习效率,增进食欲,改善睡眠,保护性功能,提高生命质量,同时还能对抗衰老,延长生命。

六、膏方服用

1. 一年四季均可以服用

冬令进补、冬季服用膏方调补,是中医的一种传统的防治手段,在民间也早已家喻户晓。但中医学认为一年四季均可进补,服用膏方不必拘泥于冬季。因为阴阳之气的消长、平衡、运动变化贯穿于一日之中、四季之中、一生之中。人体每时每刻都有消耗,需要得到及时补充,人体除合理营养、平衡膳食,吃好一日三餐之外,一年四季之中,通过膏方来保养人体的精气神,调节亚健康状态也是一种有效的养生保健、防病治病方法。有中医专家主张春季平补、夏季清补、秋季润补、冬季温补。这也顺应了《黄帝内经》中"春夏养阳,秋冬养阴"的古训,意思是说春夏季节阳气生发,天气逐渐暖和,以阳气的运动为主,人体在养生方面就要注意切勿克伐阳气,要侧重养阳,这样才能顺应季节之变化,如阳虚患者在春夏季节进补养阳之补益膏方或用冬病夏治的方法进行治疗,就比冬季进补更容易收效;秋冬天气逐渐转寒,以阴气运动为主,进补适宜的养阴之品,可以收到事半功倍的效果,如果阴虚患者在冬季养阴,更利于吸收。所以,一年四季均可进补,都可服用膏方。

随着空调、冰箱日益普及,膏方的剂型正在被不断改进,膏方的保存已不再是难题,为人们一年四季服用膏方带来了方便。

2. 剂量、方法与时间

膏方有浓缩液状罐装的,一般每次服用 1 汤匙,10～20 克。个体化处方一般按医嘱服用,可根据医生考虑的总量,是 30 天、45 天,还是 60 天,按比例取膏。如果是 45 天的量,将膏分装成三罐,每罐 15 天,便能较准确地取用。

有些根据要求做成小包装的,有一天一包的,也有一天两包的,根据医嘱服用即可。另有切成薄片的,应计算好服用量,分次取用。

冲服:取一汤匙膏置于杯(碗)中,冲入开水,调匀溶解后服用。少数有特殊需要者,也可按医嘱用温热的黄酒冲服。

调服:用适当的汤药或适量黄酒等,隔水炖热,用来调膏,搅拌均匀后服下。

含服:将膏滋含在口中慢慢溶化后,咽下膏汁。

补益膏可在餐前服用,于早晚餐前分两次服用。如服用过程中出现胃肠不适,可改在餐后服用。

3. 暂停服用膏方情况

(1)服药时患感冒,突发急性疾病,或服用膏方后舌苔厚腻者,应暂停服用。宜选用汤剂以理气和中,运脾化湿,用汤剂治疗当下患者的主要矛盾,为"急者治标"之意。

(2)患者服用膏方后自觉不适,如腹胀、食少,应分析原因,判断是否存在湿邪中阻证候,或脾胃虚弱,应减量服用膏方,可同时配合运脾化湿方,以帮助消化。

(3)服用膏方后若出现腹泻,应考虑膏方是否过于滋腻,或含有通便作用的药物,可减量并改为饭后服用。必要时停服,另以健脾助运中药汤剂中成调理,待消化功能恢复正常后再服用。

(4)服用膏方后出现"上火"现象,如牙龈、鼻腔出血,面赤生火,应分析患者是否属热性体质,膏方是否过于温燥,宜减量服用,并可用清热泻火中药煎汤代饮,冲服膏方。

(5)某些膏方的中药,如何首乌、补骨脂、川楝子、黄药子等,对一些特殊体质的患者容易引起肝功能异常,故长期服用出现食欲减退、目黄或有药物性肝炎病史者应注意检查肝功能。一旦发生肝功能异常,应立即停药,并进行保肝治疗。

(6)服用膏方后出现过敏症状,如荨麻疹、皮肤瘙痒症状,应立即停药,并做相应处理。

（7）服药期间，如遇大便不通、小便不利、热性疮疡、红肿热痛等邪气壅实、闭阻不通、实热内盛时，应暂时停服膏方。

4. 膏方保存

一副膏方一般可服用1～2个月，甚至更长的时间，如果保存方法不当容易霉变，霉变后便不能再服用，不仅中断了治疗而且影响疗效，还会造成金钱和药材的浪费。因此，膏方的正确保存显得十分重要。

（1）膏方存放的容器：存放容器既要清洁又要干燥，不能留有水分。如果容器是陶瓷、玻璃类，可以采取洗净后小火烘干，也可采用洗净后用微波炉烘干消毒的方法；如果容器为有机材料类，可以在洗净后沥干，然后放在消毒柜中消毒，或用微波炉稍稍加热烘干水分；如果容器属于金属材料，可以在洗净后沥干水分，用红外线消毒或小火烘干水分。熬好的膏方忌用铝锅、铁锅存放。

（2）膏方的分装：半流体状膏方习惯入陶瓷罐或不锈钢容器中存放，它的缺点是不密封，易产生细菌污染，如贮存不当容易使膏方变质。不应该将一副膏方全放在一个容器里，近期先服用的部分应该另外分装，暂时不吃的部分要密封好，并放在阴凉通风处或冰箱中。南方天气比较暖和，膏方容易变质，最好放在冰箱里冷藏。近期要服用的膏滋也要放在阴凉通风干燥处，要避免受热、受潮，并要避光防晒，因为膏方受热、受潮更容易变质，暴晒之下某些有效成分也会丧失而影响质量。目前有一种袋式小包装膏方，它是将半流体状的膏方趁热通过分装机装入真空包装袋，具有剂量准确、携带服用方便、保存性好的优点，但一般的分装机只能用于清膏，不能用于有辅料颗粒的膏方。最近市场上又推出了一种新的膏方包装机，采用液态填装密封袋生产工艺形式的小袋包装，将充分改变传统的几百克一大罐所带来的服用、携带和储存的不便，可用于有辅料的膏方。块式嚼服型膏方一般先装入塑料袋，再外加纸盒包装，由于携带方便，使外出的人吃膏方不再成为难事，而且也利于膏方的保存。近几年很多医院的定开膏方均采用塑料制品分装，便于邮寄，为了符合药品包装材料的要求和规定，可选用聚丙烯颗粒（PP）、硅胶树脂等材料制成的 PP 保鲜盒。亦有厂家、店家将膏方制成固体块。

（3）膏方的取膏用匙：先要将取膏汤匙洗净、烘干、消毒。汤匙若没有洗干净，或者汤匙上沾有水分，水分沾入膏方中，或者边吃边取，不注意清洁卫生，细菌就必然因此而带入膏方中，膏方很容易发生霉变。取膏汤匙应固定专用，不要更换。

（4）膏方的保管：膏方存放时间过久，膏方的表层可出现小霉点，而除了表层外,其余部分还是可服的。这时,可以将有小霉点的膏滋除去,其余的膏滋重新入锅煎熬,用干净的容器装入熬透后的膏滋,冷却后加盖保存。

如遇冬令气温连日回升,可隔水高温蒸,但忌直接将膏锅置炉火上烧烊,这样会导致裂锅和焦底。

5. 膏方十问

一料膏方,一两个月服用,期间难免会碰到种种问题,这里介绍最常见的问题对策。

一问:胃口不好怎么办?

膏方要发挥祛病健身的作用,完全依靠胃肠的消化吸收功能。凡影响胃肠消化吸收的,都要注意,特别要避免油腻、生冷、不易消化类食物对胃肠的损伤。

当胃口不好进食乏味时,应减少服用量,或减少服用次数,待恢复正常后增加到常量服用。另一方法,暂停服用,查找胃口不好的原因。应避免一次进食过多;不吃不易消化食物;不吃冷饮冷食。

二问:腹胀怎么办?

当出现腹胀时,应减少膏方的服用量。可用陈皮 3 克,炒谷芽 30 克,炒麦芽 30 克,加水煮沸 10 分钟,取所煎的药汁来冲膏服用。也可改服 1～2 周理气和胃消导药后再恢复服用,从小剂量开始,逐步加量。

三问:腹泻怎么办?

停服膏方,寻找原因,泻止后继续服用。冷藏在冰箱中的膏取出后,不用开水冲,直接取食,胃肠不好者会出现腹痛腹泻,此时要改正膏方的服用方法。冷藏的膏往往开水冲后也不太热,可在服用时,将膏方放碗中,加薄姜片 3 片,冲入开水,放微波炉用中火加热 2 分钟后服用。

四问:便秘怎么办?

膏方冲服时,加蜂蜜 1 匙,也可多加些开水,搅和后服用。如考虑是因吃膏方上火引起的便秘,可适当减少膏方的剂量。另有一法,可取新鲜铁皮石斛、梨榨汁,倒入膏中,把膏隔水蒸一次,搅和,继续服用。

增加饮食中的膳食纤维,多喝水,多吃水果蔬菜。配合按摩腹部以促进肠蠕动,有助排便。

五问:呕恶怎么办?

可在食后一小时服用膏方,不要在饱餐后服用。膏方加水量要适中,搅和后,趁热喝下。可将膏放碗中,加生姜片,冲入开水,再放微波炉加热后服用。

六问:上火怎么办?

服用膏方后,如出现牙龈肿痛、口苦、流鼻血、烦热不适、大便秘结等上火症状，应暂停服用。要检查是否吃了易上火的食物，如羊肉、狗肉、辣椒、大蒜及烟酒，短时间内应避免食用。

可在每次服用时，在膏中加点蜂蜜，有润肠通便的作用。也可在膏中加新鲜铁皮石斛汁、梨汁，隔水蒸化搅和后从小剂量开始服用。

七问：皮肤瘙痒怎么办？

暂停服用膏方，查找原因。如对膏方中某中药过敏，可以停服几天待瘙痒消除后，再从小剂量开始服用。如非服用膏方引起的瘙痒，请看皮肤科医生，服用相应药物，待瘙痒消除后继续服用。

八问：膏方长白花了怎么办？

贮藏不当，膏方会出现点点白花，这是受潮霉变所致。可把有白花的部分挖去，将剩下的膏倒入锅中，边煮边不断搅动，重新熬透，并把瓷瓶洗净烘干后盛贮，凉后存放，继续服用。

避免长白花的方法：每次取膏时，用干燥洁净的勺子；每隔一个月将膏连同盛器放锅中，隔水炖至完全烊化取出，放凉后存贮。

九问：一家人可否同吃一种膏方？

中医用药讲究对证，市售的现成膏方，多按证型而研制，如铁皮枫斗浸膏擅长清补，阴虚的人群均可服用，龟鹿二仙胶功能益精，适合精亏的人群。

医生为你定制的膏方，是综合考虑脏腑功能、阴阳虚实后的定制，更具个体化优势，只适合你一个人，并不适宜一家人，不能让家人同时服用。

十问：能否再吃其他补品？

开膏方时，医生已经根据服用者的具体情况，做了综合考虑，或祛病，或补虚，或攻补兼施，所以不需要再吃其他补品。如要另行进补，请询问开膏方的医生，或持膏方的处方向医生咨询。

一般说来，祛病调治的膏方，特殊情况下可能并不需要特殊的进补，吃其他补品有可能误补碍疾。如膏方是补益的，已经用了相应补益药，不用再吃其他补品，再吃就有可能补不对症，或补而太过，反成伤害。

第二节　如何开好膏方与熬好膏方

一、重视辨证论治

"辨证"，就是运用望、闻、问、切四诊方法全面收集病情资料，按一定的规律加以分析、综合、归纳来判断疾病是何种性质的"证候"。"论治",就是根据辨证的结果确定相应的治疗措施。辨证是决定治疗的根据,论治是制定治疗的法则。在疾病发展过程中,对不同性质的矛盾需以不同的方法去解决,这就是辨证论治的精神实质。辨证就是做出正确诊断的过程,只有诊断正确,才能有的放矢,做到方与证相符,从而取得良好疗效。由于膏方大多属于大方、复方范畴,多由 20～30 种中药甚至更多药物配伍而成,可以服用 1～2 个月时间,每料膏方用药量大,费用比较昂贵。如果制定的膏方因为辨证不正确,药不对症,阴虚证用了阳药会火上加油,阳虚证用了阴药会雪上加霜。人参、鹿茸虽是名贵之补药,用之不当会产生毒副作用。所以,临床开出的每一张膏方都应强调辨证施治,精心斟酌;否则不是针对性不强,就是根本不能服用,不仅造成药材浪费、经济损失,还会有损健康。

二、辨证与辨病相结合

近代中医学主张辨证论治与辨病施治巧妙结合,这是增强膏方疗效的重要方法。

(1)辨证为主,辅以辨病:将现代医学理化诊断的"病"与中医的"证"结合起来,可以弥补中医辨证的不足。因为现代医学所称的"病"是建立在自然科学发展的基础上,特异性比较强;中医辨证虽有许多优越之处,毕竟受到历史条件的限制,尤其是对某些疾病的微观认识不够精确。若能将现代医学的理化指标吸收到辨证论治体系中来,将"证"与"病"有机地结合起来,发挥各自长处,无疑会使医生辨证开膏方的水平大大提高。目前采用最多的方法,是对现代医学诊断的疾病进行辨证施治(包括分型论治与分期论治等)、处方用药。例如:对慢性低血压病辨证共分为气血两虚、中气不足、气阴两虚、心肾阳虚、肝肾阴虚、痰湿内蕴六大证型,分别投以归芪升压膏、益气升压膏、生脉升压膏、桂附升压膏、育阴升压膏、化浊升压膏六张膏滋经验处方,临床再因人、因地、因时而灵活加减,便是以辨证为主,辅以辨病的范例。

(2)辨病为主,辅以辨证:这是当今中医临床采用较多的另一种方法,是在专病专方的基础上加辨证施治的方药,对一些慢性疾病恢复期、缓解期尤其适用。辨病开膏滋处方时,还可把中药和古方的现代药理研究成果、理化检查指标、现代病理报告结合起来,指导开膏滋处方用药也属于辨病施治的内容之一,可明显提高临床疗效。中医临床常会遇到这种情况,检查诊断为某病而中医却"无证可辨"。例如,血脂分析判断为血脂异常的患者很可能无证可辨。此时,不妨参照理化指标,"舍证从病"。子宫肌瘤一经妇科检查确诊，便可在膏方中适当配合应用活血化瘀、软坚散结的方药。

三、开膏方原则

（1）补而勿过：膏方以补为主，无可置疑，符合《内经》"虚者补之""劳者温之""损者益之"的原则。故定开膏方用药大多为滋补之品，

但用药要补而勿过，宁可循序渐进的小补而不可峻补太过，否则容易致阴阳失调、气血失衡，加重病情。进补一定要适可而止、因人而异、因病而异，不能一见补之有效，便速求其成，大剂猛进，补之太过，恐适得其反，即"欲速而不达"。

临床上为避免补之太过，先服开路药以观察患者服后反应当为首选方法之一。其次应详细辨证，精心取舍，合理配伍，讲究法度而处方。古人组方大多具有辨证观点，往往是有补有泻，有升有降，有塞有通，有开有阖。六味地黄丸中，有熟地黄之补，即配以泽泻之泻；有山茱萸之阖，即配以牡丹皮之开；有山药之固，即配以茯苓之通。如此开阖补泻，使之补而不滞，滋而不腻，守而不呆，流通畅达，则无太过偏颇之弊。又如，肾气丸中不是单用附桂补肾阳，而是根据阴阳互根之理，配以六味地黄丸以养阴，以使阴生阳长，此即张景岳所云："善补阳者，必于阴中求阳，则阳得阴助而生化无穷；善补阴者，必于阳中求阴，则阴得阳生而化源不绝。"

（2）杂而勿乱：定开膏滋处方大多既要针对主证，又要兼顾复杂的病情，因此用药难免杂一些。每剂膏滋处方多达三四十味，甚至更多，但这种"多"与"杂"，并非随意拼凑和堆积，而应该是以辨证为依据，并在一定法则指导下的"多"与"杂"，应明辨主次，合理配伍，使之互相协调，或相须，或相使，以达预期的治疗目的。因此，定开膏方必须按君、臣、佐、使的原则配伍，这样可保证主次分明，结构严谨，每味药物既各施其长，又可起协同作用，增强疗效。

（3）因人而异：定开膏方应根据患者的具体情况进补，掌握缺什么补什么，各人的体质、病因、病状，以及其他方面的具体情况均各不相同，即使是同一虚证，膏方也不一定完全一致。中药有"同病异治""异病同治"的指导思想，不分青红皂白，一律用同一种膏方进补，则大忌也。因为膏滋的作用是通过药物的综合性能体现的，药物都有一定的偏性，进补的目的是靠药物的偏性来纠正人体的偏性，以达到阴阳平衡，气血调和。例如，人参既是"补气大王"，但用之不当，也会造成"人参滥用综合征"。

（4）实证忌补：病属实证而出现虚弱的症状，中医称为大实有羸状，此时绝对不宜滋补。膏方滋补药不对症，往往会"闭门留寇""助长邪气"。有些

病症虚实夹杂,或实多虚少,都不可一味采用膏方峻补,应以祛邪为先,滋补在后,或扶正祛邪。

(5)辨证施补:膏滋处方当详察病情,谨守病机,分气血,辨寒热,知开阖,分缓急,别脏腑。气虚者当用补气,血虚者当用养血,阴虚者当用滋阴,阳虚者当用助阳。又气为血之帅,血为气之母,阴阳互根,因此补气时加补血药,则补气之源不断;补血时加补气药则能补气以生血,使阴中求阳,阳中求阴,相得益彰。辨证施补是临床开膏方取效的关键。在临床开膏方,可以在汤剂治疗有效的基础上,待病情稳定后,再定开膏方,这样便与"辨证施补"更加贴近。

四、重视食补

食补具有预防疾病和配合治疗的作用,因其取材便利,味美适口,相对安全等优点。食补的主要作用有两个方面。

(1)未病养生,增强体质:中医学认为,人体脏腑功能的衰减、阴阳失去平衡是导致疾病发生的主要原因,而食补能调整人体阴阳平衡,纠正不足与偏亢,因而能起到治疗或辅助治疗的作用。但是,食补也要根据体质灵活运用,要分清属热属寒,偏盛偏虚。阴虚内热者宜多食凉性食物,如银耳、藕之类食物;阳虚外寒者宜多食热性食物,如核桃、韭菜之类食物;肺热咳嗽者宜多食梨、百合、白果等;血虚失眠者宜多食龙眼、大枣等;脾虚腹泻者宜多食莲子、扁豆、薏苡仁等。

(2)已病补虚,促进康复:生病的人不但身体虚弱,而且消化、吸收功能也较低下,往往容易造成营养物质的缺乏,疾病难以痊愈。运用食补法既可调整脾胃功能,又可补充营养物质,从而达到治疗、补虚、康复的目的。因此,在服用膏方进补的同时应强调重视食补、食养与食疗。

五、对证用补药

(1)气虚用补气:患者精神疲乏,说话有气无力,稍动就感气急,食欲缺乏,进食后腹胀,大便不成形,容易出汗,稍受凉即感冒,用人参、党参、黄芪等。

(2)血虚用补血:患者面色萎黄或淡白无华,唇色淡白,指甲不红润,常感头晕眼花,心中悸动,失眠多梦,手脚发麻,用熟地、当归、制首乌等。

(3)阳虚用补阳:患者疲乏无力,身寒怕冷,精神萎靡,蜷卧嗜睡,面色淡白,口淡多口水,小便清长或余沥不尽,夜尿频繁,大便溏稀,用鹿茸、冬虫夏草、淫羊藿等。

（4）阴虚用养阴：患者形体消瘦，口干咽燥，低热，心烦难以入睡，睡中汗出，性情焦躁，容易发火，大便干结，用铁皮石斛、麦冬、西洋参等。

六、注意脾胃功能

膏方需要因人而异，而注意脾胃运化是每一个膏方都应该重视的。

膏方的组成，有方简药少的，也有多种治法同用、多方组合的。用药少则一味、两味，药少力专；多则可达 30 余味中药，大队药物联合作战，兼顾各个方面，适合比较复杂情况下的调理补养。又由于一料膏方的服用周期是一个月乃至更长时间，所以要特别注意脾胃消化及吸收功能的发挥。重视脾胃，在开膏方处方时要注意以下几点：

（1）用好健脾益胃药：最主要的做法，是采用健脾益胃的中药，如炒党参、炒白术、炒山药、炒陈皮、红枣等。

（2）注意用药灵动：配用具有灵动性的中药，如砂仁、豆蔻、木香、厚朴花等。

（3）配用助消化药：配用助消化的中药，如炒谷芽、炒麦芽、炒山楂、鸡内金、炒神曲等。有些膏方特别是补益膏方，在有用中如遇伤食腹胀、腹痛、泄泻，应暂停服用，先用消滞和中之法调整。

（4）用好开路方：在服用膏方之前，往往有先服用开路方的做法，其中一个含义是祛除阻滞中焦的湿浊，用药有姜半夏、陈皮、茯苓、豆蔻等，使湿祛、脾胃运化功能强健。四时调补，夏天消耗大，食欲缺乏，用藿香、荷叶、薄荷、佩兰、扁豆等清暑祛湿；长夏湿盛，苔厚浊，进食无味，大便溏泄，用苍术、厚朴、茯苓、薏苡仁等祛湿化浊，都有祛湿开胃的作用，是健脾胃的有效做法。

（5）重视清补：夏秋季节人们推崇"清补"，事实上也有重视脾胃运化功能的考虑。炎夏暑热，消耗气阴，同时削弱了脾胃功能，这时用补膏，不用阿胶、鹿角胶、龟甲胶等胶类药，代以新鲜铁皮石斛等性平和或性偏凉的药物，用蜂蜜来收膏。这样做，使补而不至于滋腻，让胃肠能够接受，发挥调补的作用。

七、用好果品

膏方在辨证用药基础上，会选用一些果品，如核桃肉、莲子、龙眼肉、枸杞子、红枣、黑枣、白果等。这一类果品事实上是药食两用之品，在医生的处方中是药，居家便是美食佳果。膏方中用了这些果品类，既满足了祛病保健的需要，又会使得制成的膏方有很好的口感。

红枣：味甘，性温，补中益气，养血安神。多用于脾虚食少，神疲乏力，大便溏薄,妇人脏躁。现代常用来治疗贫血、肝炎、高血压、失眠、肺虚久咳、过敏性紫癜、血小板减少等。

莲子:味甘、涩,性平,补脾止泻,益肾固精,养心安神。主要用于脾虚久泻久痢,肾虚遗精、滑泄,小便不禁,妇女崩漏带下,心神不宁,惊悸不眠。

名医叶熙春重视果品类的应用,认为红枣甘温,补脾胃,润心肺,和百药;莲子甘平,补心脾肾而涩精固肠。二味合用,功在温补脾胃而又兼及五脏,在膏方中每每采用。只是平素胃气失和、脘胀便干者,减量使用,少数痰热较盛者不用。

黑枣:即南枣,为浙江传统特产,主产于义乌。枣肉肥厚,乌黑发亮,花纹细密,大小匀称,清乾隆时曾列为贡品,《中国名产》第一集有"江南枣中佳品,是浙江义乌南枣"的记载,又称京果。

核桃肉:味甘,性温,补肾固精,温肺止咳,润肠通便。适用病症:肺肾虚喘咳、肾虚阳痿遗精、腰痛脚软、耳鸣、尿频、肠燥便秘、带下、石淋。研究发现,核桃肉有增加人血白蛋白的作用;所含的锌、镁等元素具有调节体内新陈代谢,延缓机体衰老过程等作用;所含维生素A、维生素C、维生素E有抗氧化作用;有平喘、镇咳作用;可减少胆固醇在肠道的吸收,促进胆固醇在肝内降解,并随胆汁排出体外;有助于治疗尿路结石。

龙眼肉:味甘,性温,补心脾,益气血,健脾胃,养肌肉。主要用于思虑伤脾,头晕,失眠,心悸怔忡,虚羸,病后或产后体虚,以及脾虚所致之下血、失血症。

白果:味甘,性平,敛肺气,定喘嗽,止带浊,缩小便,消毒杀虫。主要用于哮喘、咳痰、梦遗、白带、白浊、慢性腹泻、小便频数等。

八、用好胶类药

膏方的特点是根据服用者的体质不同及病情需要组方,胶类药的选用也是如此。胶类药有阿胶、鹿角胶、龟甲胶、鳖甲胶等,要根据不同的需要来选用。

鹿角胶与鹿茸比较,两者均有益阳补肾、强精活血的作用,但鹿角胶力稍缓,鹿茸的温补作用要强得多。鹿角胶与阿胶相比,前者温阳补肾,更适合男子;后者滋补阴血,妇女食用较多。

鳖甲胶与龟甲胶都能养阴,且能清虚热,适合易上火者采用,这是阿胶和鹿角胶所不具备的。鳖甲胶还有通血脉的作用,破瘀散结有专攻,肝硬化、癌症患者最为对症;龟甲胶强健筋骨,骨质疏松者首先考虑选用。

膏方中常用的胶类药还有黄明胶和海龙胶。

黄明胶具滋阴润燥、养血止血之功,还有消肿之效,主治虚劳肺痿,便秘,咳嗽咯血,吐血衄血,崩漏,下痢便血,跌仆损伤,痈肿,烫伤等。

海龙胶可温肾壮阳、填精髓、壮腰膝、活血止痛,主要用于肾阳不足所致的男子阳痿早泄、遗精,女子宫冷不孕,腰酸足软,精神萎靡,面色无华等。

叶熙春经验,胶类药一般选用两种,少数患者应用一种或三种,胶类的总量为150～165克,体虚无实邪兼夹者增至250～300克。阿胶几乎每人必用,用量以90克为多,营血内虚者加至180克,肝肾阴虚者110克上下,兼有胃病而中脘痞胀者减至60克,个别痰多黏稠者则不用,改为其他胶类。心脾两虚,气血不足者加霞天胶;阴虚者加龟甲胶;阳虚者加鹿角胶,阴阳两虚者两者俱加入;日晡潮热者加鳖甲胶。

杨继苏治疗湿热痢,日久脾气虚弱,久痢正气脱,津液亏,予益气健脾敛涩,与清化行瘀解毒并施,以黄明胶合阿胶同用。

对于服用者来说,了解这些知识,可增加对膏方的认知,增强治病的信心。

九、加糖与加酒

膏方也有不用胶类药,而用蜂蜜的。当年慈禧服用的明目延龄膏用的就是蜂蜜,膏方需要矫正药味,同时考虑到药效的发挥,蜂蜜、糖、酒是常用之品。

糖:常用甜味剂有冰糖、饴糖、红糖、白糖、蜂蜜等,可改善膏方的口感,还有一定的补益缓中作用,也有助于膏方的固定成形。一般每料膏方用量为250～500克。

冰糖性偏凉,养阴清火、凉血止血膏方中用之,能增强药效;温阳补虚膏方中用之,能制其燥,防燥烈上火。

饴糖温胃,脾胃虚寒证多用之。红糖行瘀,产后有瘀血者可采用。蜂蜜兼有润燥通便的作用,大便秘结的膏方中最宜采用。

糖尿病患者可用一些低热量的甜味剂代替,常用的有元贞糖、木糖醇、阿斯巴甜等。作为糖类替代品的甜味剂在制膏时可直接加入,无须预加工。

酒:一般用黄酒。可加可不加,主要从药性上考虑,多用于需要活血、温经的膏方中。另一考虑是消除胶类药的异味。酒宜用上好的绍酒,如义乌市的红曲酒,用上好红曲酿造,有酒的温通,更有红曲的化腐,高脂血症、肥胖症、黄褐斑,以及抗衰老的膏方中,宜于采用。

基于温通、消除荤腥味考虑,一般不特别注明,都会在熬膏时加用少量黄酒。膏方中如不需要放酒,或者规定用量,都应在处方中写清楚。

十、熬好膏方

膏方的熬制，由于有先煎后下的要求，有煎煮、浓缩、收膏等复杂程序，一般都选择由医院或医馆代熬膏。

一个好的膏方，嗅之无焦味、无异味，而有淡淡的药香、胶香或酒香，没有糖的结晶析出。罐装的膏方，膏体外观细腻，黑润而有光泽，膏质稠厚适中，呈半固体状。

1. 场地设备

场地要考虑到浸泡、浸煮、浓缩、收膏等要求。家庭熬制需要宽敞洁净；医院、医馆熬制由于量大、规模化生产，有着规范的要求，需要做好准备工作。

要有煎药熬膏室和成品膏存放的凉膏室。周围空气质量良好，水源水质无污染，要有防虫措施。设备需要有煎煮用具，温控设备，照明设施。

煎煮用具除使用煎药机外，常压（直火）煎制膏方的锅具，首选不锈钢制品，其次用传统的铜锅，严禁使用铝制、铁制锅具和其他易碎制品。

药液存放用具，首选不锈钢桶，其次选用无毒的塑料桶，如聚乙烯、聚丙烯桶，均须带盖；严禁使用聚氯乙烯桶。但无论是何种无毒塑料桶，药液都不能久贮，特别是温度高的煎液，最好不要用塑料桶存放。

煎制浓缩采用常压直火加热，可用液化气、天然气、煤气或电热。

准备一套或数套筛具，选用不同目数的不锈钢筛具。药液粗滤根据药液稠度和过滤的难易，可选用 24～40 目的不锈钢筛，合并两次或三次药液，沉淀后再选用 80～100 目的不锈钢筛过滤。

40～60 目的浮沫捞兜数只，最好是不锈钢材质的，也可用竹子或木质柄制成纱布挥兜，用于捞去浓缩过程中产生的浮沫。

搅拌片数片，木质或竹制均可，亦可使用不锈钢制品，在药物煎煮过程中搅拌用，搅拌有利于药材中有效成分的溶出。

温控设备应安装空调机、除湿机，以便控制室内温湿度，一般凉膏室温度应控制在 20℃ 以下，相对湿度控制在 55%～75%。

照明设施除照明灯具外，需安装紫外灯，用作紫外线消毒。

2. 加水浸泡

膏方中中药饮片占了很大比例，做好中药煎煮工作十分重要。而加水量、浸泡时间、煎煮次数、煎煮时间都影响到中药有效成分的溶出，需要认真对待。

按照处方及煎煮熬制的要求，将饮片、细料和其他辅料等分类准备好，将中药饮片倒入专用浸药容器中,加水浸泡;如果是煎药机煎煮,先将药物用布袋装好后放入。考虑到水的渗透,药材吸水会膨胀,所以装药的袋要选大一点的,袋口扎得松一些。

加水量视药材质地,用8~10倍的量。草质的药材吸水量大,需要加水至10倍以上。

浸泡时间不得少于4小时,如室温在10℃以下,延长浸泡时间至8小时,甚至可以长至12小时,使水能充分渗入到药材内部,这对提高有效成分的溶出会有帮助。若茯苓、浙贝母、山药、灵芝以及木质类的茎、根等药材浸泡不充分,其溶出度会很低,完全达不到预想的要求。

3. 煎煮取汁

充分浸泡后,接着是煎煮。用不锈钢锅或铜锅煎煮,先用武火煮沸后改为文火,最好是维持在微沸状态下,湿度大约在99℃,可以减少中药中受热不稳定成分的损失,也可减少水的蒸发,使药材在相对较多的溶媒中保持内外较大的浓度差,提高溶出的效果。同时,在煎煮过程中要不时搅拌,使药材受热均匀而溶出均衡。

一般煎煮2次,煎煮时间自沸腾后开始计算,头汁不少于1.5小时,机煎加压煎煮不少于1小时,倒出或放出头汁药液后,煎渣加水再煎取二汁。二汁加水为药材的6倍量,使用火候同头汁,煎煮时间不少于1小时,加压机煎不少于0.5小时,取汁浓缩。

4. 浓缩收膏

煎取头汁、二汁药液后,进行粗滤,视药液过滤的难易度选择24~40目不锈钢筛滤过,合并于同一容器中,静置沉淀,静置时间不少于4小时,然后弃去沉淀,取清液进行浓缩。

与此同时,对贵重或特殊药材进行处理。

对于量较大或有效成分需煎煮后才能溶出的药材,如灵芝、枫斗等,用小锅单独煎煮。煎煮时间根据药物特性确定,枫斗需要久煎,因为其中的有效成分石斛内脂只有久煎才能溶出,可在另煎4小时以上后,将药液连同药渣与大料药再煎煮一遍。

量较小或有效成分遇热易破坏的药材,如野山参、别直参、西洋参、川贝、紫河车、三七、西红花、蛤蚧、冬虫夏草等,打成细粉过80~100目筛,于收膏时调入。

核桃肉去衣炒香研碎,黑芝麻淘洗去泥屑,沥干,炒至水分蒸发尽,香气大出,待冷研碎,可入煎,也可在收膏时拌入。胶类中药应先敲碎,加入适量黄酒,浸泡一夜至软化。糖加水溶化,过滤去渣;蜂蜜炼过用。

浓缩时,把过滤药液放药锅中,加入经特殊处理的细料,一起加热至沸腾,改用文火,加入胶类药、酒、糖及蜂蜜等,不断搅拌,至药汁"挂旗"或"滴水成珠"时,加入细粉,充分搅匀后,熄火起锅。

挂旗和滴水珠是判断可否收膏的传统标准,药液浓缩到一定程度,用搅拌片捞起,前者指膏液流下时呈旗面样,后者指膏液下滴时成珠状。

浓缩收膏时,锅内药液不能太满,如药液量多,可分次加入,以防溢锅。火候上,先用旺火煮沸,然后降低火候,保持煎液沸腾状态,并不时搅拌,防止底部结块、焦化。同时要不断用网捞去或撇去浮沫。

为保证质量,浓缩后应做不溶物检查。方法:取滋膏约5克,加热水200毫升,搅拌使其溶化,放置3分钟后观察,不得有焦屑、药渣等异物。

注意:滋膏应在未加入药材细粉前进行不溶物检查,符合规定后再入药材细粉。加入细料粉末后,不再检查不溶物。

5. 凉膏及储藏

熬好的膏滋,趁热快速倒入事先经清洗并消毒过的专用成品容器中,可根据容器进行分装,然后将分装好的成品膏置净化凉膏区中凉放,待完全冷却至室温后,再行封盖,送冷藏区备取。

储藏是保证膏方质量的重要环节,如收藏不妥,极易变霉变质,造成损失。

凉膏间的货架应保持清洁卫生,凉膏间的室内温度应控制在20℃以下,相对湿度保持在55%～75%。同时,应不少于每日2次、每次30分钟的紫外线消毒。膏方一料通常可服用4～8周,应放置在家中阴凉干燥处或冷藏处,避免阳光照射,可置冰箱中冷藏。

因膏方中糖分的含量较高,且其中还可能含有动物蛋白类物质,温度高使其容易变质发霉。防霉变方法:每隔3周,连同陶瓷、搪瓷不锈钢容器隔水蒸烊;如贮于塑料保鲜盒的,将膏取出,置适宜容器中隔水蒸烊。蒸烊后,应启盖待完全冷却后再将盖子盖好,防止冷凝水滴落在膏面上产生霉点。

第三节 膏方常用中药

一、补气药

补气药又称益气药。凡具有补气作用,治疗气虚证的中药,统称为补气药。

补气药性味多甘温,或甘平,能补脏腑之气,增强机体活动能力;因"肺主气","脾为后天之本,生化之源"。故补气药重在补脾、肺之气。其主要适应证:脾气虚证,表现为神倦乏力,食少便溏,甚至水肿,或中气下陷,久泻脱肛,脏器下垂等;肺气虚证,表现为少气懒言,语音低微,气短易汗等。凡出现以上症状者,都可用补气药来调治。

应根据不同的气虚证,分别选用适当的补气药。兼有阴虚或阳虚者,可与补阴药或补阳药同用。由于气能统摄血液,为了补血、止血,有时也要使用补气药。

1. 人参

人参是五加科植物人参的根,秋季采挖,连须根挖出,除净泥土,晒干用。

人参性平,味甘、微苦,功能大补元气,补益五脏,安神益智。人体脏腑功能活动衰退时,会出现精神疲乏、气短懒言、稍活动即气急、容易出汗、身寒怕冷、倦卧嗜睡、食欲缺乏、进食后腹胀、小便清长、大便稀溏;人体阴血亏虚,营养物质不足,不能濡养脏腑经脉时,会出现形体消瘦、面色萎黄或苍白、唇色淡白、头晕眼花、心中悸动、手脚发麻、心烦睡眠差、睡中汗出、大便干结等,均属于"虚",膏方中可配用人参来补虚。

现代研究发现,人参含有三萜苷类成分,并含有氨基酸、糖分、脂肪酸、甾醇、维生素类、挥发油、黄酮类物质。它有良好的抗疲劳、抗衰老、抗肿瘤、抗有害刺激、增强机体免疫力、调节神经系统功能、调节胃肠功能、调节物质代谢、促进生长发育、增强性功能、护肝、强心及兴奋造血系统功能等作用,凡与上述相关的病症均可配合服用,可收到显著的祛病健身效用。

生长环境不同分类

根据生长环境的不同,人参有野山参、移山参和园参的区别。

野山参:为山野林海中自然生长的人参,生长过程未经任何人工管理,纯属天然而成,又叫山参、真人参。野山参加工而成的商品参有生晒参、白糖参和掐皮参等。

移山参:即山参经过移植者,又叫山参扒货。移山参加工而成的商品参有生晒参、白糖参和掐皮参等。

园参:是人工种植生长而成的人参。常用国产商品园参有红参、边条参、糖参、白人参、生晒参、白干参、掐皮参、大力参等。

生熟功能各不同

人参的生熟功能有区别,在实际临床应用中,需要根据是否经过加工,是生晒参还是熟制的红参而选用。

生晒参：甘而能清，养阴而清虚火，阴虚有火，及吐衄失血后宜于清养，或大汗失精阴液耗损，虚火偏旺，较为适宜。凡体质或病症属阴血亏虚者，皆可选用。

红参：性偏温热，甘而兼温，气味浓厚，具有温养生发之性，适宜于脾胃虚寒、真阳衰弱及中气不振、阴寒内盛诸证，凡体质或病症属阳气偏虚者，皆可选用。

西洋参：因出产于美国、加拿大等西方国家而得名，目前在我国已有广泛栽培，且质量亦较优。其性凉，滋补力弱，偏长于生津、清火。医家说它性凉而补，凡欲用人参而不受人参之温补者，皆可以此代之。

人参用于膏方，可加水煎煮取汁，在收膏前倒入；也可研成细粉，在收膏时搅入。人参配合其他药物使用时，先将人参加工成粉末，过筛后备用，待将其他药物煎汁浓缩后，再加炼蜜，搅入人参粉末收膏，应边倒入人参粉边用筷子搅动，至充分搅和，用火加热，待冷却后装瓶贮藏。

2. 黄芪

又称箭芪、绵芪、黑皮芪、白皮芪、红芪、独芪等，为豆科植物蒙古黄芪或膜荚黄芪的干燥根。本品性微温，味甘，归脾、肺经。黄芪素以"补气诸药之最"著称，是一种名贵的中药材，也是一种最常用的补中中药材。黄芪为代表性补气药物之一。人体各种功能无不依赖气的活动，气虚则诸症起（气虚则血之化源不足而血虚；气虚，血之动力不足则血瘀；气虚，气不摄血而血溢），黄芪虽为补气药，而气、血、阴、阳兼而有之。著名老中医祝谌予称黄芪为"补药之长"。

（1）功效与适应证

健脾补中。用于脾气虚所致的倦怠乏力、食欲缺乏、食少便溏等症候。本品甘温，善入脾胃，为补中益气要药。

升阳举陷。用于脾虚中气下陷所致的久泻脱肛，内脏下垂。

益卫固表。用于肺气虚证及气虚自汗证。黄芪能补益肺气，常用于肺气虚弱，咳喘日久，气短神疲者。脾肺气虚之人往往卫气不固，表虚自汗，本品能补脾肺之气，益卫固表。

托毒生肌。用于气血亏虚，疮疡溃腐，或溃久难敛。本品有补气之功还有托毒生肌之效。疮疡中期，正虚毒盛不能托毒外出，疮形平塌，根盘散漫者，可用本品补气生血，扶助正气，托脓毒外出；溃疡后期，因气血虚弱，脓水清稀，疮口难敛者，用本品补气生血，有生肌敛疮之效。

（2）应用方法：与其他中药一同浓煎后制成膏滋内服。

3. 党参

又叫上党人参、防风党参、黄参、狮头参等，为桔梗科植物党参属党参的根。本品性平、微温、味甘，归脾、肺经。因主产于山西上党（现长治），故得名党参。党参的种类达数十种之多，晋东南与忻州地区出产的党参最佳。

（1）功效与适应证

补中益气。用于肺脾气虚所致的气短声低、体倦无力、食少便溏、久泻脱肛等病症。

生津养血。用于血虚津亏所致的面色萎黄、头晕目眩、心慌胸闷、咽干口渴等病症。

（2）应用方法：与其他中药一同浓煎后制成膏滋内服。

4. 白术

白术为菊科苍术属植物白术的干燥根茎。本品性温，味甘、苦，归脾、胃经。现各地多有栽培，以浙江栽培的数量最大。白术生用健脾而不燥；炒用则燥湿力量增强；炒焦则用在脾湿有寒；土炒则补脾止泻；米泔水制者，可以完全消除燥气，适用于脾虚肝旺之体。

（1）功效与适应证

健脾益气。用于脾胃虚弱所致的面色少华、体倦乏力、食少便溏、久泻久痢等病症。

燥湿利水。用于脾虚痰饮，表现为食少、胃肠有振水声、头晕、心悸等症候。亦用于脾虚水肿，表现为水肿按之凹陷不起、小便不利等症候。亦用于脾虚带下清稀如涕。

固表止汗。用于肺卫不固所致的自汗、易于外感。

安胎。本品补气健脾，促进水谷运化以安胎。用于妊娠恶阻及妊娠水肿。

（2）应用方法：与其他中药一同浓煎后制成膏滋内服。

5. 山药

又名薯蓣，为薯蓣科植物薯蓣的块茎。本品性平，味甘，归肺、脾、肾经。各地多有栽培，以河南、湖北、湖南、山西等地为多，河南等地（即古怀庆一带）产者最好，习称怀山药。以身干、坚实、粉性足、色洁白、味微酸者为佳。山药营养丰富，可作主食，亦作蔬菜或作酿酒原料，也是一味重要药材。早在2000多年前的东汉名医张仲景就用其作药。

（1）功效与适应证

补脾益胃。用于脾胃气阴两虚引起的食少便溏、久泻不止等病症。

补肺生津。用于肺虚津伤所致的干咳少痰、动则气喘、口干不适、口渴尿多等。

补肾益精。用于肾虚所致的腰酸腿软、遗精滑泄、尿频遗尿、带下清稀等。

(2)应用方法：与其他中药一同浓煎后制成膏滋内服。

6. 大枣

又叫红枣，还有干枣、美枣、良枣、大红枣等，为鼠李科落叶灌木或小乔木枣树的成熟果实。本品性温，味甘，归脾、胃经。大枣以色红、肉厚、核小、饱满、味甜为佳。在古代，它与桃、李、梅、杏被合称为"中国五果"，枣是中国最早的药食兼用果品之一。

(1)功效与适应证

补脾和胃。用于脾胃虚弱所致的气短懒言、神疲体倦、食欲缺乏、腹胀便溏等。

益气生津。用于气津亏虚所致的气短声低、干咳少痰等。

养血安神。用于血虚所致的心悸怔忡、头晕眼花、失眠健忘、妇女脏躁等病症。

缓和药性。用于缓和峻烈药物的毒性，减少不良反应。

(2)应用方法：与其他中药一同浓煎后制成膏滋内服，也可去皮、去核后熬制成红枣泥，兑入膏滋方清膏中，和匀后内服。

7. 芡实

又名鸡头实、鸡头、雁头、鸿头、水流黄、水鸡头、刺莲藕、黄实、鸡嘴莲、鸡头包、鸡头果、鸡头莲、圭芡实、苏黄、九芡实等，为睡莲科一年生草本植物芡的成熟种仁。本品性平，味甘、涩，归脾、肾经。我国各地沼地湖泊均有芡的种植，以江苏、湖北、湖南、安徽、山东等省栽培面积最大。芡实的果实可分野生有刺种(北芡)和无刺栽培种(南芡)两种。紫花为早熟品种，白花为晚熟品种。芡实的叶似睡莲浮在水面，浆果近球形，顶部残存萼片呈嘴形，宛如鸡头一般，内面呈海绵状，平均每果约有60多粒球形种子，俗称鸡头米。其种皮坚硬，黑色，胚乳呈现出白色粉质。南芡粒大圆整，色白洁净，表面略有皱纹，顶端有一凹形小圆心。以产自苏州市郊南天荡的品质最好。北芡产自野生刺芡，颗粒较南芡小，色白洁净，仁肉质硬，品质较差，产区较广。专供食用的北芡，也叫池芡。南芡品质优于北芡，这在选购时要注意。芡实应粒大，均匀，完整，身干，色泽白净，碎粒少，无虫蛀、粉屑和杂质。色泽白亮，粒上残留的内种皮淡红色者，质好；色萎暗，内种皮褐红色者，质差。牙咬松脆易碎者，身干；带韧性者，身潮。买回来的芡实，存放前应确保身干、无虫蛀。可用食品塑料袋密封，存放在室内阴凉、干燥处。梅雨季节应注意翻检,防止虫蛀、泛潮、发热和变质。在梅雨季节,用保鲜袋密封放入冰箱内效果更好。

(1)功效与适应证

补中益气,健脾止泻。用于脾虚所致的慢性泄泻、食欲缺乏、神疲乏力等病症。

固肾涩精。用于肾精亏虚所致的腰膝酸软、耳聋耳鸣、遗精滑精、小便频数、妇女白带过多、小儿遗尿等病症。

(2)应用方法:与其他中药一同浓煎后制成膏滋内服。亦可研成细粉,兑入清膏中,和匀后制成膏滋内服。

8.莲子

为睡莲科植物莲的成熟种子。本品性平,味甘、涩,归心、脾、肾、胃、肝、膀胱经。莲子选购时,要求颗粒饱满、粒大均匀,身干,肉厚,色泽鲜亮,无虫蛀,碎粒少,刀伤少。口咬或锤敲易脆裂破碎的,表明身干;口咬带韧性,留齿痕的,表明身潮。莲子存放时要注意防潮、防虫蛀。存放前应确保身干、无虫蛀,用食品塑料袋密封放在室内阴凉、干燥处保存。梅雨季节应注意翻检,有条件的放入冰箱中存放效果更好。量大时,可放在密封的缸、坛内,下铺生石灰或干燥黄沙,也可保质。

(1)功效与适应证

补脾止泻。用于脾虚所致的久泻久痢、倦怠乏力、食欲缺乏等病症。

益肾涩精。用于肾虚精亏所致的遗精、滑泄、尿频、遗尿、妇女崩漏带下等病症。

养心安神。用于心神失养所致的心神不宁、惊悸怔忡、失眠健忘等病症。

(2)应用方法:与其他中药一同浓煎后制成膏滋方内服,也可研成细粉,兑入膏滋方清膏中,和匀后内服。

9.刺五加

刺五加为五加科植物刺五加的干燥根及根茎。刺五加性温,味辛、微苦,归脾、肾、心经。原主产于黑龙江省山区,地方习称"老虎獠",在日本则称为虾夷五加,而在苏联又称为西伯利亚人参。明朝李时珍《本草纲目》称刺五加,以五叶交加者良,故名五加。

(1)功效与适应证

益气健脾。用于脾气虚弱所致的神疲乏力、食欲缺乏、大便溏薄等病症。

补肾安神。用于心肾不足所致的腰膝酸痛、耳鸣耳聋、失眠多梦、阳痿、脚弱脚气等病症。

（2）应用方法：与其他中药一同浓煎后制成膏滋内服。

10. 绞股蓝

又名甘茶蔓、五叶参等，为葫芦科多年生攀缘藤本植物绞股蓝的根茎或全草。本品性寒，味苦，归脾、胃、肺三经。绞股蓝多生于山间阴湿处，广泛分布于我国秦岭及长江流域广大地区。印度、斯里兰卡、尼泊尔、缅甸、马来西亚、菲律宾、朝鲜和日本也有分布。在我国，许多地方皆出产绞股蓝，每年9～10 月间采收，长江南岸、神农架、星斗山等地产的绞股蓝质量上乘。

（1）功效与适应证

益气健脾。用于脾气虚所致的体倦乏力、纳食不佳、食少便溏等病症。

补肺润燥。用于肺阴虚所致的肺中燥热、咳嗽痰黏、干咳无痰等病症。本品能益肺气，清肺热，又有化痰止咳之效。

养心安神。用于心脾气虚所致的体倦乏力、动则气喘、胸闷气促、心慌失眠等病症。

（2）应用方法：与其他中药一同浓煎后制成膏滋内服，也可研成细粉兑入膏滋方清膏中，和匀后内服。

11. 薏苡仁

又名苡米、苡仁、米仁等，为禾本科植物薏苡的干燥成熟种仁。薏苡仁性凉，味甘、淡，归脾、肺、肾经。《神农本草经》将其列为上品，因其性微寒而不伤胃，益脾而不滋腻，是一味清补利湿之妙品，对久病体虚者更为适宜。因其药性平和，效力缓发，需多服久服方显其防病治病的功效。

（1）功效与适应证

补气健脾。适用于神疲乏力、食欲缺乏、面色少华、少气懒言等病症。

利水渗湿。适用于水肿脚气、淋浊、白带量多质稀等病症。

清热排脓。适用于肺痿、肠痈、痈疡破溃、脓出不畅等病症。

除痹止泻。适用于泄泻、温痹、筋脉拘挛、屈伸不利等病症。

（2）应用方法：与其他中药一同浓煎后制成膏滋内服。

12. 白果

为银杏科植物银杏的种子。其性平，味甘、苦、涩，有小毒，归肺、肾经。质量好的白果，果实充分成熟，外壳白净光亮，果仁鲜绿饱满。果壳灰白粗糙无光泽，甚至有黑斑点，为陈货变质果。取果置于耳边摇动，无声者质佳；有声则说明壳内果肉干瘪萎缩，质差。亦可将白果放入水中，浮者质差，下沉者为好果。对于新上市的白果，果壳色由青转黄，表面有白粉，为成熟果；核仁用手指压捻开裂，无汁液流出者为成熟果，质好。新上市的白果晾干后仍保持一定的温度，宜放在透气凉爽的容器中，防止闷捂变质。亦可用保鲜袋密封，存放于冰箱中。数量大时，可将白果浸入清水缸内，并注意经常换水，可保存3～5个月。

（1）功效与适应证

敛肺止咳。用于肺气虚所致哮喘、咳嗽、气短、气促等病症。

缩尿止带。用于肾气虚所致的白带量多、遗精滑泄、淋病、小便频数、小便清长等病症。

（2）应用方法：与其他中药一同浓煎后制成膏滋内服。

13. 甘草

又名甜草根、红甘草、粉甘草、粉草，为豆科多年生草本植物甘草或胀果甘草、光果甘草的根及根茎。甘草性平，味甘，归心、肺、脾、胃经。甘草多生长在干旱、半干旱的荒漠草原、沙漠边缘和黄土丘陵地带，在引黄灌区的田野和河滩地里也易于繁殖。它适应性强，抗逆性强，不愧是植物界抗干旱的能手、斗风沙的先锋。甘草中甘草酸的含量多在10%左右，还有甘露醇、葡萄糖等多种成分。由于甘草酸的甜度高于蔗糖50倍，甘草真是名副其实的"甜草"。

（1）功效与适应证

补益心脾。用于心气虚所致的心胸隐痛、面色淡白、胸闷气短、动则气喘。亦常用于妇女脏躁，症状表现为急躁易怒、情绪起伏大。还常作辅助药，用于脾胃虚弱所致的腹胀、便溏、倦怠乏力、少气懒言等症。

润肺止咳。用于久咳、干咳少痰。

缓急止痛。用于脘腹隐痛、四肢拘挛等病症。

缓和药性。减轻其他药味的毒副作用，调和药味。

（2）应用方法：与其他中药一同浓煎后制成膏滋内服。

二、补血药

补血药又称养血药。凡能补血，治疗血虚证的中药，均称为补血药。

补血药性味甘平，或甘温，而质多滋腻。有补血之功，大多兼有养阴作用。因"心主血""肝藏血"，故重在补心、肝血虚。血虚的主要症状是面色萎黄、嘴唇及指甲苍白、头晕眼花、心慌心悸，以及妇女月经后期、量少、色淡，甚至经闭等。凡呈现上述症状者，都可用补血药来治疗。

血虚与阴虚关系十分密切，血虚往往导致阴虚，如血虚兼阴虚者，补血药当与补阴药同用。在补血药中，部分补血药有补阴功效，可以作为补阴药使用，而治疗肝肾阴虚证。补血药又常与补气药同用，因"气能生血"，可以增强补血的疗效。

补血药性质多滋腻,容易妨碍消化,故凡湿浊中阻、脘腹胀满、食少便溏者,应忌用或慎用。脾胃虚弱者,当配伍健脾助消化药同用,以免虚不受补或影响食欲。

1. 阿胶

(1)补血:本品味甘而质黏腻,用于血虚诸证,为滋补阴血之良品。用于治血虚面色萎黄无华,头晕、心悸等,常配黄芪、当归、熟地黄等补益气血药同用。阿胶补血效果显著,李时珍《本草纲目》誉阿胶为"补血圣药",强调阿胶的主要功用在于"补血与液"。叶天士称赞阿胶是"血肉有情之品",善于补血,擅长治疗血虚引起的各种病症。现代药理研究证实,阿胶可直接作用于造血链,增加骨髓造血细胞、白细胞、红细胞和血红蛋白,增强骨髓造血功能,迅速恢复失血性贫血之红细胞功能,增强免疫。

(2)止血:本品既能收敛止血,又能补血,故血证多用。治呕血、咯血,常配蛤粉同炒;治崩漏、尿血,则常配蒲黄同炒;治妇女冲任不固、崩漏下血,常配地黄、艾叶等,如胶艾汤。

(3)滋阴润燥:本品味厚质腻,能滋阴润燥,用于阴虚证及温燥证。① 治肺阴虚燥咳,本品能养肺阴,润肺燥,常配沙参、麦冬、百合等同用,如清燥救肺汤、补肺阿胶汤。② 治阴虚火旺,虚烦失眠,本品既能补血,又能滋阴,常配黄连、鸡子黄等同用;治热病伤阴,心烦失眠,如黄连阿胶汤。③ 治阴虚风动,本品能滋阴救液,故热病伤阴,液涸风动,手脚瘛疭,常配龟板、牡蛎、鳖甲等,如大定风珠。

(4)养血止血安胎:用治妊娠下血,胎动不安,常配苎麻根、桑寄生、川续断等同用。

(5)美容养颜:用于面容憔悴,皮肤弹性差,皱纹增多。阿胶由胶原蛋白及其部分水解物组成,其中胶原蛋白具有独一无二的"三螺旋"分子结构,能有效补充人体皮肤胶原蛋白的流失,增强皮肤的弹性,防止皱纹的产生。阿胶富含蛋白质降解成分,通过补血起到滋润皮肤的作用,有利于皮肤的保健,服用后会使面色红润,肌肤细嫩,有光泽,弹性好,而且有一定的祛斑效果。现代药理研究证实,阿胶还能刺激机体细胞产生 SOD,并能够提高 SOD 的活性,而 SOD 能够清除氧自由基,具有美容养颜、延缓衰老的作用。

(6)对抗衰老:用于中老年人早衰。中老年人体质渐衰,调理养护是未病先防的重点。阿胶含有多种微量元素,能有效地防治老年病,具有减缓疲劳、增强体质、提高免疫力的作用,能较好地预防并治疗由于精血亏虚引起的虚羸、晕厥、便秘等症状;另外,阿胶除含钙之外,还可以通过甘氨酸的作用,促进钙的吸收,从而预防老年人缺钙。

(7)益神增智:《本草纲目》中说"阿胶育神,人参益气",阿胶中含有的小分子活性肽,能增强记忆力和思维能力,有效缓解青少年学生心神浮躁、注意力不集中、记忆力下降、失眠等状况。

(8)强筋健骨:阿胶补血补液,血能养筋,液能润滑关节,充实骨髓、脊髓、脑髓,故阿胶能强健筋骨、滑利关节、抵御风湿的伤害。所以《药性论》中说,服用阿胶可以"坚筋骨"。李时珍在《本草纲目》中说,阿胶可"治男女一切风病,骨节疼痛"。《本草纲目拾遗》中补充说,阿胶能治"内伤腰痛",可强力伸筋,添精固肾。因此,中年以后服用阿胶,有助于强筋健骨,避免骨质疏松,使关节灵活,身轻体健。

(9)增强体质:阿胶对年老体弱、久病体虚、易感冒等有较好的治疗及预防作用。现代实验表明,阿胶能够显著提高小鼠的耐缺氧能力,增强动物的耐寒能力。

(10)延年益寿:阿胶所含的氨基酸与钙、钾、钠、镁、锶等17种元素,是人体所需的重要营养物质,有抗衰防老、延年益寿的作用。

2. 当归

为伞形科多年生草本植物当归的干燥根。其性温、味甘、辛、苦,归肝、心、脾经。《药学辞典》中说:"当归因能调气养血,使气血各有所归,故名当归。"早在两千多年以前,古代中国人民已经用它治疗疾病。至今,当归在临床仍具有广泛的用途,素有"十方九归"之美称。

(1)功效与适应证

补血活血。用于血虚所致的面色萎黄、眩晕心悸、失眠健忘、倦怠乏力等,亦治疗血虚瘀滞,症状表现为手足麻木、拘挛震颤、四肢无力等。

调经止痛。用于妇科诸证,为妇科要药。治疗血虚或血瘀所致的月经不调、经闭痛经、虚寒腹痛,亦可用于风湿痹痛、跌打损伤、痈疽疮疡等病症。

润肠通便。本品质地滋润,常用于血虚所致的肠燥便秘,适用于久病体弱、产后血虚所致的大便秘结,症见大便排出无力,伴有面色少华、倦怠乏力、失眠健忘等。

(2)应用方法:与其他中药一同浓煎后制成膏滋内服。

3. 熟地黄

为玄参科植物地黄的块根,经加工蒸晒而成。本品性温,味甘,归肝、肾经。主要为栽培品,我国大部分地区有生产,以河南等地产量最大,质量最好。

(1)功效与适应证

滋阴补血。用于阴血亏虚所致的面色萎黄、头晕目眩、心悸失眠、倦怠乏力、月经不调等病症。

填精益髓。用于阴虚血少、脑髓空虚所致的腰膝酸软、劳嗽骨蒸、遗精、崩漏、消渴、溲数、耳鸣耳聋、眩晕、心悸失眠、健忘、盗汗等病症。

(2)应用方法：与其他中药一同浓煎后制成膏滋内服。

4. 白芍

为芍药科植物芍药(栽培品)及毛果芍药的根。白芍性微寒,味苦、酸,归肝、脾经。芍药始载于《本经》,本品从陶弘景开始分赤、白二种,古以花之赤白的标准来分辨赤、白芍,花之赤白有时会影响根皮的色泽,但不一定能作为区别芍药各类的依据。现在国内所有白芍为芍药及变种毛果芍药栽培品的根经水煮后晒干而得。

(1)功效与适应证

补血养阴。用于血虚所致的面色萎黄、倦怠乏力、头晕眼花、心悸胸闷等,亦适用于阴虚所致的潮热盗汗。

柔肝止痛。用于肝阴不足所致的胸胁隐痛、手足拘挛作痛等病症。

平抑肝阳。用于肝阳偏亢所致的头痛眩晕、烦躁易怒、月经不调等病症。

(2)应用方法：与其他中药一同浓煎后制成膏滋内服。

5. 何首乌

又名首乌,有赤首乌、地精、山首乌等,为蓼科多年生草本植物何首乌的干燥块根。本品性微温,味苦、甘、涩,归肝、肾经。据《本草纲目》记载,何首乌一名野苗,二名交藤,三名夜合,四名地精,五名何首乌。其为常用大宗中药材,经济价值较高,随着年采挖量的增加,野生资源减少,逐渐成为市场上的紧俏货,其人工栽培的发展前景看好。

(1)功效与适应证

补益精血。用于肝肾精血亏虚所致的眩晕耳鸣、腰膝酸软、心悸、遗精、崩漏带下、失眠健忘、须发早白等病症。

截疟解毒。用于体虚久疟、痈疽、瘰疬等病症。

祛风止痒。用于血燥生风所致的皮肤瘙痒、疮疹等。

润肠通便。用于久病体虚之血虚、肠燥便秘,症见大便干结、排出无力,伴面色萎黄、心悸、失眠、健忘等。

(2)应用方法：与其他中药一同浓煎后制成膏滋内服。

6. 龙眼肉

又名桂圆、圆眼、益智、蜜脾、绣木团、骊珠、海珠丛、龙目、川弹子、亚荔枝等,为无患子科植物龙眼的假种皮。本品性温,味甘,归心、脾经。龙眼在我国福建、广东、广西、四川等省都有栽培,以福建产量最高。优良品种有福建的普明庵、乌龙岭、福眼,广东的石硖、乌圆等。在选购龙眼鲜品时,要求果皮色泽黄褐色,可略带青色,壳薄而平滑,果实柔软而富有弹性,肉质莹白,呈半透明,味香甜,离核,核黑小,无破壳、软壳和流汁果。龙眼干品壳脆易碎、果肉易霉、易蛀,存放时应注意防潮、防热、防压、防虫。可将完整无损、身干的桂圆用食品塑料袋密封放在室内阴凉、干燥处。亦可用保鲜袋密封放在冰箱中。

(1)功效与适应证

养血宁神。用于心血亏虚所致的心悸怔忡、健忘失眠、头晕目眩、神经衰弱等。

健脾止泻。用于脾虚所致倦怠乏力、面色萎黄、大便溏泄等。

(2)应用方法:与其他中药一同浓煎后制成膏滋内服,也可去核后熬制成龙眼肉泥,调入清膏中,制成膏滋内服。

7. 鸡血藤

为豆科植物密花豆的干燥藤茎。本品性温,味苦、甘,归肝、肾经。鸡血藤的特别之处在于它的茎里面含有一种别的豆科植物所没有的物质,当它的茎被切断以后,其木质部就立即出现淡红棕色,不久慢慢变成鲜红色汁液流出来,很像鸡血,因此人们称它为鸡血藤。

(1)功效与适应证

补血活血。用于月经不调、经行不畅、痛经、血虚经闭等妇科病,以及血虚、面色萎黄等。

舒筋活络。用于风湿所致的腰膝关节疼痛、风湿痹痛、肢体麻木。因本品能补血活血,故血虚血瘀所致痹痛亦可用此治疗。

(2)应用方法:与其他中药一同浓煎后制成膏滋内服。

三、补阳药

补阳药又称助阳药。凡能补助人体的阳气,治疗阳虚证的中药,统称为补阳药。

补阳药性味大多甘温或咸温或辛热。阳虚证包括心阳虚、脾阳虚、肾阳虚等证候。心阳虚可见心悸怔忡,心胸作痛,畏寒肢冷,面色苍白,脉沉细等症;脾阳虚可见畏寒肢冷,腹中冷痛,大便溏薄,甚至完谷不化,面肢水肿等症状;由于肾阳为元阳,对人体脏腑起着温煦的作用,阳虚诸证往往与肾阳不足有十分密切的关系。肾阳虚的主要症状为畏寒肢冷、腰膝酸软或冷痛、阳痿早泄、宫冷不孕、白带清稀、夜尿增多、脉沉苔白等。补阳药具有补肾阳、益精髓、强筋骨等作用,适用于上述各症。此外,由于肾阳衰微,不能温运脾胃,会引起腹泻。肾阳不足、不能纳气,会出现喘促。故有些补肾阳药又可用于脾肾两虚的泄泻和肺肾两虚的气喘。

1. 鹿茸

鹿茸自古即为强壮良药。提起壮阳,人们多半会想到鹿茸。

鹿茸是鹿科动物梅花鹿和马鹿尚未骨化的幼角,犹如镶嵌在头顶上的两颗明珠,所以一些医书便将鹿茸称作"斑龙珠"。

雄鹿在每年三四月时要脱落旧角,萌生新角。新角的生长,在五六月时最为旺盛,新生的嫩角外披天鹅绒状的茸皮,在七月下旬前后,乘其角尚嫩的时候采收,即为药材鹿茸。

鹿茸性温,味甘、咸,其功能有壮肾阳,益精血,强筋骨,调冲任,托疮毒。主治阳痿滑精,宫冷不孕,羸瘦,神疲,胃寒,眩晕,耳鸣耳聋,腰脊冷痛,筋骨痿软,崩漏带下,阴疽不敛。

唐代医家说,鹿茸补男子腰肾虚冷,脚膝无力,夜梦鬼交,精泄自出,妇女崩中漏血,赤白带下,强调了它的补虚壮阳效用。传统补髓膏即由鹿茸、杜仲、补骨脂、芝麻、核桃肉等组成,有助于治疗老年体弱、腰脊酸痛、腿膝冷痛、眩晕神疲、健忘、性功能减退等。

鹿茸的主要化学成分有鹿茸精、硫酸软骨素 A、雌酮、骨胶原、蛋白质。鹿茸具有强壮作用,能提高机体的工作能力,改善睡眠和食欲,改善营养不良及蛋白质代谢障碍,对全身虚弱、疲劳倦怠及久病体衰有良好的复壮作用,故被认为是一种能使组织新陈代谢趋于旺盛的良好强壮剂。现代多用于生精补髓,养血益阳,强筋健骨,治虚损病症。

由于鹿茸性温热,会伤耗阴津。如有手心、足心热,心中烦热,又叫"五心烦热",是体偏阴虚的一种表现,此时鹿茸不宜选用。此外,小便黄赤,咽喉不适,高血压头晕,经常出鼻血,或妇女经行量多,血色鲜红者,也非鹿茸所宜。

鹿茸在膏方中的用法,可先加工成粉末,过筛取粉,在收膏时搅入。也可切成薄片后,用高度白酒浸一月后取酒,兑入膏方中使用。

鹿角、鹿角霜与鹿胎——

鹿一身都是宝。除了鹿茸,膏方中常用的还有鹿角、鹿角霜、鹿胎等。

鹿角:鹿茸过时不采,嫩角老化,即成为鹿角。鹿角片性温,味咸,功能温肾阳,强筋骨,行血消肿。主治阳痿遗精,腰脊冷痛,阴疽疮疡,乳痈初起,瘀血肿痛。入膏方需先煎,一料膏用量 90～200 克。鹿角霜性温,阴虚阳亢者忌服。

鹿胎:为鹿科动物梅花鹿或马鹿的胎兽及胎盘。性温,味甘,功用益肾壮阳,补虚生精,主治虚损劳瘵,精血不足,妇女虚寒,崩漏带下。《全国中药成药处方集》之鹿胎膏,以鹿胎配合川芎、当归、白芍、熟地等,熬膏服用,治疗男女一切虚劳不足,气血虚弱,营养不足,腰腿疼痛,精神疲倦,经血不调,子宫虚寒,经血参差,腹痛脐冷,白带稠凝,血枯经闭。一料膏用量100~200克。鹿胎性温,痰热盛、胃中有火者忌用。

2. 鹿角胶

鹿角的来源一般为鹿科动物马鹿或梅花鹿已骨化的角或锯茸后翌年春季脱落的角基,分别习称"马鹿角""梅花鹿角""鹿角脱盘"。鹿角采收分砍角和退角两种,砍角、锯角一般在冬季或早春将角边脑骨砍下,或自基部锯下,风干。退角多在春季自然脱落,故不带脑骨,以春末拾取新脱落的角为佳。在古时,由于没有现代的工艺技术,制作鹿角胶的过程一般就是浓缩胶汁的过程,就是将鹿角不断煎熬,直至冷凝,形成膏状。这种熬制的过程不易控制,形成的膏也不均匀,并且里面的成分有可能会再到破坏,现代的工艺流程对鹿角胶的熬制进行了科学有效的控制。是先将鹿角据成小段、浸泡,每日换一次水,至水色较浅后,用水冲洗干净备用;将洗净的鹿角置蒸球中,加压煎煮,在煎煮过程中须注意控制好蒸汽压力并定时排气,以使得既能够将大分子的胶原蛋白水解为小分子,又避免了进一步转化为小分子的挥发性氨盐;胶汁经离心去除杂质后备用;将离心后的胶汁转移至夹层锅中,进行浓缩、打沫除杂,并在浓缩至一定程度时,加入黄酒、冰糖、植物油,其中加入黄酒主要为了消泡、除挥发性的氨盐,加入冰糖是为了增加硬度和透明度,加入植物油是为了消泡和易于切胶;浓缩至一定程度后,即可进行凝胶;凝胶时胶的水分要控制好,否则胶的形状易发生变形;凝好的胶块经切制后,即进行晾胶,经过反复闷胶,翻动后,使水分减少到一定程度即可;将晾好的胶包装即得成品,这样形成的胶体成分没有流失,且切面整齐、平滑、易碎、棕黄色、无腥臭气。

(1)主要成分:是鹿角,辅料是豆油、冰糖和黄酒,胶体为扁方形块,长3~4厘米,厚约0.6厘米。黄棕色或红棕色,半透明,质脆易碎,断面光亮。

(2)功效及临床应用:鹿角胶性味甘、咸、微温,归入肾经。鹿角胶的神奇功效及临床应用主要有以下几方面。

1)温补肾阳。用于肾阳虚衰诸证。本品甘咸而温,温肾补督脉,壮元阳,为补肾阳之品,故治肾阳不足,男子阳痿不举,早泄滑精,女子宫冷不孕,畏寒肢冷,腰膝酸痛,神疲乏力,小便频数不禁诸症。可单用研末服,或与山药浸酒服;亦常配人参、肉苁蓉、巴戟天等同煎成汤剂或制成膏方内服。

2）补肾益精血。用于肾亏精血不足证。本品为血肉有情之品，既能温肾，又能益精血，填精髓，治久病血虚及慢性疾病，表现为气怯神疲，面色苍白无华，或黧黑，头晕耳鸣，健忘心悸等，常配熟地黄、当归、山茱萸等同用。

3）补肾强筋骨。用于肾虚骨痿，筋骨痿软，腰膝酸软，不能久立久行。亦可用于小儿发育不良，囟门不合，齿迟，行迟等。常以本品加六味地黄丸治疗。

4）温补冲任。用于妇女冲任虚寒，带脉不固的崩漏带下，子宫虚寒之不孕不育。

5）温阳托疮。用于疮疡阴证，阴疽久溃难愈合，瘘管久治不愈。

6）其他作用。鹿角胶还有一大功能就是对血症的双向调节作用，能补血止血，对气血虚衰、再生障碍性贫血和便血尿血、崩漏带下等病症有显著治疗作用。鹿角胶还具有明显的抗疲劳和增加免疫力的作用，特别适合中老年人补虚劳，提高其机体抗病能力，并且可以治疗血小板减少症和白细胞减少症，对久病后消瘦、头晕、耳聋、目暗、腰膝无力等有很好的疗效。据现代临床研究，鹿角胶对老年骨质疏松症也有很好的预防和治疗作用。

中医认为，肾为先天之本，主要功能是主骨藏精，生精生髓，髓藏骨中而滋养骨骼，《素问·刺腰痛篇》云："足少阴肾令人精亏腰痛。"可见，肾精亏而髓虚时，腰脊就失其所养，出现阳痿、腰痛等；肝主筋藏血，且肝肾同源，肝一旦病变，也会引起肾的病变。若肝肾功能虚衰，肾虚不能主骨，肝虚不能主筋，则人的活动量减少，气血运行不畅，瘀血凝滞，生湿生痰化热，久而久之，产生病痛，临床表现为阳痿滑精、腰膝酸软、气血虚衰、尿频、崩漏等症。而"鹿角得天地之阳气最全，善通督脉"。督脉是奇经八脉的一种，"督"有监督、督导的意思。督脉行于腰、背、头面正中，总督一身之阳气，故称"阳脉之海"。鹿角胶是补阳的上等佳品，所以能补肾阳、生精血、能补督脉而达到补肾壮阳、强身健骨的目的。

近代研究还发现，鹿角胶含有丰富的氨基酸。氨基酸的总含量在鹿角中为80％，其中包括丰富的人体内不能合成的必需氨基酸。王静竹等研究人员用日立L-8500型氨基酸测定仪分别测定梅花鹿和马鹿角的最外层、中层和内层中的氨基酸含量，结果是最外层所含氨基酸最高，为80.77％，高于相应的鹿茸的特级蜡片、一级蜡片，鹿角的中层和内层也含有较多的氨基酸。在驼鹿角和马鹿角中氨基酸含量的对比实验中发现，驼鹿角所含的18种氨基酸含量接近或略低于马鹿角，其中色氨酸含量高于马鹿角。氨基酸在人体内有重要的功能，是人体必不可少的营养成分。例如，天门冬氨酸，可用来治疗心脏病、肝脏病、高血压病，具有防止和消除疲劳的作用；组氨酸,可用于治疗贫血、风湿性关节炎和消化道溃疡等病症;赖氨酸,在体内无法被合成,必须从外界摄取,能促进人体发育、增强免疫功能,并有提高中枢神经组织功能的作用。各种氨基酸都有一定的价值,用适当的比例配合的氨基酸对许多病症都有一定的疗效,并能提高人体免疫力,增强体力。鹿角还含有丰富的无机元素,有铜、锌、铅、镍、钠、钾、钙、镁、铝、铁、锰、钡、钛等近22种微量元素,这些元素在人体的各个系统运行中都起到了重要的作用。钙能促进骨骼发育,防止骨质疏松;铁具有补血的作用,可以治疗贫血;镁离子则可促进胆汁流动,从而改善消化系统的功能;锌是促进人体生长发育的重要元素,缺锌会导致生长停滞和创伤愈合不良。

(3)鹿角胶的服用方法:将鹿角胶加黄酒和白糖适量,隔水炖化,取1调羹,温开水冲服,每日1~2次。制作膏方时,可将烊化的龟板胶液调入清膏中收膏,每料膏方可用200~500克。脾胃虚寒,食少便溏或有寒湿者及孕妇忌服,感冒时停服。

(4)鹿角胶的储存方法:鹿角胶遇热、遇潮均易软化,而在干燥寒冷处又易碎裂。可用油纸包好,埋入谷糠中密闭贮存,外界湿气被谷糠吸收,从而起保护药物的作用。夏季最好贮放于密封的生石灰缸中。

3. 冬虫夏草

土中的虫草蝙蝠的幼虫冬眠后,虫体受到虫草菌(真菌)的侵袭,而虫草菌吸取了虫体的营养,使其长成整个菌体,其头部长出的菌座形状如草,所以称之为冬虫夏草。“冬季为虫,夏季为草”,冬虫夏草因而得名。

冬虫夏草,又叫虫草。它性温,味甘,功用滋肺补肾,止血化痰。主治痰饮喘嗽,虚喘,痨嗽,咯血,自汗盗汗,阳痿遗精,腰膝酸痛,病后久虚不复。

古代文献中有许多虫草补益的记载,《本草从新》称虫草,能“保肺益肾,止血化痰,已劳嗽”;《重庆堂随笔》中说它是虚证、虚疼、虚痛之圣药;《柑园小识》中说,用酒浸有益肾之功,能治腰膝间痛楚,与老鸭同煮,适宜老人健身,凡病后调养及虚损不足者,吃鸭一只可抵人参一两。

《文肆考》载,孔裕堂,桐乡乌镇人,述其弟患怯损,汗大泄,虽盛暑,处密室帐中犹畏风甚,病三年,医药无效,症在不起。他的亲戚得知后,遗以冬虫夏草三斤,逐日和荤素作肴炖食,渐至痊愈。

《现代实用中药》介绍,虫草适用于肺结核,老人衰弱之慢性咳嗽气喘、吐血、盗汗、自汗;又用于贫血虚弱、阳痿、遗精、老人畏寒、涕多泪出等。

冬虫夏草含有多种人体所需的营养成分,能增强与调节机体免疫功能,提高免疫活性;改善微循环,抗缺氧,改善冠状动脉循环,纠正心肌缺血,增加心肌的营养血流量,对抗各种心律失常;抗血栓形成,降低血清胆固醇,调节血糖；能明显扩张支气管平滑肌，有祛痰、镇咳、平喘等作用；有抗菌、抗病毒的作用，能抑制结核杆菌；并有较好的雄性激素样作用和镇静催眠、解痉作用，能治疗神经衰弱、阳痿及更年期综合征；有抗肿瘤作用，以抑制肺癌、胃癌为著；可以防止化学疗法、放射疗法所致的白细胞下降，能增强放疗、化疗或手术后肿瘤患者的免疫功能。

虫草在膏方中的应用，可加水煎煮取汁，在收膏时搅入，也可研成粉末，用作粉料收膏用。

4. 紫河车

紫河车即胞衣，也叫胎盘。健康产妇的胎盘，经过合理加工，制作入药，即叫紫河车。紫河车味甘、咸，性温，功能温肾补精，益气养血。主治虚劳羸瘦，骨蒸盗汗，咳嗽气喘，食少气短，阳痿遗精，不孕少乳。

《中药大辞典》评价紫河车，能治虚损、羸瘦、劳热骨蒸、咳喘、咯血、盗汗、遗精、阳痿、妇女血气不足、不孕或乳少。《诸证辨疑》中说它有安心养血、益气补精的功能，可用于治疗男女一切虚损、劳极、癫痫、失志、恍惚。《朱氏集验医方》介绍，初生胞衣，长流水洗去恶血，待清汁出乃止，以酒煮烂，捣如泥，入白茯神末，和丸梧子大，用米饮汤送服，治疗五劳七伤，吐血虚瘦。

紫河车含有的成分比较复杂，有蛋白质、糖、钙、维生素、免疫因子、雌性激素、类固醇激素、促性腺激素等。有抗感染、增强机体抵抗力的作用，还有促进血液凝结、强心、改善血供、增强细胞活力等作用。

紫河车属于温性补益中药，适宜的服用对象是虚寒型体质，亚健康状态者，以及各种虚衰病症。

更年期是由成年向老年过渡的阶段，往往表现为精气衰弱，易被邪侵，罹患疾病。这个阶段，最常见的有心悸、失眠、头晕、汗出、潮红、腰背酸痛、性欲减退、精神萎靡、骨质疏松等退行性改变，可用紫河车补益精气。

有报道，紫河车1个，去膜洗净，慢火炒焦，研末，每日晚饭后服1.5～3克，治疗乳汁不足。内服紫河车粉，一次0.5～1克，每日3次，给药时间一般从产后第3天开始，共观察57例母乳缺乏症，服用1天后见效者6人，2天见效者24人，3天见效者6人，4天见效者12人，5天见效者3人，6天见效者5人，7天见效者1人。

5. 巴戟天

又名三蔓草、不雕草、鸡眼藤、黑藤钻、糠藤、三角藤，为茜草科植物巴戟天的干燥根。本品性微温，味辛、甘，归肝、肾经。主产于广东、广西、福建、海南等省(区)。

（1）功效与适应证

补肾助阳。用于肾阳虚所致的腰膝酸软、头晕耳鸣、畏寒肢冷、带下清稀量多、小便频多、阳痿、滑精、宫冷不孕等。

强筋骨，祛风湿。用于风湿所致的腰膝疼痛、行走不利、腰膝酸软、畏寒肢冷等。

（2）应用方法：与其他中药一同浓煎后制成膏滋内服。

6. 肉苁蓉

为列当科植物肉苁蓉或苁蓉、迷肉苁蓉等的肉质茎。本品性温，味甘、咸，归肾、大肠经。肉苁蓉生于海拔 225～1150 米荒漠中，寄生在藜科植物梭梭、白梭梭等植物的根上。

（1）功效与适应证

补肾助阳。用于肾阳不足所致的腰膝酸软、头晕耳鸣、畏寒肢冷、小便频多、阳痿、滑精、宫冷不孕、月经不调等。

润燥滑肠。主治肠燥津枯所致的大便干结，尤适宜于伴有腰膝酸软、耳鸣等。

（2）应用方法：与其他中药一同浓煎后制成膏滋内服。

7. 锁阳

又名不老药、地毛球、锈铁棒、锁严子，为锁阳科植物锁阳的肉质茎。本品性温，味甘，归肾、肝、大肠经。锁阳属肉质寄生草本，生长于干燥多沙地带，寄生于白刺（泡泡刺）的根上。主产于甘肃河西走廊，内蒙古阿拉善盟、新疆阿勒泰、青海海西亦有产。

（1）功效与适应证

补肾助阳。用于肾阳不足所致的腰膝酸软、头晕耳鸣、畏寒肢冷、小便频多、阳痿、滑精、宫冷不孕、月经不调等。

润燥滑肠。用于肠燥津枯所致的大便干结，尤适宜于伴有腰膝酸软、耳鸣等。

（2）应用方法：与其他中药一同浓煎后制成膏滋内服。

8. 淫羊藿

又称为仙灵脾，为小檗科植物心叶淫羊藿、箭叶淫羊藿、柔毛淫羊藿或朝鲜淫羊藿的干燥地上部分。本品性温，味辛、甘，归肝、肾经。淫羊藿是传统中草药中使用最为悠久的中药之一，最早记载于《神农本草经》，被列为中品。

（1）功效与适应证

补肾助阳。用于肾虚阳痿、遗精早泄、腰膝痿软、肢冷畏寒等病症。

强筋骨,祛风湿。用于风湿痹痛偏于寒湿者,症见四肢拘挛麻木、心腹冷痛、筋骨痿软等。

(2)应用方法:与其他中药一同浓煎后制成膏滋内服。

9. 杜仲

为杜仲科植物杜仲的干燥树皮。本品性温,味甘、微辛,归肝、肾经。杜仲是我国名贵的滋补药材之一,迄今已在地球上发现杜仲属植物多达14种,后来在南亚次大陆和欧洲相继来绝。存在于我国的杜仲是杜仲科杜仲属仅存的孑遗植物,它不仅有很高的经济价值,而且对于研究被子植物系统演化,以及中国植物区系的起源等诸多方面都具有极为重要的科学价值。现已作为稀有植物被列入《中国植物红皮书——稀有濒危植物》第一卷。

(1)功效与适应证

补肝肾,强筋骨。用于肝肾不足所致的腰膝酸软疼痛、阳痿、尿频、小便余沥、头晕目眩,对于其他外邪所致的腰膝疼痛,亦能起到扶正固本的作用。

固冲安胎。用于肝肾不足、冲任不固所致的胎动不安、习惯性流产,伴有腰膝酸软、头晕目眩、耳鸣耳聋者尤宜。

(2)应用方法:与其他中药一同浓煎后制成膏滋内服。

10. 续断

又名龙豆、属折、接骨、南草、接骨草、和尚头、川断、川萝卜根、马蓟、黑老鸦头、小续断、山萝卜,为川续断科植物川续断的根。本品性微温,味苦、辛,归肝、肾经。通常生长于土壤肥沃潮湿的山坡、草地。

(1)功效与适应证

补肝肾,强筋骨。用于肝肾不足所致的腰膝酸软疼痛、阳痿、遗精、尿频、小便余沥、头晕目眩,须发早白等。

安胎止血。用于妇女胎动不安、胎漏、月经过多等。

续筋接骨。用于跌仆创伤、损筋折骨等,为伤科要药。

(2)应用方法:与其他中药一同浓煎后制成膏滋内服。

11. 狗脊

又名金毛狗脊、金毛狗、金狗脊、金毛狮子、猴毛头、黄狗头,为蚌壳蕨科植物金毛狗的根茎及毛茸。本品性温,味苦、甘,入肝、肾经。秋、冬二季采挖,除去泥沙,干燥;或去硬根、叶柄及金黄色绒毛,切厚片,干燥,为"生狗脊片";蒸后,晒至六七成干,切厚片,干燥,为"熟狗脊片"。

(1)功效与适应证

补肝肾,强筋骨。用于肝肾不足所致的腰膝酸软疼痛、阳痿、遗精、尿频、遗尿、头晕目眩,须发早白等。

祛风湿,止痹痛。用于风寒湿痹痛、肢体关节疼痛。

(2)应用方法:与其他中药一同浓煎后制成膏滋内服。

12. 骨碎补

又名毛姜、猴姜、石岩姜、申姜、肉碎补、爬岩姜、岩连姜,为槲蕨科植物槲蕨、秦岭槲蕨及光叶槲蕨、崖姜蕨的根茎。本品性温,味苦,归肝、肾经。附生于树上、山林石壁或墙上。分布于浙江、福建、台湾、广东、广西、江西、湖北、四川、贵州、云南等地。

(1)功效与适应证

补肾强骨。用于肾虚所致腰痛、耳鸣、久泻、牙齿松动等。

续伤止痛。用于跌仆闪挫、筋骨折伤、筋骨疼痛等。

(2)应用方法:与其他中药一同浓煎后制成膏滋内服。

13. 益智仁

为姜科植物益智的干燥成熟果实。本品性温,味辛,归脾、肾经。夏、秋间果实由绿变红时采收,晒干或低温干燥。

(1)功效与适应证

补肾固精。用于肾阳不足所致的腰膝酸软、四肢不温、遗精、遗尿、宫冷不孕、小便白浊、带下清稀量多等。

温脾暖胃。用于脾胃虚寒所致的脘腹冷痛、大便溏泄、口淡多唾等。

(2)应用方法:与其他中药一同浓煎后制成膏滋内服。

14. 蛤蚧

又名蛤解、蛤蟹、仙蟾、蚧蛇、大壁虎,为壁虎科动物蛤蚧除去内脏的全体。本品性平,味咸,归肺、肾经。多栖息于山岩罅隙或树洞内,也可见于人家屋间。以昆虫、小型蜥蜴等为食。以体大、肥壮、尾全、不破碎者为佳。

(1)功效与适应证

补肾益精。用于肾精亏虚所致的阳痿、遗精、腰膝酸软、畏寒肢冷、男子不育、宫冷不孕、尿频等病症。

补肺止咳。用于肺肾两虚所致的气短气喘、咳嗽无力、虚劳咳喘、咯血等。

(2)应用方法:与其他中药一同浓煎后制成膏滋内服。

15. 核桃仁

又名胡桃仁、胡桃肉、胡桃穰,为胡桃科落叶乔木胡桃的果仁。本品性温,味甘,归肾、肺经。于白露前后果实成熟时采收,将果实外皮沤烂,击开核壳,取其核仁,晒干。本品易返油、虫蛀,立夏前后须藏于冷室内。生于较湿润的肥沃土壤中,多栽培于平地或丘陵地带。

（1）功效与适应证

补肾固精。用于肾阳不足所致的阳痿、遗精、腰膝酸软、畏寒肢冷、男子不育、宫冷不孕、尿频等病症。

温肺定喘。用于肺肾两虚所致的气短气喘、咳嗽无力等。

润肠通便。用于肺肾亏虚所致的虚秘，症见排便困难、大便干结、便后疲乏等。

（2）应用方法：与其他中药一同浓煎后制成膏滋内服，也可研成细粉，兑入清膏中制成膏滋内服。

16. 菟丝子

又名豆寄生、无根草、黄丝、金黄丝子、马冷丝，为旋花科植物菟丝子、南方菟丝子、金灯藤等的种子。本品性平，味辛、甘，归肝、肾、脾经。多寄生在草本或木本植物上，分布于华北、华东、中南、西北及西南的各省。

（1）功效与适应证

补肾益精。主治肾精不足所致的虚喘劳嗽、阳痿、遗精、女子不孕、男子不育、少乳、腰膝酸软、耳鸣耳聋、遗尿、尿频、胎漏、胎动不安等。

养肝明目。用于肝肾两虚所致的精血不足、目失濡养、视物模糊等病症。

健脾止泻。用于脾肾两虚所致的倦怠乏力、大便溏泄等。

（2）应用方法：与其他中药一同浓煎后制成膏滋内服。

17. 沙苑子

又名潼蒺藜、沙苑蒺藜、沙蒺藜，为豆科植物扁茎黄芪的种子。本品性温，味甘、苦，归肝、肾经。潼蒺藜的茎叶是猪、鸡、兔喜食的饲料，种子还可做精饲料。生长于山野、路旁，现多栽培。主产于陕西，内蒙古、辽宁、河北、甘肃、吉林也有分布。

（1）功效与适应证

补肾益精。主治肾精不足所致的阳痿、遗精、女子不孕、男子不育、少乳、腰膝酸软、耳鸣耳聋、遗尿尿频、胎漏、胎动不安等。

养肝明目。用于肝肾两虚所致的视物模糊等病症。

（2）应用方法：与其他中药一同浓煎后制成膏滋内服，也可研成极细粉，兑入清膏中制成膏滋内服。

18. 蛤蟆油

又叫雪蛤油、林蛙油，为蛙科动物中国林蛙长白山亚种的输卵管，是雌蛙输卵管的干制品，并非脂肪。本品性平，味甘、咸，归肺、肾经。明清时期医学专家推崇的、驰名中外的蛤蟆油，宋代苏颂的《本草图经》和明代李时珍的《本草纲目》对此均有记载,清朝时期,蛤蟆油就已被誉为"八珍之首"的上等宫廷贡品。蛤蟆油是珍贵滋补品,营养成分不亚于人参、燕窝、冬虫夏草等。

（1）功效与适应证

补肾益精。用于肾精亏虚所致的阳痿、遗精、女子不孕、男子不育、腰膝酸软、耳鸣耳聋、遗尿尿频等。

养阴润肺。用于肺阴虚所致的虚劳咳喘、潮热盗汗、呕血等病症。

（2）应用方法：与其他中药一同浓煎后制成膏滋内服。

19. 桑寄生

为桑寄生科植物桑寄生、四川寄生、红花寄生、毛叶钝果寄生的枝叶。本品性平,味苦、甘,归肝、肾经。桑寄生入药始载于《神农本草经》,名"桑上寄生",列入上品。

（1）功效与适应证

补肝肾,安胎。用于肝肾亏虚所致的胎漏、胎动不安、习惯性流产、目暗昏花、视物不清、腰膝酸软等病症。

祛风湿,强筋骨。用于腰酸痛、筋骨痿弱、肢体偏枯、风湿痹痛等病症。

（2）应用方法：与其他中药一同浓煎后制成膏滋内服。

20. 肉桂

又称玉桂、牡桂、大桂、筒桂,为樟科常绿乔木植物肉桂和大叶清化的干皮或粗枝皮。肉桂性大热,味辛、甘,归心、脾、肾、肝经。干皮去表皮者称为桂心;采自幼枝干皮者称官桂。生于常绿阔叶林中,但多为栽培。在福建、台湾、广东、广西、云南等地的热带及亚热带地区均有栽培,其中尤以广西栽培为多,大多为人工纯林。进口肉桂主产于越南,柬埔寨等地亦产。4～5月剥的称春桂,品质差;9月剥的称秋桂,品质佳。

（1）功效与适应证

补火助阳,引火归源。用于肾阳虚所致的阳痿、遗精、宫冷不孕、腰膝酸软、尿频、头晕耳鸣、口舌糜烂等。

散寒止痛,活血通经。用于阳虚寒凝血瘀所致的心腹冷痛、虚寒吐泻、闭经、痛经、产后瘀滞腹痛、阴疽流注、虚寒痈疡脓成不溃或溃后不敛等。

（2）应用方法：研成极细粉,兑入清膏中制成膏滋内服。

21. 海马

为海龙科动物线纹海马、刺海马、大海马、三斑海马或小海马（海蛆）除去内脏的干燥体。本品性温,味甘、咸,归肾、肝经。主产于广东、广西、福建、台湾等沿海地区。

（1）功效与适应证

补肾壮阳。用于肾阳虚弱所致阳痿、不孕不育诸症。海马为动物性药物，血肉有情之品，具有良好的补肾壮阳益精作用。制作膏滋方可单用或配伍使用，对肾阳虚衰的脑功能减退、性功能减退、阳痿精少、宫冷不孕，腰膝酸软、尿频等均有显著疗效。

活血散瘀。用于癥瘕积聚及跌打损伤等症。对年久阳虚的瘀血内停，癥瘕积聚尤为适宜。

此外，本品对瘰疬、瘿瘤及肺肾两虚久喘也有良好效果。

（2）应用方法：研成细粉，调入清膏中服用，极少入煎剂使用。

22. 海狗肾

为海狗科动物海狗或海豹科动物海豹的雄性外生殖器。本品性热，味咸、入肝、肾经。以个大、去净肉及脂肪、干燥、无虫蛀者为佳。

（1）功效与适应证

补肾壮阳。用于肾阳虚所致的畏寒肢冷、腰膝酸软、头晕耳鸣、口舌糜烂等。

益精补髓。用于虚损劳伤、肾精衰损所致的阳痿、滑精、精冷、腰膝冷痛、尿频、便溏、腹中冷痛等症。

（2）应用方法：与其他中药一同浓煎后制成膏滋内服，也可研成细粉，兑入清膏中制成膏滋内服。

23. 薤白

又名薤根、薤白头，为百合植物小根蒜、薃子、长梗薤白等的鳞茎。本品性温，味辛、苦，归肺、心、胃、大肠经。

（1）功效与适应证

理气宽胸。用于胸痹心痛彻背，胸脘痞闷，咳喘痰多等。

通阳散结。用于阳虚所致的脘腹冷痛，泻痢后重，白带清稀量多，以及疮疖痈肿。

（2）应用方法：与其他中药一同浓煎后制成膏滋内服。

四、补阴药

补阴药又称助阴药。凡具有滋阴液和生精润燥等功能，能治阴虚证的药物，称为补阴药。

阴虚证多发生于热病后期及若干慢性疾病。最常见的有肺阴虚、胃阴虚、肝阴虚、肾阴虚等。肺阴虚多见于干咳少痰、咯血、虚热、口干舌燥、咽干颧红等；胃阴虚多见于咽干口干、干呕，或不知饥饿，或胃中嘈杂，或大便燥结等;肝阴虚多见于两目干涩、视物模糊、眩晕等;肾阴虚多见头晕耳鸣、腰膝酸痛、手足心热、心烦失眠、遗精、潮热盗汗等。补阴药各有专长,可根据阴虚的不同症状而选择应用。

1. 龟板胶

龟板胶来源于龟板,龟板在处理前需要浸泡一段时间,使残肉腐烂与骨板分离,表面的膜多脱落,然后除去附着的腐肉筋膜,再用碱水等洗去油脂,然后再浸泡,每日换水一次,至水色较浅后,用水冲洗干净备用;将洗净的龟板置蒸球中,加压煎煮,在煎煮过程中须注意控制好蒸汽压力并定时排气,以使得既能够将大分子的胶原蛋白水解为小分子,又避免了进一步转化为小分子的挥发性氨盐;胶汁经离心去除杂质后备用;将离心后的胶汁转移至夹层锅中,进行浓缩、打沫除杂,并在浓缩至一定程度时,加入黄酒、冰糖、植物油,其中加入黄酒主要为了消泡、除挥发性的氨盐,加入冰糖是为了增加硬度和透明度,加入植物油是为了消泡和易于切制;浓缩至一定程度后,即可进行凝胶;凝胶时胶的水分要控制好,否则胶的形状易发生变形;凝好的胶块经切制后,即进行晾胶,经过反复闷胶,翻动后,使水分减少到一定程度即可;将晾好的胶包装即得成品,这样形成的胶体成分没有流失,且切面整齐、平滑、易碎、棕黄色、无腥臭气。

在古时,由于没有现代的工艺技术,制作龟板胶的过程一般就是浓缩胶汁的过程,就是将龟片不断煎熬,直至冷凝,形成膏状。这种熬制的过程不易控制,形成的膏也不均匀,并且里面的成分有可能会再到破坏,现代的工艺流程对龟板胶的熬制进行了科学有效的控制。

(1)主要成分:主料是龟板,辅料是豆油、黄酒和冰糖,为长方形或方形的扁块,深褐色。质硬而脆,断面光亮,对光照视呈透明状。

(2)功效及主治:龟板胶性味甘、咸、寒。归肝、肾、心经。龟胶的功效及主治主要有以下几个方面:

1)滋阴潜阳。用于阴虚内热,阴虚阳亢及热病阴虚风动等证。本品甘咸而寒,能滋补肝肾之阴,有潜阳之功。治肝肾阴虚,骨蒸劳热,配知母、黄檗、地黄等,如大补阴丸;治阴虚阳亢,头晕目眩,配地黄、石决明、菊花等同用;治热病伤阴,虚风内动,舌干红绛,手脚抽动,配生地黄、牡蛎、鳖甲等同用。

2)益肾健骨。用于肾虚骨痿,小儿囟门不合等症。本品为血肉有情之品,能补精血,益肾健骨。治肾虚腰脚痿弱,筋骨不健,小儿囟门不合,齿迟,行迟诸症,常配熟地黄、锁阳等。

3)固经止血。用于肾虚冲任不固的崩漏等。龟板咸寒味厚,为纯阴之品,能补奇经,固冲任。用治阴虚血热,冲任不固的崩漏、月经过多等,常配椿根皮、黄檗等。

4)养血补心作用。治心虚惊悸、失眠、健忘等症,常与龙骨、远志等同用。

近代研究发现,龟板胶的主要成分是蛋白质、骨胶原、脂肪、钙、磷、肽类和多种酶,以及多种人体必需微量元素,还富含天门冬氨酸、苏氨酸、丝氨酸等氨基酸。有提高凝血、增加冠脉血氧含量,提高耐缺氧能力、促进免疫、抑菌等作用。

(3)服用方法:将龟板胶加黄酒和白糖适量,隔水炖化,取1调羹,温开水冲服,每日1～2次。制作膏方时,可将烊化的龟板胶液调入清膏中收膏,每料膏方可用200～500克。脾胃虚寒,食少便溏或有寒湿者及孕妇忌服,感冒时停服。

2. 鳖甲胶

(1)主要成分:鳖甲胶为鳖科动物鳖的背甲、腹甲熬制的胶块。其性味咸寒。归肝、肾经。

(2)功效及临床应用:主要有以下几个方面。

1)滋阴潜阳。用于阴虚发热,阴虚阳亢,阴虚风动等证。鳖甲胶咸寒滋阴,入肝经。能潜阳息风。治阴虚发热,本品清虚热作用较龟板为优,为治阴虚发热的要药,常配青蒿、秦艽、知母等;治阴虚阳亢,头晕目眩,配生地黄、牡蛎、菊花等同用;治热病伤阴,阴虚风动,舌干红绛,手足抽动,常配生地黄、龟板、牡蛎等同用。

2)软坚散结。用于癥瘕积聚,疟母等。本品咸寒,能软坚散结,入肝经,能消痞块,故能治胁下痞块,胁肋疼痛,以及腹腔癥瘕积聚,妇女经闭等症。常配柴胡、青皮、䗪虫等。

3)补血止血。可用于阴虚导致的呕血、咯血。

(3)服用方法:是将鳖甲胶10克加黄酒和白糖适量,隔水炖化,取1调羹,温开水冲服,每日1～2次。制作膏方时可将烊化的鳖甲胶液体调入清膏中收膏。每料膏方一般用200～500克。脾胃虚弱,大便泄泻者忌服,感冒时停服。

3. 枸杞子

枸杞子是茄科植物宁夏枸杞子的成熟果实。它性平,味甘,能滋肾、润肺、补肝、明目。主治肝肾阴亏,腰膝酸软,头晕,目眩,目昏多泪,虚劳咳嗽,消渴,遗精。

临床用枸杞子,主要是明目保健、养阴退热、补肾温阳和补益肝肾。膏方用量120～250克。贮藏时,置阴凉干燥处,防闷热,防汗潮,防蛀。

（1）明目保健：历代本草书记载，枸杞子有"养肝明目"的功能，医师及民间都推崇用枸杞子来明目。随着保健知识的普及，现今人们欲明目保健，首先想到的会是枸杞子。缪希雍《本草经疏》对枸杞子的"明目"机制做了分析，指出枸杞子为肝肾真阴不足、劳乏内热补益之要药，老人阴虚者十之七八，故服食家为益精明目之上品。宁夏枸杞子鲜果胡萝卜素的含量为 19.61 毫克/100 克，几乎是所有食品中含量最高者。胡萝卜素在肝酶作用下，可转成维生素 A，由于胡萝卜素含量高，所以维生素 A 的活性也很高，枸杞子的明目作用可能与此有关。

（2）养阴退热：养阴退热，有助于防治消渴。枸杞子润而滋补，兼能退虚热，被用作益阴除热的良药。名医张锡纯曾讲述了自身体验：50 岁以后，每晚睡觉时，无论冬天夏天在床头均放一壶凉水，每次醒来，感觉心中发热，就饮凉水数口，到了第二天起床，水壶中剩下的就不多了。只有在睡前嚼服枸杞子 30 克，凉水就可少饮 1 升，而且早晨起后感觉心中格外镇静，精神格外充足。

医家王好古认为枸杞子是治疗"渴而引饮，肾病消肿"的良药。张景岳称赞枸杞子"尤止消渴"。古人说的"消渴""肾病消肿"，相当于西医学的糖尿病。研究发现，枸杞子提取物可使大鼠血糖显著而持久的降低，糖耐量增高。有人将枸杞子蒸熟，按每日 2 次的剂量嚼服，发现这种用法对轻型糖尿病有疗效。

（3）补肾温阳：谚云"离家千里，莫食枸杞子"，说是的枸杞子有很强的填精益肾作用，能明显地增强性功能。枸杞子补益肝肾精血功用显著，而精为性及生殖的基础，精得补益而强盛，相关的性功能障碍疾病也会得以纠正。《保寿堂方》记载，一老人坚持长年服用枸杞子，寿达百余，不但运作灵活自如，"行走如飞，发白反黑，齿落更生"，连性功能也强健而不衰。

研究发现，每日服用枸杞子 50 克，连续 10 日，可使血浆睾酮含量显著升高。枸杞子提取液直接作用于大鼠垂体，能促进排卵，还可增强性功能，提高生殖功能，对各种男、女性不育证均有良效。有人每日用枸杞子 15 克，于临卧前嚼碎咽下，连服 1 个月为一疗程，观察 42 例男性不育症患者，服药一个疗程，精液常规转为正常者 23 例，两个疗程精液常规转为正常者 1 例，其余 9 例中 6 例无精子者服药无效，3 例疗效不佳。两年后随访，精液转正常的 33 例均已有后代。

（4）滋养肝肾：滋养肝肾对延缓衰老有帮助。枸杞子能补益肝肾精血之不足，是有效的补血药物。王秉衡《重庆堂随笔》中说，《圣济总录》以一味枸杞子治短气，可谓其专补心血，非他药所能及也。在古人看来，心主血，血液是在心气的推动下，才得以在血管中流动，所言"心血"，多涵盖了广义上的血。故此处言"补心血"，实即补血之谓。明代医家张景岳将枸杞子列为补血主药。他说，服用枸杞子，"能使气可充，血可补，阳可生，阴可长，风湿可去，有十全之妙用焉"。也就是说枸杞子的滋补肝肾功能，可以调整机体气血阴阳，这是它全部功能的根本所在。现代临床将枸杞子作为各种血液病的治疗药物，贫血、血细胞减少症、粒细胞缺乏症、再生障碍性贫血、特发性血小板减少及白血病等，均用作主药或在复方中配合使用。

（5）类似人参的作用：枸杞子可久服。枸杞子是补肾益精、养肝明目的佳品，有类似人参的"适应原样"作用，是理想的强身延年珍品。人在中年以后，由于精血亏损，会出现易疲劳、畏寒或燥热、眩晕耳鸣、视力听力下降、性欲减退、夜尿多、尿有余沥、脱发或白发、高脂血症、动脉粥样硬化、痴呆、骨质疏松症等，服枸杞子有助于祛病健身，增强体质，延缓衰老。重要是，它性平和，宜于较长时间服用。

《神农本草经》强调"久服"枸杞子，认为可以达到"坚筋骨、轻身不老"的目的。唐代名医甄权认为，枸杞子"补精气，诸虚不足……令人长寿"。有统计，从汉朝至清朝的代表性医著 32 部，记载有延年益寿作用的处方 384 首，其中补肾类方占 60.7%，单味药中使用很多的就包括枸杞子。

4. 黄精

黄精，为百合科植物黄精、多花黄精和滇黄精的块茎。在古代养生家眼中，黄精是延年益寿的药物，有"久服成仙"之说，所以有"仙人余粮"别名。

《神仙芝草经》这样记述："黄精宽中益气，使五脏调良，肌肉充盛，骨髓坚强，其力增倍，多年不老，颜色鲜明，发白更黑，齿落更生。"

《中国药典》记载，黄精性甘、平，归脾、肺、肾经，具有补气养阴、健脾、润肺、益肾作用，可用于脾胃气虚，体倦乏力，胃阴不足，口干食少，肺虚燥咳，劳嗽咯血，精血不足，腰膝酸软，须发早白，内热消渴。

（1）抑菌与改善代谢功能：黄精的根茎含黏液质、淀粉及糖分。囊丝黄精的根茎含吖丁啶羧酸、天门冬氨酸、高丝氨酸、二氨基丁酸、洋地黄糖苷以及多种蒽醌类化合物。

它对多种致病菌有明显的抑制作用，还能抑制脂质过氧化，增强机体免疫功能，改善心血管系统、呼吸系统、消化系统功能，以及降血糖。

它能提高机体免疫功能，口服黄精可拮抗环磷酰胺引起的白细胞下降，同时使中性粒细胞吞噬作用增强，溶血空斑计数升高。

它含有的多糖对正常人外周血淋巴细胞有中度激发作用，对免疫功能低下患者的淋巴细胞有高度激发作用。

它具有抗衰老的作用,其抗衰老作用可能与促进机体蛋白质合成、促进能量生成、减少细胞废物的含量、对抗自由基伤害等方面有关。

它可扩张冠状动脉,增强冠状动脉血流量,可防止动脉粥样硬化并有抗心肌缺血作用。黄精能改善微循环作用,其水煎液有对抗肾上腺素造成的微循环障碍后再给中药,均能显著缩短恢复正常血流的时间。黄精有增加心率和降压作用。

它能改善代谢功能,黄精有降血糖的作用,其降糖是通过抑制肝糖原酶解而发挥作用的。黄精水或乙酸提取液能显著降低血甘油三酯和总胆固醇,对高密度脂蛋白胆固醇无明显影响。黄精对防止动脉粥样硬化及肝脏脂肪浸润有一定作用。

此外,黄精尚有抗脂肪肝及缓解胃肠痉挛的作用。

(2)黄精膏与延年益寿膏:黄精的口感较好,微甜,膏方临床中黄精用得比较多,如果需要补肺、滋肾、健脾的,膏方中就可以用黄精,或以之为主药。

《千金方》中的黄精膏,用制黄精、干姜、肉桂,加足量水,用小火煎至黄精熟烂,弃干姜、桂心,用净器收贮。每日2次,一次1匙,于空腹时用开水冲服。医家孙思邈强调本膏方的养颜抗衰老作用,说它能脱旧皮,颜色变少,花容有异,鬓发更改,延年不老。

《饮膳正要》中的延年益寿膏,以黄精膏、地黄膏、牛骨髓、天门冬膏为原料,用法将各物同放锅中,用小火熬,不住手搅动,熬沸5分钟后取出,凉透后罐装贮藏。每日2次,一次1匙,用温开水调和服下。能补精髓,壮筋骨,和血气,适宜于治疗精亏血少,筋骨痿软,面色憔悴。

5. 南沙参

为桔梗科植物轮叶沙参、杏叶沙参或其他几种同属植物的干燥根,南沙参性微寒,味甘、微苦,归肺、胃经。始载于东汉《神农本草经》,列为上品,并记述有"主积血惊气,除寒热,补中益肺气"的功用。南北朝《本草经集注》中将沙参与人参、玄参、丹参、苦参称为五参。

(1)功效与适应证

清肺养阴。用于肺热燥咳、久咳声哑、阴虚劳嗽、干咳痰黏、咳嗽咯血,并伴有潮热盗汗、五心烦热等。

益气化痰。用于气阴不足所致的神疲乏力、五心烦热、咳嗽咯血、咽干口渴、气短气促、食欲缺乏等。

养胃生津。用于胃阴不足所致的食欲缺乏、倦怠乏力、胃脘嘈杂、咽干口渴、大便干结等。

(2)应用方法:与其他中药一同浓煎后制成膏滋内服。

6. 北沙参

又名真北沙参、海沙参、根条参、莱阳参、辽沙参、野香菜根,为伞形科植物北沙参的根。本品性凉,味甘,归肺、胃经。生于海岸沙地、沙滩,或栽培于肥沃疏松的砂质土壤。分布于辽宁、河北、山东、江苏、浙江、福建、台湾、广东等地。

(1)功效与适应证

清肺养阴。用于肺热燥咳、久咳声哑、阴虚劳嗽、干咳痰黏、咳嗽咯血,并伴有潮热盗汗、五心烦热等。

养胃生津。用于胃阴不足所致的食欲缺乏、倦怠乏力、胃脘嘈杂、咽干口渴、大便干结等。

(2)应用方法:与其他中药一同浓煎后制成膏滋内服。

7. 麦门冬

又名不死药、禹余粮、麦冬,为百合科多年生草本植物麦门冬及沿阶草的块根。本品性寒,味甘,微苦,入肺、胃、心经。产于浙江省慈溪、余姚、萧山、杭州者称杭麦冬,产于四川绵阳地区三台县者称川麦冬。

(1)功效与适应证

滋阴润肺。用于肺热干咳、肺痈、久咳声哑、阴虚劳嗽、干咳痰黏、咳嗽咯血,并伴有潮热盗汗、五心烦热等。

养胃生津。用于胃阴不足所致的食欲缺乏、倦怠乏力、胃脘嘈杂、咽干口渴、大便干结等。

清心除烦。用于心阴虚所致的心烦、失眠、健忘、心慌等。

(2)应用方法:与其他中药一同浓煎后制成膏滋内服。

8. 天门冬

又名大当门根、天冬,为百合科植物天门冬的块根。本品性寒,味甘、苦,归肺、肾经。生于阴湿的山野林边、草丛或灌木丛中。也有栽培,分布于华东、中南、西南及河北、山西、陕西、甘肃、台湾等地。

(1)功效与适应证

滋阴润燥。用于肺阴虚所致的干咳少痰、久咳声哑、咳嗽咯血等,又用于肾阴虚所致的耳鸣、腰膝酸软、眩晕,以及阴虚火旺,症见潮热盗汗、五心烦热等,亦用于胃阴不足所致的食欲缺乏、倦怠乏力、胃脘嘈杂、咽干口渴、大便干结,以及糖尿病多饮、多尿。

清肺降火。用于肺热所致的干咳少痰、咽喉肿痛等。

(2)应用方法:与其他中药一同浓煎后制成膏滋内服。

9. 石斛

为兰科植物金钗石斛、铁皮石斛、束花石斛、马鞭石斛的茎。石斛性微寒，味甘、微苦，归胃、肺、肾经。它是我国古文献中最早记载的兰科植物之一。由于花形、花姿优美，艳丽多彩，种类繁多，花期长，深受各国人民喜爱和关注，在国际花卉市场上占有重要的位置。当今世界上许多国家都有广泛栽培，尤以东南亚最盛。

（1）功效与适应证

滋阴清热。用于肺热或肺阴虚所致的久咳声哑、干咳痰黏、咳嗽咯血，又用于肾阴虚所致的耳鸣、腰膝酸软、眩晕，以及阴虚火旺，症见潮热盗汗、五心烦热等。

养胃生津。用于胃阴不足所致的食欲缺乏、倦怠乏力、胃脘嘈杂、胃痛干呕、咽干口渴、大便干结等。

（2）应用方法：与其他中药一同浓煎后制成膏滋内服。

10. 玉竹

又名尾参、玉参、葳蕤、铃铛菜，为百合科多年生草本植物玉竹的根茎。本品性平，味甘，入肺、胃经。玉竹喜凉爽潮湿荫蔽环境，耐寒，生命力较强，可在石缝中生长，多生长于山野阴湿处、林下及落叶丛中。分布于东北、华北、华东及陕西、甘肃、青海、台湾、河南、湖北、湖南、广东等地。

（1）功效与适应证

滋阴润肺。用于肺热干咳、肺痈、久咳声哑、阴虚劳嗽、干咳痰黏、咳嗽咯血，并伴有潮热盗汗、五心烦热等。

养胃生津。用于胃阴不足所致的食欲不振、倦怠乏力、胃脘嘈杂、胃痛干呕、咽干口渴、大便干结等。

（2）应用方法：与其他中药一同浓煎后制成膏滋内服。

11. 百合

为百合科植物百合、卷丹、山丹、川百合等的鳞茎。本品性微寒，味甘、微苦，归心、肺经。百合性喜湿润、光照，需要肥沃、富含腐殖质、土层深厚、排水性极为良好的砂质土壤，多数品种宜在微酸性至中性土壤中生长，分布于河北、陕西、甘肃、山东、江苏、安徽、浙江、江西、湖北、湖南、贵州、云南、西藏等地。

（1）功效与适应证

滋阴润肺。用于肺热干咳、肺痈、久咳声哑、阴虚劳嗽、干咳痰黏、咳嗽咯血等病症。

清心安神。用于热病后期余热未清或情志不遂所致的虚烦惊悸、失眠多梦、精神恍惚等病症。

（2）应用方法：与其他中药一同浓煎后制成膏滋内服，也可研成细粉，兑入清膏中制成膏滋内服。

13. 山茱萸

又名山萸肉、药枣、实枣儿、枣皮、肉枣等，为山茱萸科植物山茱萸的果实。本品性微温，味酸，归肝、肾经。山茱萸喜生于湿润环境，多生长在山沟、渠旁或水分条件较好的山地。

（1）功效与适应证

补益肝肾。用于肝肾不足所致的头晕目眩、耳鸣耳聋、腰膝酸软等。

收敛固脱。用于肾精亏虚所致的遗精、滑精、遗尿、小便频数、虚汗、崩漏、带下，亦可用于元气虚脱，症状表现为大汗淋漓、虚喘不止，妇女崩漏。

（2）应用方法：与其他中药一同浓煎后制成膏滋内服。

14. 女贞子

又名女贞实、冬青子、爆格蚤、白蜡树子、鼠梓子，为木樨科植物女贞的果实。本品性凉，味甘、苦，归肝、肾经。生于海拔 2900 米以下的疏林或密林中，亦多栽培于庭院或路旁，分布于陕西、甘肃及长江以南各地。

（1）功效与适应证

补益肝肾。用于肝肾不足所致的腰膝酸痛、头晕目眩、耳鸣、须发早白、遗精等。

退热明目。用于肝肾阴虚所致的骨蒸潮热、目暗不明、盗汗、视力减退等病症。

（2）应用方法：与其他中药一同浓煎后制成膏滋内服。

15. 柏子仁

又名柏仁、柏子、柏实、侧柏子，为柏科植物侧柏的种仁。本品性平，味甘，归心、肾、大肠经。柏子仁生于湿润肥沃地，石灰岩地也有生长。

（1）功效与适应证

养心安神。用于阴虚所致惊悸怔忡、失眠健忘、盗汗等病症。

润肠通便。用于阴津亏虚所致的口渴、多饮、肠燥便秘等。

（2）应用方法：与其他中药一同浓煎后制成膏滋内服。

16. 桑葚

又名桑果、桑实、文武实等，为桑科植物桑树的果穗。本品性寒，味甘、酸，归肝、肾经。全国大部分地区均产，主要产于浙江、江苏、湖南、四川、河北等地。桑树的果实很小，圆球形，许多果实排列成串，各串密集成穗，嫩时色青，味酸；成熟后转为紫黑色，味甜多汁，是可口的水果。以个大、肉厚、紫红色、糖性大者为佳。

（1）功效与适应证

滋阴养血。用于阴血不足所致的头晕目眩、腰酸耳鸣、须发早白、失眠多梦、面色萎黄、心悸怔忡等。

生津润燥。用于津伤所致的口渴、多饮、肠燥便秘等。

（2）应用方法：与其他中药一同浓煎后制成膏滋内服。

17. 墨旱莲

又名旱莲草、金陵草、莲子草等，为菊科植物鳢肠的全草。本品性凉，味甘、酸，归肝、肾经。墨旱莲生于路边、温地、沟边或田间，分布于全国各地。

（1）功效与适应证

补益肝肾。用于肝肾不足所致的头晕目眩、须发早白、腰膝酸软、耳鸣耳聋、倦怠乏力、口渴多饮、大便秘结、失眠健忘等病症。

凉血止血。用于阴虚血热所致的各种出血，如呕血、咯血、便血、血痢、崩漏、外伤出血等。

（2）应用方法：与其他中药一同浓煎后制成膏滋内服。

18. 黑芝麻

又名黑脂麻、胡麻、油麻、乌芝麻，为胡麻科植物芝麻的成熟黑色种子。本品性平，味甘，始载于《本经》，列为上品，名胡麻。以籽粒大、饱满、色黑者为佳。

（1）功效与适应证

补益肝肾。用于肝肾不足所致的头晕目眩、须发早白、腰膝酸软、耳鸣耳聋、倦怠乏力、口渴多饮、大便秘结、失眠健忘等病症。

养血益精。用于血虚精亏所致的肌肤干燥、头晕耳鸣、腰脚痿软、妇女乳少等病症。

润肠通便。用于肠燥便秘。

（2）应用方法：炒熟研成细粉，调入清膏中和匀制成膏滋内服。

19. 西洋参

又名洋参、花旗参等。为五加科植物西洋参的根。西洋参性寒，味甘、微苦，归肺、胃、心、肾经。西洋参原产北美洲，主产于美国、加拿大及法国，我国亦有栽培。

（1）功效与适应证

补气养阴。用于气阴两虚所致的少气懒言、干咳少痰、神疲乏力、自汗盗汗、口渴多饮等病症。

清火生津。用于阴亏火旺所致的咳喘痰血、虚热烦倦、内热消渴、口燥咽干等病症。

(2)应用方法:另煎取浓缩汁或研成细粉,调入清膏中,和匀后制成膏滋内服。

20. 灵芝

又名灵芝草、神芝、芝草、仙草、瑞草,为多孔菌科真菌灵芝、紫芝的子实体。本品性平,味甘,归肺、心、脾经。灵芝主产于四川、浙江、江西、湖南等地,现多为人工培育品种。

(1)功效与适应证

益气健脾。用于气虚所致的神疲乏力、食欲缺乏、少气懒言等病症。

养血安神。用于气血两虚、心神失养所致的面色萎黄、心悸、失眠、健忘等。

(2)应用方法:另煎取浓缩汁或研成细粉,调入清膏中,和匀后制成膏滋内服。

21. 五味子

为五味子科植物五味子或华中五味子的果实。本品性温,味酸,归肺、心、肾经。

(1)功效与适应证

收敛固涩。用于肺肾两虚所致的久咳虚喘、梦遗滑精、尿频遗尿、久泻不止等病症。

益气生津。用于气阴两虚所致的自汗盗汗、咽干口渴。

宁心安神。用于心悸失眠。

(2)应用方法:与其他中药一同浓煎制成膏滋内服。

22. 玄参

又名元参、重台、正马、玄台等,为玄参科植物玄参及北玄参的根。本品性微寒,味甘、咸,归肺、胃、肾经。

(1)功效与适应证

清热凉血。用于温热病所致的身热烦渴、舌绛发斑、呕血、衄血等。

滋阴降火。用于阴虚火旺所致的骨蒸劳嗽、虚烦不寐、津伤便秘、目涩昏花、咽干口渴等。

解毒散结。用于热毒蕴结所致的咽喉肿痛、瘰疬痰核、痈疽疮毒等。

(2)应用方法:与其他中药一同浓煎制成膏滋内服。

23. 生地黄

又名鲜地黄、鲜生地,为玄参科植物地黄的新鲜块根。本品性寒,味甘、苦,归心、肝、肾经。主要为栽培品,我国大部分地区有生产,以河南等地产量最大,质量最好。

(1)功效与适应证

清热凉血。用于急性热病所致的高热神昏,斑疹,血热妄行之呕血、衄血、崩漏、便血,口舌生疮,咽喉肿痛,跌打伤痛,痈肿。

生津润燥。用于津伤烦渴,劳热咳嗽等病症。

(2)应用方法:与其他中药一同浓煎制成膏滋内服。

24. 天花粉

又名栝楼根、花粉、楼根、白药、瑞雪等,为葫芦科植物栝楼及中华栝楼的根。本品性微寒,味甘、苦,归肺、胃经。

(1)功效与适应证

清热生津。用于热盛津伤所致的咽干口渴、心烦失眠、口舌生疮、干咳少痰、痰黏难咳等。

消肿排脓。用于疮疡肿毒。

(2)应用方法:与其他中药一同浓煎制成膏滋内服。

第二章
中医和亚健康

一、健康的概念和内涵

1. 概念

20 世纪前,人们认为"身体没有疾病,或不虚弱,就是健康"。随着社会经济的迅速发展,生活水平的不断提高,人类的医学模式发生了显著的变化,加快了健康观念的转变与完善。20 世纪 40 年代,世界卫生组织将"健康"定义为"不仅是没有疾病和虚弱现象,而且是一种生理上、心理上和社会适应方面的完好状态",使健康观发生了根本性的变革。1978 年,国际初级卫生保健组织《阿拉木图宣言》中又重申"健康不仅是疾病体弱的匿迹,而且是身心健康、社会幸福的完美状态。"这个概念不仅阐明了生物学因素与健康的关系,而且强调了心理、社会因素对人体健康的影响。1984 年,世界卫生组织提出:"健康不仅是没有疾病和虚弱症状,而且包括身体、心理和社会适应能力的完美状态"。这种健康观定义了身体、心理和社会适应能力上的健康完美态,是一种积极的健康观。到 1990 年,新增道德健康,以及 2000 年世界卫生组织提出的"合理膳食、戒烟、心理健康、克服紧张压力、体育锻炼"的促进健康新准则。

2. 内涵

世界卫生组织关于健康概念的定义,是对健康的一种全面而深刻的认识,与传统的健康观相比,具有如下特征:它指向健康而非疾病;它涉及人类生命的生理、心理、社会和道德四个基本面,突破了医学的界限,呈现出四维立体概念。它包含了生理健康、心理健康、道德健康和良好的社会适应性四个方面,只有这四者兼备的人才算是一个健康的人。

其中生理健康是指人的身体能够抵抗一般性感冒和传染病,体重适中,体形匀称,眼睛明亮,头发有光泽,皮肤有弹性,睡眠良好等,这是人们正常工作和生活的基本保障。

心理健康是指人的精神、情绪和意识方面的良好状态,包括智力发育正常,情绪稳定乐观,意志坚强,行为规范协调,精力充沛,应变能力较强,能适应环境,能从容不迫地应对日常生活和工作压力,经常保持充沛的精力,乐于承担责任,心理年龄与生理年龄相一致,能面向未来。

良好的社会适应性是指一个人的心理活动和行为能适应当时复杂环境的变化,为他人所理解,为大家所接受,社会适应性归根结底取决于生理和心理的素质状况。

道德健康,即良好的道德修养,是指不以损害他人的利益来满足自己的需要,具有辨别真与伪、善与恶、美与丑、荣与辱等是非观念,能按照社会行为的规范准则来约束自己及支配自己的思想和行为,从而为人们的幸福安康和社会进步做出贡献。

3. 相互关系

一个健康的个体,其生理、心理、社会适应性和道德健康是相互统一、紧密相连的。只有身体各系统无疾病,具有持续的、积极的内心体验、良好的社会适应能力,才能有效地发挥个人的身心潜能和社会功能。

心理健康的人能高效率地适应环境以及人们相互之间的复杂关系,始终保持平静的情绪,敏锐的思维,以及适应社会环境的行为和愉快的状态。善良的品质和淡泊的心境是心理健康的保证,与人相处善良正直、心地坦荡,可以使心理保持平衡,有利健康。心理健康是身体健康的精神支柱,身体健康又是心理健康的物质基础。良好的心理状态,能促进人体分泌更多有益的激素、酶类和乙酰胆碱等,这些物质能把血液的流量、神经细胞的兴奋性调节到最佳状态,从而增强机体的抗病力,促进人们健康长寿。反之则会降低或破坏某种功能而引起疾病。同时,身体状况的改变可能带来相应的心理问题,往往会使人产生烦恼、焦躁、忧虑、抑郁等不良情绪,导致各种不正常的心理状态。

二、中医学的健康观

世界卫生组织的健康观是"身体、精神和社会生活"达到"完善状态",这种健康观体现了人对生命的追求与信念,是一种"理想化"的目标。而中医学对健康观的理解要丰富得多,更加重视如何达到人体自身及人与自然的和谐统一,强调形体与神志、脏腑与阴阳、人体正气与外界影响等多方面的动态平衡。

中医的健康观是在《黄帝内经》中就已经确立了，即"天人合一"的健康观，"形神合一"的健康观，"阴平阳秘"的健康观，"正气为本"的健康观。此外，《黄帝内经》中把头发、牙齿和肌肉作为衡量健康状况的重要标志。

1."天人合一"的健康观

中医学"天人合一"的概念是中国古代哲学概念，是指人生活在天地之间，一切活动与大自然息息相关，这就是"天人合一"的思想。中医学认为：人体有自己的生命活动规律，与自然界具有相通相应的关系，不论是日月运行，地理环境还是四时气候、昼夜晨昏，各种变化都会对人体的生理、病理产生重要影响。例如：自然界的四时气候变化就能直接影响到人的情感、气血、脏腑以及疾病的产生。在这种思想指导下，中医养生学认为人类必须掌握和了解四时气候变化规律和不同自然环境的特点，顺应自然，保持人体与自然环境的协调统一，才能养生防病。

2."形神合一"的健康观

中医学"形神合一"理论来自《黄帝内经》，这种理论始终都是建立在客观生理结构的基础上。首先从生命起源来看，是形俱而神生，即认为先有生命、形体，然后才有心理活动的产生。形神合一观认为：神是形的主宰，形是神的物质基础，两者既对立又统一。其中，形是指躯体、身体，神是指思想、思维。中医学提出"形神合一"乃是强调形与神的密切联系。只有当人的身体与精神紧密地结合在一起，即形与神俱、形神合一，才能保持与促进健康。有研究表明：高血压、冠心病和糖尿病等病症与情绪焦躁、心态不平衡有着密切的关系，开朗的性格、平和的心态是健康长寿的根本所在，这与中医的"形神合一"观不谋而合。

3."阴平阳秘"的健康观

阴阳是宇宙中相互关联的事物或现象的对立双方属性的概括，阴阳分别代表一定属性的物质和功能，如人体内的气为阳，血为阴，兴奋为阳，抑郁为阴。"平"是正常的意思，"秘"是固守、固密的意思。"阴平阳秘"表示阴阳既各自处于正常状态，也具有相互协调、配合关系。"阴平阳秘"作为人的健康态，体现在生命活动的不同方面和不同层次上，如酸碱平衡、血糖平衡、代谢平衡等。此外，"阴平阳秘"还体现在人体活动的一种有序稳态上，这类似于现代科学所指的"内稳态"。"内稳态"是指人体在生理上保持平衡状态的倾向，如人体的体温、血压、血液内的酸碱度、血糖浓度等均为"内稳态"所调控，如果我们的身体达到这种稳态的话那就是健康的状态。

4."正气为本"的健康观

中医学中的正气是相对邪气而言的，是指人体的功能活动和对外界环

膏方调养亚健康

境的适应能力、抗病能力及康复能力。中医认为疾病发生和早衰的根本原因，就在于机体正气的虚衰。正气充足则人体阴阳协调，气血充盈，脏腑功能正常，能抵抗外邪，免于生病。正气不足则邪气容易损害人体，机体功能失调，产生疾病。当邪气侵袭时，若邪气弱不足以与人体正气相抗衡时，则邪气被正气驱逐、消灭或暂时潜伏体内，均不会发病；只有当邪气较重而能同正气抗争以引起较强的反应时，人体才出现证候（症状、体征等），即为发病。

中医学理论的主要内容，从病因、病机，到诊法、辨证，再到养生防治，以及脏象、经络等各种理论，几乎都是围绕着中医学对健康观念的认识而次第展开的。

三、健康的四大基石与八大要素

1. 健康的四大基石

世界卫生组织针对严重影响人们健康的不良行为与生活方式提出了健康四大基石的概念，并指出，做到这四点便可解决 70% 的健康问题，使平均寿命延长 10 年以上。这四点即是：积极乐观的心态、充足适量的睡眠、适量的有氧运动、均衡全面的营养。

（1）保持积极乐观的心态：心态分为积极和消极两大类。积极乐观的心态是达到心理健康的前提，也是健康必不可少的条件。中医学非常重视心态与健康的关系，在中医理论中早就有"喜伤心、怒伤肝、思伤脾、忧伤肺、恐伤肾"之说。故而，积极乐观的心态作为健康的首要条件，是身体健康的基石。

保持积极乐观的心态，首先要提高自身道德修养，放宽眼界，学会适应。有了烦恼不憋着，找到合适的途径发泄出来；事情不顺时，转移注意力，适当放松；事情多不要慌，分清轻重主次，慢慢来；试着帮助他人做点事，不求回报，要相信"送人玫瑰，手留余香"的道理；学会减压，培养兴趣爱好，适当参加体育活动等都是保持良好心态的方式。

（2）保持充足适量的睡眠：睡眠问题已成为影响当今社会和谐发展的重要制约因素之一。睡眠专家指出：睡眠是影响人类寿命的重要因素之一。睡眠障碍（浅睡眠或失眠）往往引起人体免疫力低下、精神烦躁，同时还容易引起高血压、神经衰弱、心脑血管疾病以及心理疾患等，甚至造成猝死。

从医学的角度来讲，充足而有规律的睡眠和松弛习惯，有助于调节我们的身体功能，促进食物的消化、吸收和废物的排泄。同时，由于睡眠保证了身体营养和血液的供应，也有助于保持清醒的头脑。因此，从 2002 年开始，世界卫生组织把每年的 3 月 21 日定为"世界睡眠日",并将"睡眠、食物、空气、水"列为人类生命的四要素。

（3）适量的有氧运动：生命不息，运动不止。通过运动可以舒筋活血、调畅情志、锻炼意志、增强体质，综合调整人的身心状态。现代研究显示，运动还对诸多疾病起着辅助治疗的作用。

运动可以分为无氧运动和有氧运动。其中无氧运动，是指肌肉在"缺氧"状态下的高度剧烈运动，如赛跑、举重、投掷、跳高、跳远、拔河、肌肉训练等。这些运动主要是调节和锻炼肌肉。有氧运动是指长时间进行的运动，主要是使心、肺得到充分、有效的刺激，提高心、肺功能，从而让全身各组织、器官得到充足的氧气和营养供应，维持最佳的功能状况。有氧运动包括骑自行车、游泳、慢跑、打羽毛球等。有氧运动的选择要因人制宜，尽量选适合自己健康状况的运动形式、运动强度、运动持续时间和运动频率，要循序渐进，不可急于求成，运动健身贵在持之以恒。

（4）饮食营养与健康的关系：人体需要的基本营养素共有 7 大类：蛋白质、糖（即碳水化合物）、脂肪、矿物质、维生素、纤维素（含植物纤维和动物纤维）和水（约占机体的 75%）。现代人的营养不均衡常常来源于三高三低，即蛋白质、脂肪、糖摄入偏高，而维生素、矿物质、纤维素摄入偏低。饮食营养是人生命活动的物质基础，饮食有节，身体安康；饮食不洁，疾病即来。因此，定时、定量进食，合理搭配膳食，广泛摄取多种食物，保证营养均衡，是健康的重要保证。

2. 健康的七大要素

健康对于整个人类的进化发展起着不容忽视的作用。为此，大家可以将以下因素作为健康的八要素。① 生活方式是否正确？② 饮食习惯是否科学？③ 心理状态是否平和？④ 健康知识是否掌握？⑤ 健康意识是否长期保持？⑥ 生存环境是否适宜？⑦ 人际关系是否和睦？

四、健康基本原则

健康的含义内容丰富而广泛，说明了生理、心理和社会适应性三者错综复杂、相互依存的关系。社会适应性归根结底取决于生理和心理的素质状况。良好的情绪状态可以使生理功能处于最佳状态，反之则会降低或破坏某种功能而引起疾病。日本学者提出了健康状态的四快原则：吃得快、便得快、睡得快、说得快，这四快虽有简单片面之感，却直观地反映了健康的概念。若一个人食欲好，消化好，思维敏捷，反应快，神经免疫系统好，就可基本反映出他的身体是健康的。

2006 年世界卫生组织提出了衡量健康的十大准则，主要内容介绍如下。① 有充沛的精力，能从容不迫地安排日常生活和担负繁重的工作，而且不感到过分紧张疲劳；② 处事乐观，态度积极，乐于承担责任，事无大小，不挑剔；③ 善于休息，睡眠好；④ 应变能力强，能适应外界环境各种变化；⑤ 能够抵抗一般性感冒和传染病；⑥ 体重适当，身体匀称，站立时，头、肩、臂位置协调；⑦ 眼睛明亮，反应敏捷，眼睑不易发炎；⑧ 牙齿清洁，无龋齿，不疼痛，牙龈颜色正常，无出血现象；⑨ 头发有光泽，无头屑；⑩ 肌肉丰满，皮肤有弹性。

这 10 条标准详细地阐述了健康的定义，体现了健康所包含的躯体方面、精神方面和社会方面等多项内容。

第二节 / 亚健康概述

一、概念和范畴

1. 概念

亚健康是指处于健康和疾病之间的一种临界状态，又称"次健康""病前状态""亚临床状态""第三状态"或"灰色状态"，是介于健康和疾病之间的连续过程中的一个特殊阶段。亚健康状态既可以向好的方向转化，恢复到健康状态，也可以向坏的方向转化而进一步发展为各种疾病。这是一种从量变到质变的准备阶段。

亚健康这一概念最早是由苏联学者 Berkman 在 20 世纪 80 年代提出的，他当时将之称为"第三状态"，即健康是"第一状态"，疾病是"第二状态"，介于健康与疾病之间，既非疾病也非健康为"第三状态"。以前，人们的思维定式是：不是健康，就是疾病；或者不是疾病，就是健康，非此即彼，二者必居其一。"第三状态"的提出，使人们发现原来有如此庞大的群体都是"第三状态"，痛苦难言，而无法医治，被别人说成是"没病装病"的"健康人"。

机体从健康状态到疾病状态过渡阶段的表现常常不同。有些人常表现出身体或精神上某种、某时的不适，如头痛目眩、疲倦乏力、胸闷气短、心烦失眠、饮食无味、腰酸背痛、烦躁易怒等不适表现，这些人有明确不适的表现，但到医院检查（包括仪器和实验室）却难以发现阳性结果或疾病而明确诊断。看上去没病，但自觉身体或精神上确实不适，呈现出活力降低，功能减退。通俗一点讲就是一种自我感觉很不舒服，到医院却检查不出毛病的状态。

2. 范畴

亚健康介于健康与疾病之间。要认识什么是亚健康，并对其做出界定。首先要明确健康和疾病的概念。

健康不是体格健全的同义词。一个单臂或独脚的人，他们也可能是健康的，可以进行出色的表演、运动或劳动，但体格并非是健全的。健康不仅是没有疾病或病痛，而是一种躯体上、精神上以及个人社会行为的良好状态，这种良好状态有赖于机体内部结构与功能的协调。

关于疾病，到目前为止人们并没有做出严格意义上的公认定义。经典的英国《不列颠百科全书》中对疾病的定义是："人体在致病因素的影响下，器官组织的形态、功能偏离正常标准的状态。"疾病是机体在内外环境中一定致病因素的作用下，因稳态破坏而产生的内环境紊乱和生命活动障碍。多数疾病是机体对致病因素所引起的损害发生一系列防御性的抗损害反应。内环境的紊乱、损害和抗损害反应，表现为疾病过程中各种复杂的功能、代谢和形态结构的病理性变化，这些变化又可使机体各器官系统之间以及机体与外界环境之间的协调关系产生障碍，从而可以引起各种症状、体征和社会行为的异常，特别是对环境的适应能力和劳动能力的减弱甚至丧失。应当指出，不是所有的疾病都是症状、体征和社会行为的异常。例如，早期的动脉粥样硬化、早期结核病，甚至早期癌症，都可能没有相应症状和体征。这些早期疾病，只有在详细的检查时才会被发现。随着科学的发展，疾病的内涵也在不断地充实。

健康和疾病的界定相对清晰，作为中间状态的亚健康，它的界定也就可以相对清晰地加以确定了。亚健康内涵丰富，外延广泛。亚健康主要包括以下几个状态：首先，没有生物学意义上的疾病（尚未发现躯体构造方面的异常）及可明确的精神或心理障碍；其次，它可以涉及躯体上的不适（如虚弱、疲劳等各种非特异性的，尚找不到可明确的躯体异常，但还够不上疾病，却偏离了健康的状态）；再次，它还涉及精神心理上的不适（够不上精神医学"障碍"等的明确论断），以及社会生存意义上的适应不良。

综上所述，亚健康的范畴可以包括以下几方面：① 是泛指身心上不适应的感觉所反映出来的种种症状，在一段时期内往往难以确诊的状况；② 是某些疾病的临床前期表现，如已有心血管、脑血管、呼吸、消化系统和某些代谢性疾病的症状，而未形成确凿的病理改变；③ 一时难以明确其临床病理意义的"症"，如疲劳、神经衰弱症、忧郁症、更年期症状等；④ 某些重病、慢性病已经临床治愈,现进入恢复期,而表现出的虚弱及种种不适;⑤ 在人体生命周期中,衰老引起的组织结构老化与生理功能减退所出现的虚弱症状。上述方面的共同特点是患者有多种异常表现和体验,而通过常规的物理、化学检查方法不能检出阳性结果,难以做出是否存在疾病的诊断。

亚健康不同于亚临床,尽管亚健康与上游的健康状态和下游的疾病状态有部分重叠,但区分也是明显的。亚临床是有主观检查证据而没有明显临床表现,如当前常见的中老年人亚临床颈动脉硬化,颈动脉超声检查发现有较明显的颈动脉内膜增厚,甚至有斑块形成,而无临床表现;而亚健康状态者虽具有头痛、头晕和胸闷不适主诉,但血管心脏超声及心电图检查中都未发现异常。亚健康也不等于慢性疲劳综合征,慢性疲劳综合征属于临床症状,特征是体虚困乏、易疲劳、失眠、休息质量不高、注意力不易集中,甚至不能正常工作和生活、情绪不稳定、抵抗力差等,但在医院进行全面、系统检查时往往还找不到肯定的病因所在。亚健康至今没有国际统一标准。界定亚健康还应注意同临床功能性疾病和精神心理障碍性疾病及某些疾病的早期诊断状态相区别。

二、成因

目前普遍认为,亚健康状态是由于生理、心理、社会三方面因素导致机体的功能紊乱而致。人具有生物属性和社会属性,其健康不仅受到环境因素影响,而且与社会因素密切相关。因不良环境和社会因素的刺激,导致人体对其内外环境变化的适应能力降低,人体呈现亚健康状态。亚健康的成因主要有以下几个方面。

(一)工作、学习产生的紧张和压力

随着经济发展,社会竞争激烈,知识更新迅速,工作学习负担过重,生活压力过大,人们普遍处于过度工作状态,长期处于高度紧张状态,导致身体的主要器官长期处于不平衡的非正常状态,很容易出现诸如觉得生活没有乐趣、没有幸福满足感、没有目标和追求、疲劳无力、头晕失眠、精力不足等亚健康状态。

研究表明,长时期的紧张和压力对健康有四大危害:一是引发急、慢性应激反应,直接损害心脑血管系统和胃肠系统,造成应激性溃疡和血压升高、心率增快,加快血管硬化进程和心脑血管症状发生;二是引发脑应激性疲劳和认知功能下降;三是破坏生物钟,影响睡眠质量;四是免疫功能下降,导致产生恶性肿瘤和感染机会增加。

(二)不良的生活方式

1. 不合理饮食习惯

目前,普遍存在饮食结构不合理、饮食习惯不健康的情况。由于种种长期养成的不良饮食习惯,如早餐质量过低,甚至不吃早餐,为了减肥而长期节食或有偏食嗜好,长期如此容易导致人体摄入营养不均衡以及引发胃肠疾病。另外,农作物的生长周期缩短,化肥、农药代谢不完全而残留在食物中;加工食品中所含的人工添加剂过多,人工饲养的畜、禽、水产成熟期短、营养成分缺失,也很容易造成许多人体重要的营养元素缺乏、机体代谢功能紊乱。

2. 吸烟酗酒

吸烟是人类头号慢性杀手,吸烟对人类有很大的伤害,烟草含有大量的有害物质,其中的烟碱(即尼古丁)可使血压升高,心率加快,心肌耗氧量增加;3,4-苯并芘、氨基酚、甲基肼、砷、镉等都是致癌物质,长期吸烟会对呼吸系统、循环系统、消化系统、神经系统、泌尿生殖系统等造成广泛的破坏。吸烟不仅仅对吸烟者本人有伤害,它对周围的被动吸烟者也具有同样的伤害,尤其对胎儿、婴幼儿、孕期妇女的伤害更大。

少量饮酒可引起大脑皮质兴奋,促进血液循环。然而如果嗜酒无度,则会损害许多器官,造成全身性损害。现代人视饮酒为习惯,无论是谈生意还是好友聚会,人们都会把饮酒量作为衡量感情深浅的尺度。过量饮酒容易引起人体内酒精含量急剧增高,导致急性酒精中毒,长期酗酒会造成肝脏功能损害、营养不良,还会降低人体对传染病的抵抗能力,导致亚健康。

3. 睡眠不足

睡眠不足可直接导致疲劳及神经-内分泌-免疫系统的异常。睡眠是缓解疲劳的重要方式。现代社会,人们在工作紧张、压力增大的情况下,睡眠时间被工作、学习、社交应酬、上网等活动占用,使得人们很难按固定的作息时间休息。经常违反生物钟的运转规律,睡眠时间逐渐减少,就会影响人体正常的新陈代谢,导致躯体疲劳,体力不支,影响人的心理平衡,降低工作积极性及效率,从而对工作失去兴趣,情感压抑,消极被动。

此外,长时间的伏案工作、过度疲劳、缺乏必要的体育锻炼、乱用保健药品等各种不健康的生活方式,也是导致亚健康状态的因素之一。

(三)环境污染

人生活在自然环境中,与自然环境相依相存。随着人类生活水平的提高,生存环境逐渐恶化,二者之间的矛盾更为突出。森林锐减、土地资源退化、水资源短缺、全球气候变暖、病虫害增加等,对生态环境造成严重破坏。工业废气、机动车尾气、农药污染、意外事故导致有毒物质的泄露等均会造成空气、水源污染;室内建筑、装饰材料、中央空调、杀虫剂等造成的居室内空气的污染。最终,自然环境的破坏,使机体的易感性增加,机体变得脆弱,进而导致人体功能失衡,出现亚健康状态。

(四)精神和心理因素

人类既具有生物学的属性,又具有社会属性和思维属性。人的健康和疾病既受到生理因素的影响,同时也受到社会、心理因素的直接影响。环境、生活、心理等各种刺激会对人体产生影响。突然强烈的刺激,或慢性持久的精神刺激,如果由于超过正常的调节能力范围,就使人很难会保持心情愉悦,反映到机体就会使人体抵抗力下降,这也是现代人亚健康发生率高的一个重要原因。

1. 心理压力过大

在现代经济社会中,各行各业充满竞争。有很多的职业因素和生活事件给人带来巨大的精神压力和心理压力。使健康跌入亚健康的主要职业因素有脑力或体力劳动过重、人际关系紧张、待业、下岗、降级解聘、末位淘汰、晋升晋级受挫、在职学习紧张、期望值高、求职心切或屡屡失败、生意亏损、工作不顺心、工作单调等。引起亚健康的主要生活事件有突发性伤害(如各种天灾人祸)、家庭负担过重、住房紧张、交通拥挤、丧偶、失恋、夫妻感情破裂、婚外恋、离婚、父母子女不和、考试落榜等。对学生来说,课业负担过重,休息、娱乐和体育活动过少,也是不可忽视的因素。

2. 人际关系不良

对每个人来讲,和谐的人际关系是身心健康的保证,良好的朋友资源可满足个人心理安全的需求。社会生活的日益复杂和多变,使人与人之间的情感日益淡漠,情感交流日益缺乏,交往趋于表面化、形式化和物质化,情感受挫的机会增多,对情感生活的信心下降,孤独成了人们在情感方面的突出体验。缺乏亲密的社会关系和友谊,人们就极易陷入焦虑、孤独、自卑、压抑等负面状态,导致亚健康状态。研究表明,缺乏社会支持是导致心理亚健康的一个重要原因。

3. 不良个性因素

个性主要包括能力、气质和性格三个方面。由于生理和环境的不同,每个人的个性特征都有一定差异。这种个性的差异决定了人们面对困难与逆境时所产生的敏感性和耐受性不同。个性决定着人们对紧张源的认知与评价,影响着人们的适应能力,决定着情绪反应的形式。

亚健康的发生,与诸多个性因素有关。由于每个人自我的调控能力和对刺激承受能力等因素的不同,环境、生活、心理等带来的各种刺激会对不同个体产生不同的影响。其中造成的思虑不解和悲观抑郁极易造成人的适应性下降及功能失调。低兴奋、高怀疑、高紧张、高忧虑的人遇到精神刺激时,容易产生心理障碍。人们往往感到情绪低落而且不稳定,记忆力减退,注意力不能集中,想象力贫乏,反应迟钝,遇事很容易生气,有时甚至近似于神经质。不良个性因素往往导致人们不能很好地适应环境。

4. 不良心理因素

随着医学模式由单纯的生物医学模式向"生物-心理-社会"医学模式的转变,人们对心理问题越来越关心;社会在前进,经济在发展,压力骤增,挑战加重,人类已进入情绪负重的非常时代,心理因素对人体健康的影响越来越深入,也越来越复杂。心理问题是亚健康的重要内容之一,不妥善处理就会发展为心理障碍和心理疾病。而心理问题又是诱发亚健康状态的重要因素。例如浮躁心理,浮躁的人一般做事无恒心、见异思迁、不安分、盲目冒险、以自我为中心、脾气大、急功近利、容易冲动。其他心理因素,如自私、嫉妒、孤独、虚荣、贪婪、吝啬、自闭、空虚、病态怀旧、逆反等不良心理因素,都可造成相当一部分人处于亚健康状态。

三、分布规律

(一)国内研究概况

亚健康状态的发生具有以下特征:发生率高,无器质性病变,属功能性改变,症状表现多种多样,呈慢性发展,若不及时防治可发展为器质性病变。根据亚健康的发生特点,可以归纳为地域特征、年龄特征、性别特征、职业特征等,分别介绍如下。

1. 地域特征

据统计资料显示,我国约有 15% 的人是健康的,15% 的人处于疾病状态,70% 的人呈亚健康状态,亚健康人数超过 9 亿。据全国 16 个省、直辖市辖区内各百万人口以上的城市调查发现,平均亚健康状态发生率是 64.00%,其中北京是 75.31%,上海是 73.49%,广东是 73.41%,经济发达地区的亚健康状态率明显高于其他地区,发生年龄主要在 35～60 岁,女性发生率比男性高。专家们分析,这主要是由于经济较发达的省市生活节奏较快,人们长期处于竞争激烈、超负荷运转的紧张状态中,很容易形成亚健康状态。

2. 年龄特征

在现代社会中,人们工作和生活的紧张和快节奏使得处于亚健康状态的人越来越多,而且科学文化的进步也使得人们越来越注意到了亚健康的存在。有研究显示,亚健康人群平均年龄为(43.41±5.6)岁。各年龄段中35～39岁年龄段人数最多,占29.9%;其次为45～49岁,占26.8%;40～44岁,占26.6%;50～55岁年龄段人数相对较少,占16.8%。

据调查,我国在40岁以上的人群中,亚健康的比例陡增,中年人群中处于亚健康状态的比例高于其他人群。主要由于中年人肩负着学习、工作、生活三重压力,常会使其体质下降。这个年龄阶段的人长期处于超负荷运转状态,在单位是骨干,家中有老有小,心理压力大,身体功能开始降低,容易呈现亚健康状态。60岁以上老年人由于生理功能的减弱、退休以后的失落感和寂寞心态等因素,其亚健康状况也不容忽视。

亚健康状态在大学生中表现得最为突出,最为普遍。对广州市5所高校的1712名本科生进行抽样调查,发现有60%以上的大学生处于亚健康状态,主要表现为注意力、免疫力、学习效率下降,易疲劳和消化系统等方面的心理和身体症状,表明大学生群体中的亚健康状态是一个比较普遍且不容忽视的重要健康问题。对南宁市两所高校二、三年级500名大学生亚健康状态的调查显示,真正健康的仅占7%,健康已敲响警钟的占14%,应坐下来认真反思自己的生活状态、加强锻炼和注重饮食营养合理搭配的占61%,应抽出时间看医生并需要全面调整一下自己身心的占18%。对郑州市2005名大学生进行的亚健康状态调查结果显示,亚健康发生率为62.44%。这些调查结果表明,大学生出现亚健康状态已经相当普遍,亚健康的存在已严重影响学生的身心健康。影响大学生亚健康状态的主要因素有学习环境及心理因素、生活事件、生活方式、社会因素、学校教育因素、自然因素、家族因素、就业压力等。

3. 性别特征

有学者采取随机抽样的方法在北方地区进行亚健康状态的调查,共调查5000人,其中男性4284人,女性302人。结果显示,北方地区亚健康状态发生率为21.3%,其中男性880人(20.5%),女性97人(32.1%)。武汉市某小区居民的亚健康状况调查显示,本次调查亚健康的发生率为79.64%,其中男性的亚健康状态较女性出现的少。对不同性别亚健康状态者症状问卷调查,男性亚健康状态排在前10位的症状为:怕热、怕冷、疲乏、自汗、记忆力差、咽干、入睡难、饭后困倦、易怒、眼干;女性为:怕冷、怕热、疲乏、身痛、记忆力差、眼干、咽干、便干、头昏沉、眼酸胀。

4. 职业特征

在职业和地域分布中,亚健康发生率较高的是白领阶层,如媒体工作者、干部、教师、工程技术人员、企业经营人员、大学生、军人、医生、驾驶员等,并且经济发达地区高于经济落后地区,沿海城市高于内地城市。特别是白领阶层人士,由于岗位的激烈竞争,工作繁忙和生活节奏的加快,再加上对健康没有正确的认识,对威胁自己健康的因素缺乏应有的警惕,容易造成生理与心理的双重疲劳。在北京中关村地区,这个科技精英汇集之地,知识分子的人均寿命只有 53.4 岁,比该地区的平均寿命少 20 岁左右。据统计,1994 年上海地区科技人员平均死亡年龄为 67 岁,比全市各类职业人群早死 3.26 年,其中 15.6% 发生在 35~54 岁。

研究显示,山东泰安市城区中小学教师亚健康状况的发生率为 65.8%,其中高中教师为 73.5%,初中教师为 66.2%,小学教师为 45.2%。2002 年广东省 19 所高校近万名教职工的健康状况调查显示,有 10.4% 的人处于健康状态,20.42% 的人处于各种疾病状态,69.17% 的人处于亚健康状态,其中又有 1/3 的人处于重度亚健康状态,而 30~40 岁又是高校教师的亚健康危险年龄段。

另有研究结果显示,教师、学生、医务工作者、编辑、工程师等从事脑力劳动人员的亚健康发生率明显高于其他人员。亚健康的发生率在知识分子人群中高达 70%,与职业有一定关系。本调查显示,从事脑力劳动为主的亚健康者的心理症状也比较严重,在对他们进行亚健康防治时,要重视心理方面的干预措施。亚健康人群流行病学调查显示,各职业中以行政人员最多,为 43.1%,其次为工人 16.5%。工人、企事业人员被调查者中男性较多,而教师、商业人员、医务人员被调查者中女性较多。工人、教师及医务人员中 45~49 岁年龄段人数较多,科技、商业人员中 35~39 岁年龄段人数较多,行政人员中 45 岁以下年龄段人数较多。

(二)国外研究现状

亚健康状态在经济发达、社会竞争激烈的国家和地区中普遍存在,人数一直呈逐年递增的趋势,成为国际医学界研究的热点之一。据世界卫生组织统计,全球有 35%~50% 的人处于"亚健康"状态,特别是中年男性,由于处于最辛苦劳累的年龄段,其发生率高达 60%~70%。最近世界卫生组织的一项全球调查结果显示,全世界真正健康者占 5%,需找医生诊病者占

20％,剩下的 75％ 就是属于亚健康者,且处于亚健康状态者年龄在 20～45 岁。

据统计,美国每年有 600 万人被怀疑处于亚健康状态,年龄多在 20～45 岁,有 14％ 的成年男性和 20％ 的成年女性表现有明显的疲劳,其中 1/8 发展为慢性疲劳综合征。英国调查表明,大约 20％ 的男性和 25％ 的女性总感觉到疲劳。目前,慢性疲劳综合征的发病人数呈逐年增加的趋势,美国的发病人群多为社会经济地位较高的年轻白领。日本国立公共卫生院最近在政府支持下进行了一次有史以来规模最大的有关疲劳的专题调查研究,在日本 5000 余名 15～65 岁人士中,表示正感到非常疲劳的竟高达 60％。另一项对 13 万名在职员工的调查显示,"上班族"的疲劳感似乎更强烈,72％ 的人自称一上班就觉得十分疲劳;75％ 的人常感到精力不支或头疼头晕。目前,日本的自杀率、离婚率和暴力犯罪数量居高不下,这与国民普遍又持续的亚健康状态息息相关。

四、临床表现

亚健康状态的范围很广,躯体上、心理上、社会适应上的不适感,在相当长时期内难以确诊是哪种疾病,均可概括其中。可见,亚健康状态的表现以主观感受为主,错综复杂,主诉症状可以多种多样且多不固定,具有普遍性和严重性;具有不被个人所意识、不被社会所承认、不为医学所确诊的隐匿性和潜伏性;具有既可向疾病发展,又可向健康逆转的双向性和可逆性。从预防医学、临床医学,以及精神、心理医学、社会医学的临床实际工作及国内外医务工作中发现,处于这种状态的人口数量是相当可观的。通过这些表现,我们总结亚健康有以下几个特点。

（一）亚健康的特点

（1）发病率高,可导致各种慢性疾病。

（2）无确定病因或病因不明。

（3）机体身心轻度失调状态的一组临床症状。

（4）临床特点为"一多三少"。一多指疲劳多,三少即三种减退（活力减退、反应能力减退和适应能力减退）。

（5）无器质性病变,属功能性改变。

（6）临床上无疾病诊断依据。

（7）呈慢性发病及发展。

（8）若及时干预可逆转为健康状态。

（9）若不及时防治，可发展为疾病。

（二）亚健康的症状

1. 亚健康症状的频率分布

目前一项对亚健康人群的问卷调查显示发生频率及均数较高的症状包括：疲劳 78.67％，睡眠质量不好 73.36％，记事困难 59.9％，咽干 59.03％，头昏沉 58.59％，眼睛干涩 58.26％，眼睛酸胀 57.77％，疼痛 56.35％，早醒 52.74％，入睡困难 52.52％，易怒 51.75％等。

专家对大学生亚健康症状进行调查分析得到：在 48 种表现中，排在前 8 位的为：感到疲乏 74.55％，眼睛酸胀 49.50％，眼睛干涩 48.22％，颈椎不适 44.06％，无充沛精力应对 41.49％，难以集中注意力 40.69％，入睡困难 40.59％，反应能力下降 40.1％。

王红玉等通过对符合亚健康状态诊断参考标准的 378 份调查问卷中的 40 项症状进行频数分析和聚类分析，结果显示：怕热、怕冷、疲劳、神疲、早醒为核心症状；目涩、眼胀痛、健忘、咽干、易怒、困倦、入睡困难、自汗、头昏、思睡、身痛为亚健康状态的常见症状。

于春泉等的研究表明亚健康临床常见表现有：疲倦乏力、失眠、咽干、大便异常、腹胀、食欲缺乏、健忘、腰背酸痛、手脚发凉、眼涩、眼胀、头痛、头晕、耳鸣、手脚心热、夜尿频数、脱发、性欲减退、胸闷、气短、心慌、易汗出、易感冒、精神不振、情绪低落、急躁易怒、空虚、时常叹气、反应迟钝、交往频率低下、工作效率低下、人际关系紧张、苦闷等。

汤仕忠等采用症状自评量表（SCL－90）对 248 例亚健康者进行了心理健康状态的测定，结果显示 SCL－90 影响因子排序前 6 位的是忧郁、躯体化、焦虑、精神病性、偏执、人际关系敏感。

在客观指标方面，王静等对 247 份亚健康状态职员的血液流变学及相关指标的变化进行了检测。资料显示，处于亚健康状态职员的全血黏度、血浆黏度、血细胞比容、全血还原黏度与参考值比较明显增高，其中血浆黏度升高率为 79.7％，血细胞比容增高率为 68.4％。熊俊浩等应用功能磁共振成像技术对焦虑倾向亚健康人群脑区进行了研究，结果表明，焦虑组患者左视觉联络区、右视觉联络区、右额眶区和左下角后区 4 个区域的 ReHo 值均明显低于健康对照组，而左颞极区、右下额叶皮层、中脑、左体感皮层和右体感皮层 5 个区域的 ReHo 值均明显高于健康对照组。

罗仁等研究显示：疲倦乏力、头晕、头痛、容易感冒、腰背酸痛、怕热、记忆力差、失眠多梦、容易出汗、情绪低落、时常叹气、急躁易怒、注意力差、工作效率低下、交往频率低下、人际关系紧张、难以承担相应的社会角色等为普通人群亚健康的常见症状。同时对广州市某医院职工亚健康临床症状分析发现，出现频率为40％以上的症状有疲倦乏力、手脚发凉；出现频率为30％以上的症状有腰背酸痛、咽干、健忘、脱发、失眠、急躁易怒；出现频率为20％以上的症状有容易感冒、眼涩、情绪低落、恶风怕冷、眼胀、时常叹气、腿膝酸软、大便干结、头晕、注意力差、情绪不稳、精神紧张、动辄汗出、精神不振；出现频率为20％以下的症状较多，如焦虑、交往频率下降、性欲减退、怕热、心慌、口苦、眼花、腹胀、少气懒言、疑病感、空虚寂寞、孤独感、腹痛等。因此，亚健康在临床上的主要表现如下：① 疲劳；② 失眠；③ 健忘；④ 食欲缺乏；⑤ 烦躁不安；⑥ 抑郁或消沉或焦虑不安；⑦ 头晕、心悸、气短；⑧ 大小便异常；⑨ 性欲低下；⑩ 免疫功能下降。

2. 亚健康症状的人群分布

一项6975例亚健康人群调查中对中国八省市居民亚健康状态的职业特征分析比较，亚健康状态《亚健康自评量表》总得分最高的是工人；躯体表现领域得分最高的是工人；心理领域根据《亚健康自评量表》学生得分最高；社会适应领域得分最高的是工人。疲劳、消化失调等20个方面的亚健康状态的职业特征归纳如下：其中，疲劳主要见于专业人士、其他职业；消化失调主要见于管理、服务人员；睡眠失调主要见于工人、农民；功能失调各职业间无差异；免疫力失调主要见于农民、学生；易过敏主要见于学生、工人；早期衰老主要见于工人、农民；疼痛主要见于农民、工人；易便秘主要见于农民、服务人员；抑郁倾向、焦虑倾向均主要见于学生、专业人士；学习记忆力下降主要见于农民、工人；安全感下降主要见于工人、服务人员；自信心下降主要见于工人、学生；自我实现不足主要见于工人、服务人员；社会支持不足主要见于服务人员、工人；性生活失调主要见于农民、工人。

周素华等对湖北省高级知识分子的常见身心亚健康症状进行了调查，结果显示高级知识分子的健康现状不容乐观，躯体、心理症状发生率较高，身体症状中占首位的为精力不支，其次为腰酸腿疼；心理症状中占首位的为记忆力减退，其次为健忘；这些症状的出现可能是因为高级知识分子长期从事脑力劳动、竞争意识强、精神负担重、工作压力大等原因，也有研究表明跟身体功能的减退有关。

另外一项不同性别亚健康人群差异分析显示，男、女躯体症状和心理症状的表现差异均有统计学意义。男性与女性比较，免疫力低下，易患感冒或感冒不易痊愈；女性较男性易感到疲劳，消化系统不适，睡眠差，自主神经失调，容易发生过敏，衰老明显，常有各种疼痛不适的感觉，排便困难，常需借助药物；女性较男性更易产生抑郁、焦虑情绪、记忆力下降、压力大等症状。

（三）亚健康的临床分类

1. 三分法

即躯体亚健康、心理亚健康、社会亚健康。此分类方法为最为普遍的分类方法，并于 2006 年纳入《亚健康中医临床指南》。

（1）躯体亚健康：以疲劳，或睡眠紊乱，或疼痛等躯体症状表现为主。主要表现如下：疲劳、疲倦、乏力，休息后不能缓解，头晕、头痛、眼睛干涩、眼睛酸胀、咽干、容易感冒、腰背酸痛、怕热、记忆力差、失眠多梦、容易出汗、活力减退、反应能力减退、适应能力减退、睡眠不好、胃肠不适等，其中以疲劳为最常见症状，女性特有症状中以痛经最多，乳房胀痛也很多见。英国的一项前瞻性调查研究表明，30.3％的英国成年人感到疲劳，其中约 1.1％为慢性疲劳，0.5％为慢性疲劳综合征。荷兰有学者随机在 5 家综合医院抽取 4 741 名成年人，在参与调查的 2 447 名成年人中有 57％的人感觉到疲劳，40％的人感到头痛，39％的人感到背疼。

（2）心理亚健康：以抑郁寡欢，或焦躁不安、急躁易怒，或恐惧胆怯，或短期记忆力下降、注意力不能集中等精神心理症状表现为主的状态，以情绪低落、时常叹气、急躁易怒、注意力差、焦虑、抑郁等为核心症状，情绪不稳、精神不振、精神紧张、孤独、空虚寂寞、焦虑等出现频率亦较高。

（3）社会亚健康：以人际交往频率减低，或人际关系紧张等社会适应能力下降表现为主的状态。以工作效率低下、交往频率低下、人际关系紧张、难以承担相应的社会角色、社会适应能力差和人际关系不稳定等较常见；逃避现实、意志脆弱、苦闷、压抑、交往困难也很常见。

2. 四分法

除上述三类分类方法，还加上道德亚健康状态。

道德亚健康的主要表现：在世界观、价值观上存在着不利于自己、不利于社会的偏差，导致行为的偏差、失范和越轨，从而使人产生一种内心深处的不安、沮丧和自我评价降低，影响人的正确判断和决策，影响人的创造性的有效发挥，损害人的生存质量。

3. 六分法

孙涛等在 Gordon 博士的功能性健康形态的基础上，参考"NANDA 护理诊断分类系统Ⅱ"与《健康评估》，提出对亚健康者的不适表现进行亚健康形态判定，体现"亚健康者—环境"的互动，创立了亚健康的"三位一体"分级分类判定方法：

（1）活动-休息型亚健康：指个体在活动运动、睡眠休息、能量平衡、心肺-血管性反应方面的亚健康状态。常见表现包括：虚弱、疲劳、精力不足、易患感冒、关节疼痛、肌肉酸痛、颈肩僵硬、失眠、早醒、多梦、困倦、起立时眼发黑、心慌、心悸、畏寒、手足发凉、头昏沉、偏头痛等。出现这类型态的亚健康，可能通过适量运动、充足的睡眠、规律的起居、适当地补充营养来进行调节。中医常见以肺脾气虚、肝郁脾虚、心脾两虚、肝肾阴虚证为主，兼见脾肾阳虚、肝郁化火、气滞血瘀等证，中医体质常见气虚质、阳虚质、阴虚质、血瘀质等体质。

（2）营养-代谢型亚健康：指个体在吞咽、消化、吸收、代谢方面的亚健康状态。常见表现包括：食欲缺乏、体重减轻、体重超标、易患感冒、大便中含有不消化的食物、口臭、呃逆、恶心、泛酸、腹胀、咽干、口渴、眼睛干涩、皮肤干燥、皮肤瘙痒等。出现这类型态的亚健康，可通过合理膳食、适量运动、均衡营养来进行调节。中医常见肝郁脾虚、脾虚湿阻、脾胃虚弱证为主，兼见肺胃阴虚、肺气不足等证，中医体质常见气虚质、湿热质、痰湿质、阴虚质等体质。

（3）排泄型亚健康：指个体在排尿、排便、排汗、气体交换方面的亚健康状态。常见表现包括：尿频、尿急、尿无力、尿余沥、腹泻、便秘、大便时干时稀、大便先干后稀、多汗、无汗、盗汗、皮疹、脱发、咽干，咽痛、咽喉异物感、咳痰、气短、少气懒言、胸闷等。出现这类型态的亚健康，可通过合理膳食、规律生活、适量运动来进行调节。中医常见以肾气虚、肝郁脾虚、湿热内蕴证为主，兼见肺气虚、痰湿蕴肺等证，中医体质常见气虚质、气郁质、湿热质等体质。

（4）感知型亚健康：指个体在视觉、听觉、味觉、痛觉、平衡觉等各种感觉方面的亚健康状态。常见表现包括：视力下降、耳鸣、颅鸣、听力减退、口中异味、疼痛、眩晕等。出现这类型态的亚健康，可以通过适量运动、合理膳食、充足睡眠来进行调节。中医常见以肝肾阴虚证为主，兼见气血两虚、肝阳上亢等证，中医体质常见气郁质、气虚质、血虚质、阴虚质等体质。

（5）性-生殖型亚健康：指个体在性特征、性功能、生殖方面的亚健康状态。常见表现包括：性功能异常、腰痛、腰膝酸软、月经不调、遗精、白带增多等。出现这类型态的亚健康，可以通过适量运动、戒烟限酒、充足睡眠、合理膳食、增加沟通、心理咨询来进行调节。中医常见以肾气虚、肝气郁结证为主，兼见肾阳虚、气血不调等证，中医体质常见气虚质、阳虚质、气郁质等体质。

（6）认知-应对-关系型亚健康：指个体在注意力、认知、沟通、自我感知、自尊、创伤后反应、应对反应、家庭关系、角色履行方面的亚健康状态。常见表现包括：注意力不集中、健忘、反应迟钝、孤独、自卑、精神压力大、紧张、恐惧、焦虑、抑郁、角色错位，对工作、学习、生活环境难以适应、人际交往频率减低、人际关系紧张等。出现这类型态的亚健康，可以通过合理宣泄、代偿转移、增加沟通、心理咨询、心理治疗来进行调节。中医常见以肝气郁结、心肾不交证为主，兼见心胆气虚、肝胆火旺等证，中医体质常见气郁质、气虚质、阴虚质、湿热质等体质。

4. 七分法

早在 2007 年，南方医科大学亚健康状态研究项目组就已经对广东省珠三角地区 6 110 例不同人群的亚健康状态流行病学调查数据进行统计分析，根据亚健康状态的临床表现，将亚健康状态分为疲劳型、眼涩咽干型、二便异常型、月经不调型、社会型、心理型及体质型共七种型，并创造性地提出了亚健康状态的辨证论治体系及亚健康状态的三级干预方案。

（1）疲劳型亚健康：本类型亚健康状态，以精神不振、疲倦乏力为主要临床表现，伴随症状常见有胸闷气短心悸、少气懒言、情绪低落、食欲不振、腹痛腹胀、腰背酸痛、腿膝酸软、手足麻木、头痛、头重、头晕、脱发、耳鸣、眼花等。根据亚健康状态流行病学调查统计数据，本类型亚健康在各类型人群中的现患率无明显差异，体力与脑力劳动的过度消耗、心理压力及社会关系的紧张等因素都可以导致疲劳型亚健康的发生。可以说疲劳是亚健康状态中最典型、最常见的症状。疲劳虽不等于亚健康，但如能解决疲劳问题就解决了亚健康的主要问题。研究亚健康从疲劳入手是正确的途径。

（2）眼涩咽干型亚健康：本类型亚健康状态，以眼睛干涩、眼睛酸胀、口苦、咽干为主要临床表现，常见的伴随症状有视物模糊、眼睛容易疲劳、饮多或不喜饮等。本类型亚健康多见于经常使用电脑的人群，如企业办公室工作人员、大学生或政府公务员等。本类型亚健康与电脑的使用时间有着密切联系，长期对着电脑工作、过度用眼、电磁辐射等因素对本类型亚健康影响较大。

（3）二便异常型亚健康：本类型亚健康，以大便干结、稀溏或黏滞难解、小便短赤或清稀为主要临床表现，常见伴随症状有小便频数或涩少、小便余沥、小便涩痛、夜尿频数，大便时肛门灼热、肛门坠胀等。本类型亚健康多见于中老年亚健康状态人群，与中老年人的脾胃功能不良以及气阴两虚等因素相关。

（4）月经不调型亚健康：本类型亚健康常见临床表现有痛经、经期异常、月经量多或量少、白带过多、乳房胀痛等。现代女性随着社会地位的提高，所承受的来自工作、家庭和社会等各方面的压力也越来越大。长期的压力应激会导致女性机体的神经内分泌系统功能异常，从而出现本类型的亚健康状态。

（5）社会适应不良型亚健康：本类型亚健康状态以工作效率低下、交往频率下降、人际关系紧张、难以承担相应的社会角色等为主要临床表现，可伴随注意力差、反应迟钝、记忆力差等症状。根据亚健康状态的流行病学调查数据，本类型的亚健康状态与受教育程度有着一定的关系。受教育程度比较低的情况下，由于处理社会交往中的各种关系及问题的能力不足，比较容易出现社会适应不良的现象。

（6）心理失衡型亚健康：本类型亚健康常见的临床表现有精神紧张、情绪不稳、急躁易怒、焦虑、压抑、恐惧感、疑病感、空虚寂寞、苦闷、孤独感、悲观失望等症状。本类型亚健康与家庭不良环境、成长中发生了重大事件或工作中受到重大的刺激等因素有关。

（7）体质禀赋不足型亚健康：本类型亚健康常见的临床表现有容易出汗、盗汗、手脚心热、怕热、容易感冒、恶风怕冷、手脚发凉等症状。本类型亚健康人群的亚健康临床表现大多长期存在，是由于先天禀赋不足引起的体质型亚健康表现。

5. 亚健康阶段性分类

陈国元提出"亚健康"状态分为 3 个阶段：① 轻度身心失调：以疲乏无力、失眠、纳差、情绪不稳等为其主要表现。②"潜临床"状态：潜伏者有向某些疾病发展的倾向，其表现比较复杂，临床检查发现有接近临界水平的高血压、高脂血症、高血糖和免疫力低下。③"前临床"状态：是指已经患病，但症状不明显，医师尚未明确诊断，未开始治疗的状态。

五、判定标准

中华中医药学会亚健康专业委员会制定了《亚健康的中医临床研究指导原则（试行）》，亚健康的判断标准为：① 持续 3 个月以上反复出现的以疲劳为主要表现的不适状态或适应能力显著减退，但能维持正常工作；② 无重大器官器质性疾病及精神心理疾病；③ 尽管具有明确的非重大器官器质性疾病或精神心理疾病诊断，但无须用药维持，且与目前不适状态或适应能力的减退无因果联系。《亚健康临床指南》中制定的亚健康诊断标准为：① 以疲劳，或睡眠紊乱，或疼痛等躯体症状表现为主（躯体性亚健康）；② 以抑郁寡欢，或焦躁不安、急躁易怒，或恐惧胆怯，或短期记忆力下降、注意力不能集中等精神心理症状表现为主（心理性亚健康）；③ 以人际交往频率降低，或人际关系紧张等社会适应能力下降表现为主(社会交往亚健康状态)。上述3条中的任何一条持续发作3个月以上,并且经系统检查排除可能导致上述表现的疾病者,目前可以分别被判断为处于躯体亚健康、心理亚健康、社会亚健康。临床上,上述三种亚健康表现常常相兼出现。广东省中医药学会亚健康专业委员会的亚健康诊断参考标准为:① 已经出现各种不适症状,持续或反复出现3个月以上,但诊断疾病无依据;② 无重要的躯体及精神心理疾病,或原有疾病相关检查指标的改变与现有的临床表现无明显内在联系;③ 尽管患有不明确的非重大躯体或精神心理疾病,但无须用药维持;④ 具有以疲劳为主的各种躯体不适症状;⑤ 具有急躁、焦虑、抑郁、恐惧等心理不适症状;⑥ 具有人际交往频率下降、人际关系紧张等社会适应能力下降症状。诊断时,具备前三项可诊断为亚健康状态,加上后三项的任一项即可判断亚健康状态的类型。

六、转归与预后

亚健康状态是动态变化的,它极不稳定,易于转化,不会永远停留在原有的状态中,随时可以由亚健康状态向健康状态恢复,或由亚健康状态向疾病状态恶化,究竟向哪一个方面转化,就要看人体自身采取的措施和自身的免疫水平。向疾病转化是亚健康状态的自发过程,尽管有的疾病比较轻微,尚没有对生命形成危害。而向健康转化则需要采取适当的防范措施,如加强自我保健、合理调整膳食结构、加强锻炼、增强体质、中药调理等措施。本节主要介绍影响亚健康转归的因素及其预后。

1. 潜病态与前病态

亚健康状态中,有两种情况特别要引起重视,一种是潜病态;另一种是前病态。潜病态是指人体内已有潜在的病理信息,但尚未出现临床表现,查不出器质性病变。长期以来,人们对潜病态的病理信息,不易或未能识别。现在已经开始有多种手段可以加以识别,然后,采取必要措施将疾病消灭在萌芽状态。前病态是说临床上已经达到一定的指标,但仍不能最后确诊患病。亚健康是动态变化的,它不会永远停留在原有的状态中,或者向疾病状态转化,这是自发的;或者向健康状态转化。对亚健康不加重视,它就会发展成为疾病。如能科学地对待亚健康,针对引起亚健康可能的原因,采取适当的措施,就有可能从亚健康中走出来。

2. 亚健康的转归

亚健康的转归大体有以下两种情况:一是恢复。身体素质较好,发现问题及时,工作生活中又比较注意休息,饮食起居能够科学合理地安排,发现身体出现不适症状能够及时调控,在这种情况下,亚健康就可能会向健康方面转化。二是恶化。身体虚弱,长期处在紧张焦虑的工作生活状态之中,身体出现不适,发现报警信号,但是没有引起足够的重视,或虽然开始很重视,经医院进行全面健康体检,但体检结果未发现异常,于是放松警惕,任其自由发展,积劳成疾,轻者大病一场,元气大伤,严重者甚至出现"过劳死"。

3. 亚健康与衰老

衰老是机体生命过程中的必然规律,随着年龄的增长,机体产生一系列生理学和形态学的变化,导致对内外环境的适应性逐渐降低,这种机体不断老化的结果即是衰老。大抵衰老分为生理性和病理性两类:生理性衰老是指人体成熟期以后所出现的生理性退行性改变,病理性衰老则是因病理因素而加速了衰老的进程。

亚健康是介于健康与疾病之间的一种生理功能低下的状态,衰老与亚健康状态之间有十分密切的联系,严格地说,生理性衰老的人其生理质量是处于亚健康状态的,而病理性衰老则不在此列。由于生理性衰老与亚健康状态在生理和代谢过程中都有功能低下的特点,所以从某种意义上讲,生理性衰老的人即为亚健康状态。而亚健康状态者如不引起重视,并及时调整使之恢复健康,则必然会加速其衰老的过程。

4. 亚健康与"过劳死"

近年来,教授、高级教师、企业高管人员等知识分子死于"过度疲劳"的情况屡有发生。疲劳有健康性疲劳、亚健康性疲劳及慢性疲劳综合征的不同发展阶段。疲劳发生的第一阶段表现为生理性疲劳;第二阶段呈现亚健康性疲劳的次临床状态;第三阶段发展为慢性疲劳综合征,形成多种慢性衰弱征象的疾病性疲劳。亚健康性疲劳,也被认为是生理性疲劳(体力性疲劳)和疾病性疲劳(疲劳综合征)的中间状态,这种状态的进一步发展,必将导致慢性疲劳综合征形成疾病性疲劳。疲劳不仅损害机体的健康,导致疾病,而且能使机体早衰,缩短人的正常寿命。

"过劳死"这个名词来源于日语的"过劳死",反映了日本人对工作的狂热性格。2002年12月,日本公布了雇员保障心血管疾病的赔付标准,首次将"过劳死"与慢性疲劳和心血管疾病的发作联系起来。慢性疲劳是慢性疲劳综合征的前奏,"过劳死"就是在慢性疲劳状态的人群不及早采取措施消除疲劳,将因过劳而提前结束生命。

中国社科院出版社出版的2006年人才蓝皮书《中国人才发展报告》中的一份追踪了10年的"知识分子调查"显示,北京知识分子的平均寿命与10年前相比下降了5岁,"强大的就业压力,工作回报过低与潜在价值观的矛盾导致中国人才不断透支生命"。并称"在这个年龄层次,是具有高血压、高脂血症、高血糖等疾病发生的危险时期;而这一时期有基础疾病的人群只要有过度疲劳等诱因,就容易发生猝死等严重后果。"疲劳是 21 世纪人类健康的头号大敌,是潜伏在人体内部的"隐形杀手",它以积劳成疾的"慢性自杀"方式迫使机体向疾病、死亡迈进。

职业过度疲劳往往发生在职场中的精英阶层,由于工作时间过长、心理压力过大导致身心疲惫。过度疲劳危害生命主要体现在以下几个方面:过度疲劳使很多中老年高发疾病提前发生,发病率增加;过度疲劳可能加快原有疾病的发展进程,快速导致多脏器功能衰竭,猝死率明显增加。

第三节 / 中医与亚健康

近年来,随着社会生活节奏的加快,人们的饮食不规律、生活节律紊乱、睡眠不足、过度疲劳、缺乏锻炼、吸烟饮酒等不良习惯的影响,亚健康人群不断扩大,并呈年轻化的趋势。亚健康状态的研究,已经成为广大医药学者普遍关注的问题。亚健康状态,在中医学中称"疾"或"小病",是身体已经出现了阴阳、气血、脏腑、营卫的失衡状态。亚健康可见于中医学的郁证、心悸、胸痹、不寐、头痛、眩晕、虚劳等病症中,多属于诸多杂病范畴。运用中医学辨证论治的理论和方法,特别是结合中医形神学说、体质学说进行研究,将有助于正确认识及准确防治亚健康状态,为中医学术发展拓展新的空间。

一、中医对亚健康认识

（一）中医对亚健康病因病机的认识

亚健康状态主要表现为躯体、心理上的不适感觉,中医认为其原因主要为:七情内伤、气机紊乱、脏腑气血阴阳失调;其次为饮食不节、劳逸损伤所致,涉及心、肝、脾(胃)、肾等脏器。此外,外感六淫邪毒(如环境污染)和不良生活方式亦是病因之一。

1. 情志失调

七情即喜、怒、忧、思、悲、恐、惊七种情感或心情。这些情感如果在正常范围内波动不会对人体健康产生大影响,但七情持久过激或情绪低落就会导致脏腑气血功能失常。如大怒伤肝,喜极伤心,思虑伤脾,忧伤肺气,惊恐伤肾。中医所称的七情内伤中以伤及心肝脾居多,临床主要表现为精神萎靡、疲乏无力;失眠健忘、心烦易怒;哭笑无常,狂妄躁动;胸胁胀闷、心下痞满、脘腹胀满、不欲饮食等,可见情志波动异常是亚健康形成的主要原因。

2. 饮食不当

人的生命活动与饮食密不可分,饮食是人体的能量来源,同时也是摄取营养、维持人体生命活动所不可缺少的物质。饮食不节将损伤脾胃,导致脾胃功能失常,出现脘腹胀满、嗳腐泛酸、厌食吐泻等现象。中医学认为脾主升、胃主降,脾胃为气机升降的枢纽,脾胃损伤则影响气机的运行,使机体处于亚健康状态,可进一步导致阴阳失调,损伤正气,机体进入疾病状态。

3. 过度劳逸

劳逸因素主要指过度劳逸损伤,包括过度劳累和过度安逸两个方面。正常的劳动和体育锻炼有利于气血流通,体质增强;必要的休息可以消除疲劳,恢复体力,增强抵抗力。但劳逸过度消耗人体精气过多,导致人体气血失调,机体进入亚健康状态。过劳,即过度劳力或过度劳神,由此而引起心悸、健忘、失眠、纳呆、腹胀等。过逸,即过度安闲,不参加劳动,也不运动。人体每天保持适量运动,气血才能畅通。若过度安逸,易使气血不畅,脾胃功能减弱,出现乏力、精神不振、肢体软弱。

4. 不良生活方式

中医认为饮食有节,起居有常,不妄作劳,才能形与神俱,而尽其天年。但是,由于吃睡无规律,时常困顿;长期吸烟,伤及肺阴;大量酗酒,损及肝脾;过多摄入高脂肪、高热量饮食,夜生活过度,生物钟不规律等,使人体营养失衡,阴阳失调。我国公布的前三大死亡疾病(心血管病、脑血管病、恶性肿瘤)的发生均与不良的生活和行为习惯密切相关。

5. 环境因素

环境与人的健康密切相关,环境包括内环境和外环境。外环境,主要指生活、工作环境,包括气候变化、地理特点、环境卫生等。内环境,主要是指人体本身的正气(即抵抗力)。人类生活水平的提高和生存环境恶化之间的矛盾日益突出,特别是气候异常更容易破坏人体正常生理功能,产生亚健康状态,另外生活环境的恶劣,不仅影响生活情趣,还能导致疾病的增加。在内环境中,抵抗力取决于正气的强弱。体质壮实,则脏腑功能活动旺盛,精、气、血等正气充足,抗病力强,邪气难于入侵;体质虚弱,则脏腑功能减退,正气不足,抗病力衰弱,邪气易于入侵,触及内脏,从而发生亚健康状态,甚至成疾。

(二)亚健康常见中医证候

近些年,中医药在防治亚健康研究方面加大了力度,取得了长足进步,由于研究者选择"研究对象"不同,其证候类别差异较大,临床专家辨证分型大多在3～10型,涉及证候类别达36种之多;应用问卷和量表对文献研究、社区亚健康人群调查以及医院体检筛选,其证候类别差异较大,少则只有几种证候,多则达100多个。2006年中华中医药学会发布的《亚健康中医临床指南》中列出了亚健康常见的八种证型,为大家所认可,介绍如下。

1. 肝气郁结型

临床表现多见胁痛、胸闷、脘胀,嗳气,急躁易怒,咽喉部异物感,妇女月经不调,痛经,舌苔薄白,脉弦。

2. 肝郁脾虚型

临床表现有胸胁满闷,善太息,周身窜痛不适,时发时止,情绪低落和急躁易怒,咽喉部异物感,周身倦怠,神疲乏力,食欲不振,脘腹胀满,便溏不爽,或大便秘结,舌淡红或黯,苔白或腻,脉弦细或弦缓。

3. 心脾两虚型

临床表现有心悸胸闷、气短乏力,自汗,头晕头昏,失眠多梦,食欲不振,脘腹胀满,便溏,舌淡苔白,脉细或弱。

4. 肝肾阴虚型

临床表现有腰膝酸软,疲乏无力,眩晕耳鸣,失眠多梦,烘热汗出,潮热盗汗,月经不调,遗精早泄,舌红少苔,或有裂纹,脉细数。

5. 肺脾气虚型

临床表现有胸闷气短,疲乏无力,自汗畏风,易于感冒,食欲不振,腹胀便溏,舌淡苔白,脉细或弱。

6. 脾虚湿滞型

临床表现有神疲乏力,四肢困重,困倦多寐,食欲不振,腹胀便溏,面色萎黄或萎白,舌淡苔白腻,脉沉细或缓。

7. 肝郁化火型

临床表现有头胀头痛,眩晕耳鸣,胸胁胀满,口苦咽干,失眠多梦,急躁易怒,舌红苔黄,脉弦数。

8. 痰热内扰型

临床表现有心悸心烦,焦虑不安,失眠多梦,便秘,舌红苔黄腻,脉滑数。

（三）亚健康的干预原则

中医学对亚健康状态的调治有其独特的理论体系。早在《素问·四气调神论》中就有"圣人不治已病治未病，不治已乱治未乱"的论述。中医学"治未病"的学术思想及养生保健防病之法对亚健康状态的防治具有重要的意义。

2006年中华医药学会提出了亚健康的5条干预措施是：① 积极开展健康教育，提高全民健康意识。② 改变不良生活方式，筑牢五大健康基石，掌握健康技能，努力做到合理膳食、适量运动、心理平衡、充足睡眠和戒烟限酒。③ 适时缓解紧张压力，有效消除身心疲劳。④ 以中医理论为指导进行辨证调摄。在中医学理论的指导下，根据处于亚健康状态者的体质状况及具体不适表现特征与轻重，予以相应的干预措施，如中药、针灸、推拿按摩、营养补充剂、保健食品、药膳及传统健身等。⑤ 针对个体情况开展心理疏导与行为指导。对于存有精神心理不适，或社会交往困难的亚健康者，可根据具体情况给予心理疏导，或认知行为方面的指导。

除中华中医药学会公布的干预原则外，亚健康状态的干预原则还有："三早"原则、综合分析原则、辨证论治原则、天人相应与内环境稳定原则。简要介绍如下。

1."三早"原则

"三早"原则即早发现、早诊断、早治疗。运用现代科技的一切先进、可靠的检测分析技术，结合临床实践经验，早期发现和诊断，再运用中医传统宏观辨证思维与临床实践经验，进行辨证论治，尽早消灭疾病的萌芽。

2. 综合分析原则

传统中医多以直观、整体、合理推测、横向对比的方法，并强调形象思维，对机体进行早期诊治；近代西医的各种现代技术检查和实验观察，多能比较清晰、准确、具体地确认机体微观变化，重视局部解剖，运用病理生理、病原微生物、生化微观方法，并以纵向分析为主，强调逻辑思维。只有中医与西医思维并重，综合思维分析，达到整体与局部、宏观与微观、横向与纵向、形象思维与逻辑思维分析相结合，才能在亚健康状态干预中有更大的优势。

3. 辨证论治原则

辨证论治是中医诊断和治疗疾病的主要手段之一，也是中医的特色之一。辨证论治的核心是"证"，所谓证，是指疾病在发展过程中某一阶段的病理概括，在亚健康状态中则是这一状态的综合概括。亚健康虽然不能确诊为疾病,但可以根据机体的状态给出中医的证候诊断,根据阴阳气血的变化进行整体调整,运用针灸、中药等手段帮助机体恢复健康状态。

4. 天人相应与内环境稳定原则

中西医均强调健康需要人体内外环境的稳定。中医认为天地、四时、万物对人的生命活动都产生影响,使人体产生生理或病理的反应。在这个自然界的大系统中要想求得自身平衡,首先是顺应自然规律。顺应自然包括两方面的内容:一是遵循自然界正常的变化规律,二是慎防异常自然变化的影响。这就要求顺应四时气候变化规律,以期防御外邪的侵袭。

二、中医体质学与亚健康

(一)中医体质学概述

体质现象是人类生命活动的一种重要表现形式,与健康和疾病密切相关。从治疗角度来讲,同剂量同种药物对不同患者起到的作用不同,或者差异很大,甚至相反,说明和个人的因素也密切相关。中医学历来强调"因人制宜",就是强调人的体质因素在疾病发生、发展和治疗过程中所起到的重要作用。

中医体质是指人体生命活动中,在先天禀赋和后天获得的基础上所形成的形态结构、生理功能和心理状态方面综合的、相对稳定的固有特质;是人类在生长、发育过程中所形成的与自然、社会环境相适应的人体个性特征;表现为结构、功能、代谢以及对外界刺激反应等方面的个体差异性,对某些病因和疾病的易感性,以及疾病传变转归中的某种倾向性。它具有个体差异性、群类趋同性、相对稳定性和动态可变性等特点。这种体质特点或隐或现地体现于健康和疾病过程之中。

中医学的体质概念,强调人体体质的形成因素有先天禀赋和后天获得两个方面。先天因素是人体体质形成的重要基础,而体质的转化与差异性在很大程度上还取决于后天因素的影响,反映了机体内外环境相统一的整体观念,说明个体体质也是在后天生长、发育过程中与外界环境相适应而逐步形成的个性特征,即人与社会的统一、人与自然的统一。可以看出,中医学的体质概念充分体现了"形神合一"的生命观和"天人合一"的整体观,与其他学科的体质概念有所不同。

(二)体质和证候关系

中医体质类型是对个体在未病、亚健康或疾病状态下所表现的阴阳、气血、津液状态的描述,中医证候类型是对人体疾病状态下脏腑、气血、阴阳盛衰情况及病因、病位等方面的概括。证与个体的体质特征、病邪性质、受邪轻重、病邪部位等因素密切相关,但起决定作用的是个体的体质特征。证常随体质而转移。一方面,体质的偏颇是疾病发生的内因,特殊体质的疾病源于特定的体质基础。例如,特禀体质可以直接导致某些遗传性或过敏性疾病。另一方面,体质是决定疾病发展过程及证候类型演变的重要因素。例如,阳虚质、痰湿质易感受寒湿之邪而形成寒湿证,阴虚质易感受温热之邪而形成热证,气郁质易伤于七情而形成气郁证。因此,体质是"同病异治"和"异病同治"的物质基础。

体质影响证候的性质、转化;体质是人体未病或已病状态下整体生理特征,证候是疾病状态下的临床特征。

（三）体质和疾病相关

体质与疾病的相关性主要体现在五个方面:其一,体质状态反映正气强弱,决定发病与否。其二,体质影响发病倾向。即使感受同一邪气,因体质不同,则病证不同。如同为感受寒邪,偏阳性体质者多发风热表证;偏阴性体质者则多为风寒表证;因体虚而外感者则依据体虚性质不同而有气虚感冒、阴虚感冒、阳虚感冒等不同。如《素问·风论》说:"风之伤人也,或为寒热,或为热中,或为寒中,或为疠风,或为偏枯,或为风也,其病各异。"其三,由于个体体质的差异性,导致对某些致病因子有着易感性,或对某些疾病有着易罹性,形成某些(类)疾病发生的背景或基础,如研究发现痰湿体质与高脂血症、原发性高血压、冠心病、糖尿病、脑卒中密切相关,慢性前列腺炎患者的体质类型以湿热质、气郁质多见。小儿脏腑娇嫩,体质未壮,易患泄泻、食积等病;年高之人精气多虚,体质转弱,易患痰饮、咳喘、眩晕、心悸、消渴;以及平常所说"肥人多中风""瘦人易痨嗽"等观点,都是这种相关性的反映。其四,体质状态也是预测疾病发展、转归、预后的重要依据。其五,不同地域人群的体质特点与一定的疾病谱相关。

（四）体质可调

体质具有稳定性,同时又具有可变性,这使体质调节成为可能。在生理情况下,针对各种偏颇体质采取相应措施,予以调节,可以减少疾病的易感性,从而预防疾病。

应用适宜的药食是调整体质的重要方法,合理应用药食的四气五味、升降浮沉等性能,可以有效地纠正体质的偏颇。对于偏颇体质类型的研究,能够提示亚健康状态与疾病发展的内在本质特征,能为从改善体质入手纠正患病个体的偏颇状态提供前提条件。现代临床已初步证实了体质可调性的设想。这一设想的实现,使人类从调整体质入手来控制疾病成为可能,顺应了医学发展重视以"人"为中心的趋势,即重视人体自身的"自愈"能力。同时,医学上各种疑难病症多与个体体质有关,从调整体质入手将为征服疑难病症提供新的途径。在某些方面,治"病"已陷入被动,而治"人"才为主动。如过敏反应的发生与过敏体质有关,现在人类变应原已达两千余种,防不胜防。所以,防治过敏性疾病的关键并不是阻挡变应原进入人体,而应通过积极改善、纠正过敏体质,从根本上消除过敏性疾病对人体的危害。

调整生活习惯也有助于改善体质,针对不同体质类型,可以对其进行相应生活指导,建立良好的行为方式和生活习惯,使偏颇体质在潜移默化中得到改善。

亚健康状态是生理、心理、社会三方面因素导致的机体神经系统、内分泌系统、免疫系统整体协调失衡、功能紊乱。中医体质学认为,体质强弱及心理素质等机体反应性与亚健康的发生有明显关系。通过审查人的神、色、态、脉、舌等体征和性格、饮食、二便等,结合中医临床辨证论治的实际,综合分析患者的体质状态及亚健康状态的倾向性,然后进行辨证干预。

中医体质学说对亚健康的预防有着重要的指导作用。个体体质的特殊性,往往导致机体对某种致病因子的易感性,故不同体质的人对病邪的反应性也不一样。"阳虚体质易患伤寒,阴虚体质易患温病"是临床所公认的事实。有研究证实:特殊体质对某些致病因子具有易感性。亚健康状态虽无病理改变,但从中医病机角度分析已有阴阳的偏盛偏衰,或气血失调,这正是病理体质。对瘀滞体质者予以疏肝解郁之品,对气虚体质者予补气药物扶助正气等,改善病理体质是预防疾病的重要方法,不仅可以调整亚健康状态,还可以起到积极的预防保健作用,阻断其向疾病转变。病理性体质是导致疾病发生的关键因素,因此,积极改善特殊体质,阻止致病因子对人体的侵袭,就成为一级预防(即针对致病因素的预防措施)的核心。

二级预防也就是临床前期预防,即在疾病的临床前期做到早期发现、早期诊断、早期治疗的"三早"预防措施。中医体质学说为疾病的二级预防提供了简便的筛检措施和确定高危人群的方法。对于具有病理体质而未发病的人可以通过改善体质进行病因预防,对于已患病者则予以相应的治疗。如"痰湿体质者多脾虚失司,水谷精微运化障碍,以致湿浊留滞,多成因于先天遗传,或后天过食肥甘以及病后水湿停聚,调理方法为化痰祛湿。血瘀体质者多血脉瘀滞不畅,多因先天遗传,后天损伤,起居失度,久病血瘀等所致,调理方法为活血祛瘀。

第四节 中医心理学与亚健康

中医学思想博大精深,源远流长,从一开始就把心理社会因素对人体健康的影响摆在了至关重要的位置。随着社会的发展,生活节奏的加快,这些观点越来越为人们所重视,中医心理学因此应运而生,成为中医学一个新的分支,而包括中医学在内的中国传统文化,是其坚实的基础。中医心理学有着深厚的中国传统文化基础,具有深厚的中国特色。儒家文化的仁爱、中和、和合等思想,道家思想中的天人合一论、精气说、形神观,以及中国传统的阴阳学说、五行学说和整体观念,都为中医心理学的形成和发展奠定了理论基础。

一、中医心理学的整体观念与理论基础

中医心理学是继承中国古代哲学对心理现象的认识,运用中医基础理论和实践,与现代心理学相互渗透和交叉,研究心理现象发生、发展规律及心理因素在人体疾病过程中的作用及其规律的一门学科,包含了中医心理学基础及身心疾病两大部分。

(一)中医心理学的整体观念

中医心理学与中国传统文化有着深厚的渊源,中医的整体性思维表现在两个方面,一是把人体的脏腑等看作是一个相互联系、相互制约、相互作用、相互影响、相互包含和相互映射的有机系统,二是把人体病变的诊治与地理环境、气候、四时变化等自然因素联系起来综合考虑。整体观念贯穿于中医的生理学、病理学、诊法、治疗和养生等所有领域中,是中医学理论体系的两大基本特点之一。它是一种中国特色的思想方法,对于中医心理学的理论与实践也有着重大指导意义。

(二)中医心理学的理论基础

中医心理学的理论研究内容包括形神合一论、心主神明论、心神感知论、五脏情志论、人格体质论等。简要介绍如下。

1. 形神合一论

整体观念是中医理论的基本观点之一,"形神合一论"强调了心身统一

的生命整体观。但人是不能脱离生存环境(自然环境和社会环境)而孤立存在的。从系统论的角度看,人体虽是一个有机的开放的复杂巨系统,但相对其所生存的环境来说,只不过是这一庞大母系统中的一个子系统罢了。生存环境不但直接影响着人的生理活动,也同样影响着人的心理活动,例如四时更迭、昼夜晨昏、风雨晦明、地域方位、音色气味、社会人事等,都与心理活动密切相关。所以说中医的心理学与整体观念是密切相关的。

2. 心主神明论

心主神明论基于形神合一的整体观,中医心理学强调"心"与"身"的统一、心理与生理的统一。中医学认为这是在"心神"的主导之下的统一。"心主神明"源自于《素问·灵兰秘典论》曰"心者君主之官,神明出焉",其内涵大致包括心神主导脏腑生理活动和精神活动两大方面,此即《灵枢·邪客》所说:"心者五脏六腑之大主也,精神之所舍也。"由此可见,中医学认为心神不仅主导了脏腑功能活动的协调,而且人对客观世界的认知过程、情感过程,以及由之而产生的意志过程也都是在心神主导之下,以五脏为生理基础而产生的。心与身、心理与生理,就是这样统一于"心神"之中,因此《医门法律》说:"心为五脏六腑之大主,而总统魂魄,兼赅意志。""心主神明论"不仅是中医脏象学的重要命题,而且自古以来也深深地渗透到中华民族的传统思想和文化中,并成为中医心理学"心身统一"一元论脏象学基础。

3. 五脏情志论

中医心理学是将人的情志活动分为喜、怒、忧、思、悲、恐、惊七种。《内经》从理论上系统地论述了情志改变的部分规律,历代医家的论述更多了。心理状态致病是有条件的,一般的喜、怒、忧、思、悲、恐、惊是人体对外界刺激和体内刺激正常的反应,但是刺激过强就会导致疾病。同时情志致病还与个体反应的差异有关。每个人的人格、体质、意志、思想、心理是不同的,七情致病的易发性、耐受性也是不同的。七情致病的基本规律是郁怒伤肝,容易引起善太息、眩晕、头痛、胸胁胀满、腹痛等。过喜伤心,可引起心悸不寐、失神、发呆等。悲哀过度伤肺,会引起气短、乏力、肢体麻木。过度惊恐伤肾可引起心悸、二便自遗。过度思虑则伤脾而出现腹胀、纳呆、不思饮食等。

二、中医心理学干预亚健康的基本原则

亚健康状态者除了机体的某些功能失调外,主要还是心理上的疲劳和压力,中医心理疗法可通过调神养性、调养情志、情志相胜、精神心理放松等原则调治亚健康状态,从整体上改善亚健康的精神心理状态,并逐步使其恢

复到健康水平。以下为简要介绍。

（一）调神养性

《素问·宝命全形论》说："一曰治神，二曰知养身，三曰知毒药为真……"这里的"治神"就是指调养心神，"养身"是指调养性情。人要做到精神心理上安详宁静，不要被身外的各种欲望杂念所困惑，保持性情温和，神情内藏，清心宁静，故《黄帝内经》中告诫人们："静则神藏，躁则消亡……恬淡虚无，真气从之，精神内守，病安从来。"亚健康状态者常有忧虑、恐惧、焦躁等反应，这往往是心理活动失衡造成的，所以首先要使其保持清心寡欲，情绪宁静，以静制躁，这样就可逐渐改变焦虑、紧张、恐惧等不良的心理状态，从亚健康状态中走出来。

（二）调养情志

中医学认为人的情志变化可以影响人的气血运行，当这种变化超越了自身调节范围时，就会生病。《内经》说："百病生于气也，怒则气上，喜则气缓，悲则气消，恐则气下，惊则气乱，思则气结。"这就是说人的情志变化可造成脏腑功能、阴阳气血失调，出现亚健康状态。一些亚健康状态者，平时多性格内向，多愁善感，郁郁寡欢，最易造成思虑伤脾损心，气机郁滞，若不能及时调治则易发病。因此，情志的调养对亚健康者来说是非常重要的。

中医情志调养非常强调因人而异，即针对不同性格和脾气秉性的人，采取不同的调养方法。如性格内向、多疑善虑之人，要多接触人，广交朋友，尤其是多与一些性格开朗、情绪乐观、心理健康的朋友交往，形成性格互补，逐渐使心胸开阔起来。而对一些情绪容易激动、脾气暴躁者，要宁心静志，可培养一些爱好，如琴棋书画等，陶冶性情，改善急躁易怒的情绪。

（三）放松心理

亚健康状态多与精神紧张、心理压力大有密切关系，因此精神心理放松对亚健康的调治非常重要。精神心理放松的方法有多种，如气功、吐纳、意念想象、心理暗示等均可达到放松的目的，从而缓解亚健康者的心理压力。其中中医的吐纳方法可以通过姿势调节、呼吸锻炼、身心松弛等环节使练功者达到入静的状态，使人的精神心理逐渐放松，忘却各种烦恼和不愉快，是非常有效的放松方法。

此外，一些休闲活动如慢跑、下棋、旅游等也可以缓解精神紧张和心理压力。一些娱乐活动如听音乐、养花赏花、垂钓等也是很好的放松方法。正如清代医家吴尚先在《理文》一书中就说:"七情之病也,看花解闷,听曲消愁,有胜于服药者也。"可见我国古人就已经知道娱乐活动可以调神养性,使人精神愉快。所以,适当的娱乐休闲活动是非常有效的精神心理放松疗法,尤其是对亚健康状态者来说更为适用。中医心理治疗注重整体性,具体应用时应进行辨证,各种心理治疗过程中注意采取综合性的治疗措施,尤其是心理治疗与针药治疗的配合应用,在临床实践中效果更好。

第三章
体质亚健康调养膏方

第一节 / 如何辨识中医体质

随着医学模式和医学观念的转变,人们对健康与疾病的认识发生了深刻的变化,以"疾病"为中心的群体医学正逐渐转向以"人"为中心的个体医学。人体生命过程中的特殊规律以及人群中个体差异性受到越来越多的关注。尊重生命的特异性,根据体质特征寻找健康状态变化规律,通过体质辨识指导亚健康防治,顺应了当今医学发展趋势。同时,体质辨识在亚健康管理中也具有重要的应用价值。

一、体质辨识的原则与内容

中医学历来重视人的体质状态,在防病治病上,从具体的人出发,权衡干预措施,体现以人为本、因人制宜的思想。体质是指人的先天禀赋(含遗传)和后天生活相融合而形成的身心整体素质,体现于人的形态、结构、功能、心性、伦理和适应环境(自然和社会)的能力等方面。在人生的胎儿、童年、青少年、成年、中老年等阶段,它是相对稳定的,但又具有动态可变性和可调性。

中医体质辨识是以人的体质为认知对象,根据体质状态及不同体质类型的特性,把握其健康与疾病的整体要素与个体差异。在本质辨识基础上制定防治原则,选择相应的治疗、预防、养生方法,进行"因人制宜"的调理,可以有效干预亚健康状态。

(一)辨体原则

对人的体质辨识必须遵循共同的原则,就是必须从整体观念出发,全面审查其神、色、形、态、舌、脉等体征及性格、饮食、二便等情况,结合中医辨体论治的实践经验进行综合分析。

1. 整体性原则

整体观是中医体质辨识强调整体审察的认识论基础。人体的外部结构与内部脏腑是有机关联的，整个人体又受到自然环境和社会环境的影响。中医体质辨识中的整体性原则，一方面要求利用望、闻、问、切的手段全面广泛地收集体质资料，而不能只看到局部的体质状况；另一方面是指从整体上进行多方面的考虑，并结合时、地、病的特殊性，对人体体质状态进行全面分析，综合判断。

2. 形神结合原则

神是机体生命活动的体现。形健则神旺，形衰则神惫，人的精神状态和面部色泽常能显示出体质的强弱。"夫气由脏发，色随气华"（《四诊抉微》），神色是五脏气血盛衰的表现。

平和体质的人，五脏无偏胜，气血调和，阴平阳秘，必然精神健旺，气色明润，目光有神，言语响亮，耳听聪敏。而偏颇体质则有其不同的病理性气色。人体的形态结构与心理特征存在特异性的对应关系，一定的形态体貌必然对应一定的性格特点，只有全面观察，形神结合，才能对体质类型做出准确的判别。

3. 舌脉合参原则

诊察舌脉在分辨体质的差异性上有重要参考价值，如阳虚质多舌胖，血瘀质多舌紫等，因此要对舌的神、色、形、态以及苔色、苔质进行全面观察。

诊脉时应注意，身躯高大的人则脉的显现部位较长；矮小的人则脉的显现部位较短；瘦小的人则脉常濡软；肥盛的人则脉常沉细；阳盛质多见阳脉，阴盛质多见阴脉。

还须注意不同地理环境对脉象的影响。清·张璐《诊宗三昧》说："江南之人，元气最薄，脉多不实……西北之人，惯拒风寒，素食煤火，内外坚固，所以脉多沉实……滇粤之人，恒受瘴热，惯食槟榔，表里疏豁，所以脉多微数，按之少实。"

此外，如年龄、性别、民族、先天禀赋、家庭遗传、性格类型、饮食习惯、居住环境、工作情况、社会关系以及疾病因素等，均对体质有影响，常在舌脉上有所反映，在亚健康的体质辨识上应予注意。

（二）辨体内容

人体的形态结构、生理功能和心理状态是构成体质的基本要素。一定的形态结构，必然表现为一定的生理功能，而伴随着形态结构、生理功能的变化，又会产生一定的心理过程和个性心理特征。认识与辨析体质，必须依据个体的肤色、形态、举止、饮食习惯、性格心理特征,以及对季节的适应性、对疾病的易感性等方面表现的特征。因此,辨体的内容通常包括以下几个方面。

1. 辨形态结构特征

人体形态结构上的差异性是辨析个体体质的重要内容。人体的形态结构是生理功能和心理活动的基础,又是精气盛衰和代谢情况的客观表现,包括外部形态结构和内部形态结构。外部形态结构是由体表直接表现出的特性,是用感觉器官直接观测到的体质要素,包括体格、体型、姿势、营养状况等。内部形态结构包括脏腑、经络、精、气、血、津液等,是体表直观性体质要素的决定因素,是决定其外显特征的内在基础。中医藏象学说认为,五脏与形体有着配属、表里关系,因而观察形体的强弱胖瘦,可以测知内脏的坚脆、气血充实,皮肤润泽,举动灵活等,是强壮的征象,多见于强壮体质;骨骼细小,胸廓狭窄,肌肉瘦弱,皮肤枯燥,举动迟缓,反应迟钝等,是衰弱的表现,多见于虚弱体质。关于形态结构的辨析,中医主要通过望诊观察形态、体型、体态、头面、五官、躯干、四肢、皮肤、面色、毛发及舌象等,以了解个体的体质状况及体质差异。

2. 辨生理功能特征

人体生理功能上的差异性也是个体体质辨析的重要内容。因为体质是在遗传性和获得性的基础上表现出来的人体形态结构、生理功能和心理状态的综合并且相对稳定的特征,而心理活动状态是在一定的形态结构和生理功能的基础上产生的。因此,体质首先是形态结构和功能活动的综合体。

形态结构是产生各种生理功能的基础,一定的形态结构必然表现为一定的生理功能,机体内部和外部的形态结构特点决定着其功能反应的形式和反应强度、频率等,决定着机体生理功能及对各种刺激反应的差异。人体的生理功能是内部形态结构完整性、协调性的反映,是脏腑经络及精、气、血、津液盛衰的体现。机体对外界的反应和适应能力、自我调节能力、防病抗病能力、新陈代谢情况等,均是脏腑经络及精、气、血、津液生理功能的体现。中医主要通过望目光、色泽、神情、体态,以及呼吸、舌象、脉象等,重点了解个体的精神意识、思维活动及其对外界的反应和适应能力、自我调节能力、防病抗病能力、新陈代谢情况等,从而可以判断机体各脏腑生理功能的个体差异性。如神志清楚,两目灵活,面色荣润,肌肉不削,动作自如,说明精充气足神旺,多见于平和体质;如精神不振,两目乏神,面色少华,肌肉松软,倦怠乏力,少气懒言,动作迟缓,说明精气不足,功能减退,多见于气虚体质或阳虚体质。

3. 辨心理特征

心理是指客观事物在大脑中的反映,是感觉、知觉、情感、记忆、思维、性格、能力等的总称,属于中医学"神"的范畴。"人有五脏化五气,以生喜怒悲忧恐"(《素问·阴阳应象大论》),神志活动的产生和维持有赖于内在脏腑的功能活动,以脏腑精气为物质基础,但脏腑精气藏于内而不能直接得以观察,精气显象于外可以形成相应的心理活动,使个体容易表现出相应的心理特征。

心理特征的差异主要表现为人格、气质、性格的差异。中医辨心理特征主要通过观察情绪倾向、感情色彩、认识速度、意志强弱、行为表现等方面,了解人体气质特点与人格倾向。如阴虚质的人多性情急躁、外向、好动,阳虚质的人性格多沉静内向,气郁质的人多内向不稳定、忧郁脆弱、敏感多疑等。

辨体的基本内容综合了形态结构、生理功能和心理特征三个方面,概括了构成体质的基本要素,也深刻把握了个体生命的本质特征,能对体质特点做出准确判断。如痰湿体质的人,形态表现为体形肥胖、腹部肥满松软;生理功能多见皮肤出油较多、多汗、汗黏、眼胞轻微水肿、容易困倦、对梅雨季节和潮湿环境适应能力较差等;心理特点以温和稳重多见。

二、八种亚健康体质类辨识

辨析体质类型主要是依据不同体质在形态结构、生理功能及心理活动三个方面的特征,经过综合分析,将其进行分类的思维与实践过程。常见的与亚健康相关的中医体质类型主要有气虚质、阳虚质、阴虚质、痰湿质、湿热质、血瘀质、气郁质、特禀质。现将偏颇体质类型的辨识要素归纳如下。

1. 气虚质

定义: 由于一身之气不足,以气息低弱、脏腑功能状态低下为主要特征的体质状态。

成因: 先天禀赋不足,后天失养,如孕育时父母体弱、早产、人工喂养不当、偏食、厌食,或因病后气亏、年老气弱等。

特征: ① 形体特征:肌肉松软。② 心理特征:性格内向,情绪不稳定,胆小而不喜欢冒险。③ 常见表现,主项为:平素气短懒言,语声低怯,精神不振,肢体容易疲乏,易出汗,舌淡红、胖嫩、边有齿痕,脉象虚缓。副项为:面色萎黄或淡白,目光少神,口淡,唇色少华,毛发不泽,头晕,健忘,大便正常,或虽便秘但不结硬,或大便不成形,便后仍觉未尽,小便正常或偏多。④ 对外界环境适应能力:不耐受寒邪、风邪、暑邪。⑤ 发病倾向:平素体质虚弱,卫表不固,易患感冒;或病后抗病能力弱,易迁延不愈;易患内脏下垂、虚劳等病。

体质分析:由于一身之气不足,脏腑功能减退,故出现气短懒言,语气低怯,精神不振,目光少神;气虚不能推动营血上荣,则头晕,健忘,唇色少华,舌淡红;卫气虚弱,不能固护肤表,故易出汗;脾气亏虚,则口淡,肌肉松软,肢体疲乏,大便不成形,便后仍觉未尽;脾虚气血不充则舌胖嫩、边有齿痕;气血生化乏源,机体失养,则面色萎黄,毛发不泽;气虚推动无力,则便秘而不结硬;气化无权,水津直趋膀胱,则小便偏多;气虚鼓动血行之力不足,则脉象虚缓。气虚阳弱,故性格内向,情绪不稳定,胆小而不喜欢冒险;气虚卫外失固,故不耐受寒邪、风邪、暑邪,易患感冒;气虚升举无力,故多见内脏下垂、虚劳,或病后迁延不愈。

2. 阳虚质

定义:由于阳气不足,失于温煦,以形寒肢冷等虚寒现象为主要特征的体质状态。

成因:先天不足,或后天失养。如孕育时父母体弱,或年长受孕,早产,或年老阳衰等。

特征:① 形体特征:多形体白胖,肌肉松软。② 心理特征:性格多沉静、内向。③ 常见表现:主项为平素畏冷,手足不温,喜热饮食,精神不振,睡眠偏多,舌淡胖嫩边有齿痕,苔润,脉象沉迟。副项为面色萎白,目胞晦暗,口唇色淡,毛发易落,易出汗,大便溏薄,小便清长。④ 对外界环境适应能力:不耐受寒邪、耐夏不耐冬,易感湿邪。⑤ 发病倾向:发病多为寒证,或易从寒化,易病痰饮、肿胀、泄泻、阳痿。

本质分析:由于阳气亏虚,机体失却温煦,故形体白胖,肌肉松软,平素畏冷,手足不温,面色萎白,目胞晦暗,口唇色淡;阳虚神失温养,则精神不振,睡眠偏多;阳气亏虚,肌腠不固,则毛发易落,易出汗;阳气不能蒸腾、气化水液,则见大便溏薄,小便清长,舌淡胖嫩边有齿痕,苔润;阳虚鼓动无力,则脉象沉迟;阳虚水湿不化,则口淡不渴;阳虚不能温化和蒸腾津液上承,则喜热饮食;阳虚阴盛,故性格沉静、内向,发病多为寒证,或易寒化,不耐受寒邪,耐夏不耐冬;阳虚失于温化,故易感湿邪,易病痰饮、肿胀、泄泻;阳虚易致阳弱,则多见阳痿。

3. 阴虚质

定义:由于体内津液精血等阴液亏少,以阴虚内热等表现为主要特征的体质状态。

成因:先天不足,如孕育时父母体弱,或年长受孕、早产等,或后天失养,纵欲耗精,积劳阴亏,或曾患出血性疾病等。

特征:① 形体特征:体形瘦长。② 心理特征:性情急躁,外向好动,活泼。③ 常见表现:主项为手足心热,平素易口燥咽干,鼻微干,口渴喜冷饮,大便干燥,舌红少津少苔。副项为面色潮红,有烘热感,两目干涩,脉象细弦或数。④ 发病倾向:平素易患有阴亏燥热的病变,或病后易表现为阴亏症状。⑤ 对外界环境适应能力:平素不耐热邪,耐冬不耐夏,不耐受燥邪。

体质分析:阴液亏少,机体失却濡润滋养,故体形瘦长,平素易口燥咽干,鼻微干,大便干燥,小便短少,眩晕耳鸣,两目干涩,视物模糊,皮肤偏干,易生皱纹,舌少津少苔,脉细;由于阴不制阳,阳热之气相对偏旺而生内热,故表现为一派虚火内扰的证候,可见手足心热,口渴喜冷饮,面色潮红,有烘热感,唇红微干,睡眠差,舌红脉数等。

阴亏燥热内盛,故性情急躁,外向好动,活泼,阴虚失于滋润,故平素易患有阴亏燥热的病变,或病后易表现为阴亏症状,平素不耐热邪,耐冬不耐夏,不耐受燥邪。

4. 痰湿质

定义:由于水液内停而痰湿凝聚,以黏滞重浊为主要特征的体质状态。

成因:先天遗传,或后天过食肥甘。

特征:① 形体特征:体形肥胖,腹部肥满松软。② 心理特征:性格偏温和,稳重恭谦,和达,多善于忍耐。③ 常见表现:主项为面部皮肤油脂较多,多汗且黏,胸闷,痰多。副项为面色黄胖而黯,眼胞微浮,容易困倦,平素舌体胖大,舌苔白腻,口黏腻或甜,身重不爽,脉滑,喜食肥甘,大便正常或不实,小便不多或微混。④ 发病倾向:易患消渴、中风、胸痹等。⑤ 对外界环境适应能力:对梅雨季节及潮湿环境适应能力差,易患湿证。

体质分析:痰湿泛于肌肤,则见体形肥胖,腹部肥满松软,面色黄胖而黯,眼胞微浮,面部皮肤油脂较多,多汗并且黏;"肺为贮痰之器",痰浊停肺,肺失宣降,则胸闷、痰多;"脾为生痰之源",故痰湿质者多喜食肥甘;痰湿困脾,阻滞气机,困遏清阳,则容易困倦,身重不爽;痰浊上泛于口中,则口黏腻或甜;脾湿内阻,运化失健,则大便不实,小便微混;水湿不运,则小便不多。舌体胖大,舌苔白腻,脉滑,为痰湿内阻之象。

痰湿内盛,阳气内困,不易升发,故性格偏温和,稳重恭谦,和达,多善于忍耐;痰湿内阻而易患消渴、中风、胸痹等;痰湿内盛,同气相求,故对梅雨季节及湿环境适应能力差,易患湿证。

5. 湿热质

定义:以湿热内蕴为主要特征的体质状态。

成因:先天禀赋,或久居湿地,喜食肥甘,或长期饮酒,湿热内蕴。

特征:① 形体特征:形体偏胖。② 常见表现:主项为平素面垢油光,易生痤疮粉刺,舌质偏红苔黄腻,容易口苦口干,身重困倦。副项为心烦懈怠,眼筋红赤,大便燥结或黏滞,小便短赤,男易阴囊潮湿,女易带下量多,脉象多见滑数。③ 心理特征:性格多急躁易怒。④ 发病倾向:易患疮疖、黄疸等火热病症。⑤ 对外界环境适应能力:对湿环境或气温偏高,尤其夏末秋初湿热交蒸气候较难适应。

体质分析:温热泛于肌肤,则见形体偏胖,平素面垢油光,易生痤疮粉刺;湿热郁蒸,胆气上溢,则口苦口干;湿热内阻,阳气被遏,则身重困倦;热灼血络,则眼筋红赤;热重于湿,则大便燥结,湿重于热,则大便黏滞;湿热循肝经下注,则阴囊潮湿,或带下量多。小便短赤,舌质偏红苔黄腻,脉象滑数,为湿热内蕴之象。

湿热郁于肝胆则性格急躁易怒,易患黄疸等火热病证;湿热郁于肌肤则易患疮疖;湿热内盛之体,则对湿环境或气温偏高,尤其夏末秋初湿热交蒸气候较难适应。

6.血瘀质

定义:体内有血液运行不畅的潜在倾向或瘀血内阻的病理基础,以血瘀表现为主要特征的体质状态。

成因:先天禀赋,或后天损伤,忧郁气滞,久病入络。

特征:① 形体特征:瘦人居多。② 心理特征:性格内郁,急躁易烦,健忘。③ 常见表现:主项为平素面色晦暗,皮肤偏黯或色素沉着,容易出现瘀斑,易患疼痛,口唇黯淡或紫,舌质黯有瘀点或片状瘀斑,舌下静脉曲张,脉象细涩或结代。副项为眼眶黯黑,鼻部黯滞,发易脱落,肌肤干或甲错,女性多见痛经、闭经,或经色紫黑有块,或崩漏。④ 发病倾向:易患出血癥瘕、中风、胸痹等病。⑤ 对外界环境适应能力:不耐受风邪、寒邪。

本质分析:血行不畅,气血不能濡养机体,则形体消瘦,发易脱落,肌肤干或甲错;不通则痛,故易患疼痛,女性多见痛经;血行瘀滞,则血色变紫变黑而面色晦暗,皮肤偏黯,口唇黯淡或紫,眼眶黯黑,鼻部黯滞;脉络瘀阻,则见皮肤色素沉着,容易出现瘀斑,妇女闭经,舌质黯有点、片状瘀斑,舌下静脉曲张,脉象细涩或结代;血液瘀积不散而凝结成块,则见经色紫黑有块;血不循经而溢出脉外,则见崩漏。

瘀血内阻,气血不畅,故性格内郁,急躁易烦,健忘,不耐受风邪、寒邪;瘀血内阻,血不循经而外溢,则易患出血、中风;瘀血内阻则易患癥瘕、胸痹等病。

7. 气郁质

定义:由于长期情志不畅、气机郁滞而形成的以性格内向不稳定、忧郁脆弱、敏感多疑为主要表现的体质状态。

成因:先天遗传,或因精神刺激,暴受惊恐,所欲不遂,忧郁思虑等。

特征:① 形体特征:形体偏瘦。② 心理特征:性格内向不稳定,忧郁脆弱,敏感多疑;③ 常见表现:主项为平素忧郁面貌,神情多烦闷不乐。副项为胸胁胀满,或走窜疼痛,或伴善太息,或嗳气呃逆,或咽间有异物感,或乳房胀痛,睡眠较差,食欲减退,惊悸怔忡,健忘,痰多,大便偏干,小便正常,舌淡红,苔薄白,脉象弦细。④ 发病倾向:易患郁证、脏躁、百合病、不寐、梅核气、惊恐等病。⑤ 对外界环境适应能力:对精神刺激适应能力较差,不喜欢阴雨天气。

体质分析:肝性喜条达而恶抑郁,长期情志不畅,肝失疏泄,故平素忧郁面貌,神情多烦闷不乐,气机郁滞,经气不利,故胸胁胀满,或走窜疼痛,多伴善太息,或乳房胀痛;肝气横逆犯胃,胃气上逆则见嗳气呃逆;肝气郁结,气不行津,津聚为痰,或气郁化火,灼津为痰,肝气夹痰循经上行,搏结于咽喉,故出现咽间有异物感,痰多;气机郁滞,脾胃纳运失调,故见食欲减退;肝藏魂,心藏神,气郁化火,热扰神魂,则睡眠较差,惊悸怔忡,健忘;气郁化火,耗伤气阴,则形体消瘦,大便偏干。舌淡红,苔薄白,脉象弦细,为气郁之象。

情志内郁不畅,故性格内向不稳定,忧郁脆弱,敏感多疑,易患郁证、脏躁、百合病、不寐、梅核气、惊恐等病,对精神刺激适应能力较差,不喜欢阴雨天气。

8. 特禀质

定义:由于先天禀赋不足和禀赋遗传等因素造成的一种特殊体质。包括先天性、遗传性的生理缺陷与疾病,过敏反应等。

成因:先天禀赋不足、遗传等,或环境因素、药物因素等。

特征:① 形体特征:无特殊、或有畸形或有先天生理缺陷。② 心理特征:因禀质特异情况而异。③ 常见表现:遗传性疾病有垂直遗传、先天性、家庭性特征;胎传性疾病为母体影响胎儿个体生长发育及相关疾病特征。④ 发病倾向:过敏体质者易药物过敏,易患花粉症;遗传疾病如血友病、先天愚型及中医所称"五迟""五软""解颅"等;胎传疾病如胎寒、胎热、胎惊、胎肥、胎弱等。⑤ 对外界环境适应能力差,如过敏体质者对过敏季节适应能力差,易引发宿疾。

体质分析:由于先天禀赋不足、遗传等因素,或环境因素、药物因素等的不同影响,故特禀质的形体特征、心理特征、常见表现、发病倾向等方面存在诸多差异,病机各异。

三、体质状态辨识

中医历来强调"天人合一"的思想,认为人处于自然、社会之中,由于各种因素的作用,会表现出不同的生存状态。中医体质学所说的体质状态包括先天质禀、形色气脉、阴阳虚实、男女少长、奉养居处、地域差异等。辨体质状态有利于把握个体的生命特征,从而有针对性地进行调摄护理,以达到养生保健和防病治病的目的。

1. 辨先天质禀

不同个体的特征具有不同遗传背景,先天禀赋的不同决定了个体体质的差异。《灵枢·寿夭刚柔》,所谓"人之生也,有刚有柔,有弱有强,有短有长,有阴有阳",即说明了体质差异与遗传的关系。

凡人之所生,必借阴阳之化育而赋命,父母有特殊嗜欲与疾病,多遗传于子女。因此须详细了解父母体质状态,或孕育及生产时的情况等,以便于掌握个体体质禀赋状态,也作为调理用药时的参考依据。

先天质禀包括遗传和胎传两种情况,如有家庭遗传的疾病,或父母高龄导致的先天不足,或因母亲怀孕时体质出现异常,或在生产过程中出现的损伤,调理或治疗时要照顾先天禀赋情况,区别对待。如治疗遗传性疾病,首先应从调整亲代体质开始,防止疾病遗传;对胎传性疾病应在孕产时注意防范;先天禀赋薄弱者或补先天之肾,或取补脾以养后天,或在用药时不取峻猛耗竭之品;先天禀厚,能任削伐者,治疗以祛邪为主,药宜峻猛,若用轻药,反不能效也。

2. 辨形、色、气、脉

一定的体质状态,必然通过一定的表象反映其特定的信息,形、色、气、脉则是判断体质状态进而指导体质调理和治病用药的重要依据。不同体质,其形、色、气、脉等方面具有不同的表达特征。形包括形体胖瘦、肌肉坚松、皮肤苍嫩;色包括面之颜色、目之精彩;气包括中气强弱;脉则包括盛、大、弦、软等。辨形、色、气、脉,就是根据体质状态的外在表现把握健康状态和疾病趋势。如形瘦面苍,中气不足而脉多弦者,每病多火;若见体丰肌厚,脉盛皮粗,食啖倍多者,平时少病,每病多重,邪蓄深久;如体丰色白,皮嫩肌松,脉大而软,食啖虽多,每生痰涎,气弱无精彩者,每病虽有热邪,用药不可过寒,以防阳气衰微。

3. 辨体质阴阳虚实

邪气入体及传化多因人而异。同一致病因素,由于个体体质强弱差异,脏腑阴阳盛衰不一，性情刚柔有别，所见症状亦各有不同。因此，审察人体的阴阳虚实，因人施治，方可获效。如湿邪为患，阴盛体质者易致湿停为饮，阳盛体质者则易熬煎为痰。食积所伤，阳盛之体易从火化，阴盛之体则易从寒化。阳虚之体感受热邪，用清法不宜寒凉太过，以防阳脱；阴虚之体患肝气犯胃，用理气不宜过于香燥，以防耗伤胃津。同为七情所伤，刚躁者易重阳为狂，抑郁者易重阴为癫。

对于阴阳寒热错杂而一时难辨阴阳者，若详细了解其本质，能有助于指迷定向。如冬夏所苦、饮食喜恶、屎尿质色等，从中甄别其人体质的阴阳，以掌握疾病发生趋势，从而注意防范。如其人素体形寒易感，是为卫阳虚，必须注意扶助卫阳，以标本兼顾。如其人素体纳少便溏，是为中阳虚，必须注重补脾，使仓廪足，而后有力抗邪。如其人素体阴虚火旺，虽受凉于一时，可预测其化热之先机，须慎用劫阴化燥之品，而处处顾护其阴，此时掌握患者体质就有决定性意义。

4. 辨男女之别

根据中医阴阳学说，男子属阳，女子属阴，气属阳，血属阴。男子以气为主，女子以血为主。男子脏腑功能较强，代谢旺盛；女子脏腑功能较弱，代谢偏低。女子性格一般多内向，多愁善感；男子性格外向，心胸开阔。男子用药剂量一般较重，且多峻猛；女子用药剂量多较轻，不宜峻烈。男子阳旺之体，要慎用大辛大热之品，以免助阳生火，若需助阳，必于阴中求阳，滋阴以助温阳；女子阴盛之体，要少用寒凉之物，若需养阴，必于阳中求阴，温阳以助补阴。

另外，妇女由于解剖结构上有胞宫，生理上有经、孕、产、乳等特点，与肾、肝、脾三脏及冲、任、督、带脉有密切联系。在病理上以月经失调、血崩、经闭、痛经、阴挺、乳癖、带下、癥瘕等为主要病症，治疗以疏肝健脾、调理气血为主。而男子在生理结构上有精室，主生精分泌精液，在生殖功能病变中以阳痿、阳强、遗精、早泄、淋浊、房劳、子痈、疝痛为主要病症，治疗上以补肾、疏肝为主。

5. 辨年之少长

人体脏腑气血的盛衰与年龄密切相关，在生长、发育、壮盛以至衰老、死亡的过程中，脏腑气血由盛而衰，影响着人体生理功能，决定着人的体质。如小儿为"稚阴稚阳"之体，处于脏腑娇嫩状态；而到了老年阶段，脏腑生理功能减退则多转向虚弱状态。认识这些问题对指导养生保健及干预亚健康有重要意义。

小儿体质的生理特点是"稚阴稚阳"，"脏腑娇嫩，形气未充"，故应在养育过程中注意这些体质特点。如《医原》中说："小儿，春令也，木德也，花之苞，果之萼，稚阳未充，稚阴未长者也。稚阳未充，则肌肤疏薄，易于感触；稚阴未长，则脏腑柔嫩，易于传变，易于伤阴。故小儿病较大人尤重，尤当以存阴为第一义。夫存阴，非补阴之谓，凡辛燥升散、温燥苦涩消导，皆是耗伤阴液之药；往往阴液被伤，肝风内动，鼓痰上升，血不营筋，筋急拘挛，致成痉瘛。稚阳不充，忌用苦寒，以苦寒善伐生生之气，且苦能化燥，化燥则又伤阴，不独伐生生之气也。"

徐灵胎在《慎疾刍言·老人》中指出老年人的特点，一是老人为阳盛之体，注意补阴清火；二是老人气血不畅，外感宜当逐邪。书中指出："能长年者，必有独盛之处。阳独盛者，当补其阴；阴独盛者，当益其阳。然阴盛者，十之一二；阳盛者，十之八九。而阳之太盛者，不独当补阴，并宜清火以保其阴。"又说："盖老年气血不甚流利，岂堪补住其邪，以与气血为难，故治老人之有外感者，总与壮年一例，或实见其有虚弱之处，则用轻淡之品，而量为补托。"

总之，年之少长不同，体质各有特点，年少者稚阴稚阳，不可克伐，忌用苦寒、温燥，以存阴为第一要旨；年老者阳盛之体，不宜温补，当以补阴为主，兼予清火。

6. 辨体质奉养居处之异

生活条件及饮食结构对体质的形成有重要影响，膏粱厚味、养尊处优与饮食粗粝、居处艰苦的人身体状况及易罹疾病当有所不同，历代医家对此均十分重视。《儒门事亲·疟》中说："贫贱刍荛之人病疟，以饮食疏粝，衣服寒薄，劳力动作，不可与膏粱之人同法而治。"

清·吴达在《医学求是·膏粱藜藿病体不同论》中说："藜藿之体，惯蒙霜露，皮毛厚密，故偶感风寒，卒不易病，而病则必重，所谓表实也，其里虚者，亦非谓本体虚弱，乃平居饮食粗粝，肠胃枯涩，观于食力之夫，食倍于人，卒又易馁，其明征也。故膏粱之体，遇外感经病，宜用轻清解表，不得过用猛烈；若治内伤，宜寓扫除之法，脏腑柔脆，峻攻固所不宜，而浪投滋补，尤易误事。藜藿之体，遇外感经病，发表宜重宜猛，若用轻清，因循贻误；内伤病，消导攻伐之品，极宜慎用，遇宜补者，投以补剂，其效尤速。"

所以，辨体调理要重视其人的社会地位、经济条件、职业、家庭状况、人际关系等，采取相应的法则。奉养优劣、生活居处、社会环境的变动，往往直接导致脏腑气血的变化，进而影响精神情志活动。若因奉养居处不当而引发身心疾病，须注意形神兼调。

七、辨地域体质

辨地域体质，即所谓因地制宜，是指生活在不同地域及地理环境中的人，其体质状态有所不同。如《素问·五常政大论》曰："是以地有高下，气有温凉，高者气寒，下者气热，故适寒凉者胀，之温热者疮，下之则胀已，汗之则疮已。"人们生活在不同的地理环境条件下，受着不同水土性质、气候类型、生活习惯等影响而形成了不同体质，如我国南方多湿热，北方多寒燥，东部沿海为海洋性气候，西部内地为大陆性气候，因此西北方人形体多壮实，腠理致密；东南方人体质多柔弱，腠理偏疏松。正如清·王燕昌在《医药·四方之人证治不同》中所言："四方风土各异，人之禀受亦殊。"

辨地域体质强调养生防病必须先别地域，这是由于不同地域在自然环境和生活习惯上各不相同，对体质亦产生不同影响。然同一地域之人，禀赋亦有差异，不可只认地域，而忽略禀赋等其他引起体质差异的因素，务要辨别其孰轻孰重、宜补宜泻、可寒可温，不得一概以南补北泻而论。

第二节　不同体质调养膏方

一、气虚质

1. 调摄原则

益气健脾，培补元气。

2. 膏方调理原则

对于气虚质的人群，膏方以补益元气为主。常用性味甘温或甘平的药物以补益脏腑之气，不宜用苦寒、滋腻、破气之品。

3. 推荐膏方

益气固元膏

药物组成　白人参 90 克，西洋参 90 克，潞党参 150 克，生、灸黄芪各 150 克，炒白术 150 克，生、熟薏苡仁各 200 克，白茯苓 200 克，全当归 150 克，淮山药 150 克，醋柴胡 90 克，广陈皮 90 克，桑寄生 150 克，核桃肉 100 克，莲子肉 100 克，龙眼肉 100 克，黑芝麻 100 克。

临证加减　兼瘀者加川芎 90 克、桃仁 90 克、红花 60 克；化热者加黄芩 30 克、黄连 30 克；易感冒者加生白术 150 克、防风 150 克；津不足者加南沙参 150 克、北沙参 150 克、麦冬 150 克、石斛 150 克；便秘者加麻仁 150 克、枳实 150 克；夜寐欠安者加玫瑰花 60 克、洛神花 60 克、合欢花 60 克；眩晕目花者加夜交藤 150 克、磁石 150 克、龙齿 150 克；腰酸者加杜仲 150 克、牛膝 150 克、寄生 90 克。

制备方法 将主方药物用清水浸泡一昼夜，然后将其他药物放入同煎，以快火连煎三汁后，用细纱布过滤，去渣取汁，白人参、西洋参、潞党参另煎冲入，再放到文火上慢慢煎煮浓缩。取浓汁入，另外用阿胶 300 克、鹿角胶 300 克浸于 500 毫升黄酒中烊化以备用，用白蜜 500 克（如遇糖尿病患者则以木糖醇 400 克），趁热一同冲入药汁之中融化收膏。

4. 饮食调养

气虚质者饮食调养宜选择性平偏温、健脾益气的食物，如小米、糯米、红薯、南瓜、菜花、胡萝卜、土豆、山药、香菇、莲藕（生者甘寒，可清热凉血；熟者甘温，可健脾益气）、莲子、芡实、白果、扁豆、黄豆、蚕豆、豇豆、豌豆、豆腐、鸡肉、鸡蛋、鹌鹑（蛋）、猪肚、牛肉、兔肉、羊肉、淡水鱼、黄鱼、比目鱼、刀鱼、泥鳅、黄鳝、大枣、苹果、橙子、菱角、葡萄干、龙眼肉等。粥是"天下第一补品"，最易被人吸引，对气虚质者最合适。

由于气虚者多有脾胃虚弱，因此饮食不宜过于滋腻，应选择营养丰富而且易于消化的食品。

尽量少吃或不吃空心菜、槟榔、生萝卜等耗气的食物。不宜多食生冷苦寒、辛辣燥热的食物。

不能蛮补、呆补，蛮补就是不问寒热虚实乱补，只要是保健品、补品买来就吃；呆补就是完全不考虑脾胃是否受得了，一味进补，可导致脾胃呆滞，出现肚子胀、食欲消。

常用药膳：

（1）黄芪童子鸡

【原料】童子鸡 1 只，生黄芪 9 克。

【制作】取童子鸡洗净放入锅中；用纱布袋包好生黄芪，取一根细线，一端扎紧纱布袋口，置于锅内，另一端则绑在锅柄上；在锅中加姜、葱及适量水煮汤，待童子鸡煮熟后拿出黄芪包。加入盐、黄酒调味，即可食用。

【效用】益气补虚。适合气虚体质亚健康易发自汗者。

（2）山药粥

【原料】山药 30 克，粳米 180 克。

【制作】将山药和粳米一起入锅，加清水适量煮粥，煮熟即成。此粥可在每日晚饭时食用。

【效用】补中益气，益肺固精。适合气虚体质者，亦可用于肺、脾、肾偏虚的人辅助调养。

（3）八宝鲜鸡汤

【原料】党参、云苓、白术、白芍、生地、熟地各7.5克，川芎、炙甘草各2.5克，光鸡1只，猪瘦肉、猪碎骨各500克，生姜3片。

【制作】以上原料加入适量清水共煲3小时。

【效用】补中益气，健脾养阴。适合气虚体质亚健康者及气虚体质兼有阴虚体质亚健康者。

（4）黄芪膏

【原料】黄芪480克。

【制作】黄芪用水煎透，炼蜜成膏，以白开水冲服。

【效用】补气健脾。适合气虚体质亚健康易发自汗者。

（5）党参莲肉汤

【原料】党参10克，莲子（去皮去心）10克，冰糖30克。

【制作】将党参、莲子放入碗内，加清水适量，泡发后再加冰糖。将盛党参、莲子的碗放入锅内隔水蒸1小时即成。

【效用】补气健脾安神。适合气虚体质亚健康者，亦可用于肺脾虚弱者辅助调养。

5. 起居调护

气虚质者卫阳不足，易于感受外邪，应注意保暖，防止劳汗当风、外邪侵袭。脾主四肢，故可微动四肢，以流通气血，促进脾胃运化。劳则气耗，气虚体质者尤当注意不可过于劳作，以免更伤正气。

二、阳虚质

1. 调摄原则

益气健脾，补肾温阳。

2. 膏方调理原则

对于阳虚体质的人群，膏方以甘温养阳为主，所谓"益火之源，以消荫翳"。选药多用甘温、咸温、辛热之品，如附子、鹿角、巴戟天、仙灵脾、补骨脂等。不宜用苦寒清热的药物。

3. 推荐膏方

温阳暖肾膏

药物组成 黄芪300克，党参250克，仙茅100克，淫羊藿150克，锁阳150克，阳起石200克，肉苁蓉150克，巴戟天150克，补骨脂150克，桑寄生

150克,牛膝150克,熟附块90克,肉桂90克,杜仲150克,鹿茸50克,狗脊150克,核桃仁150克,覆盆子150克,菟丝子150克,五味子90克,蛇床子160克,韭菜子120克,川续断150克,桑螵蛸150克,制香附150克,沉香60克,当归150克,陈皮150克,女贞子150克,枸杞150克,龟板胶200克,谷芽200克,麦芽200克,神曲200克,川芎150克,川桂枝120克,吴茱萸50克,金樱子150克,芡实150克。

制备方法　将以上药物用清水浸泡一昼夜,其中附子一味药略有毒性,可在快火上先煎20分钟;沉香一味具挥发性,须后入药。将其他药在快火上连煎三汁,然后过滤,去渣取汁,再在文火上慢慢熬煎浓缩,另用鹿角胶250克,浸于500毫升黄酒中烊化以备用,用冰糖或蔗糖400克,趁热一同冲入药汁之中收膏,待其冷却后便可服用。

4. 饮食调养

阳虚质者宜多食用甘温补脾阳、肾阳为主的食物,常用的有羊肉、牛肉、鹿肉、鸡肉、猪肚、带鱼、黄鳝、虾(龙虾、对虾、青虾、河虾等)、淡菜、刀豆、韭菜、南瓜、黄豆芽、茴香、洋葱、香菜、胡萝卜、山药、荔枝、龙眼、榴莲、樱桃、杏、大枣、核桃、栗子、腰果、松子、红茶、生姜、辣椒、花椒等。烹调方法多采用焖、蒸、炖、煮等。另外,谚曰"朝食三片姜,胜过人参汤",吃生姜对缓解阳虚作用明显。

阳虚质亚健康者宜少吃生冷、苦寒、黏腻食物,如田螺、螃蟹、海带、紫菜、竹笋、芹菜、黄瓜、苦瓜、冬瓜、西瓜、香蕉、柿子、甘蔗、梨、柚子、火龙果、柑橘、绿豆、蚕豆、绿茶、冷冻饮料等。即使在盛夏也不要过食寒凉之品。减少食盐的摄入,以避免肥胖、肿胀、小便不利、高血压。少用抗生素和清热解毒类中药,以保护阳气。

常用药膳:

(1)当归生姜羊肉汤

【原料】当归20克,生姜30克,羊肉500克。

【制作】将当归、生姜冲洗干净,用清水浸软,切片备用。羊肉剔去筋膜,放入开水锅中略烫,除去血水后捞出,切片备用。当归、生姜、羊肉放入砂锅中,加清水、料酒、食盐,旺火烧沸后撇去浮沫,再改用小火炖至羊肉熟烂即成。

【效用】温中补血,祛寒止痛。适合阳虚体质亚健康者,尤其适用于妇女虚寒性痛经、月经不调者。

(2)韭菜炒核桃仁

【原料】核桃仁50克,韭菜200克。

【制作】将核桃仁用开水浸泡去皮,沥干备用。韭菜择洗干净,切成寸段备用。麻油倒入炒锅,烧至七成熟时加入核桃仁,炸至焦黄,再加入韭菜、食盐,翻炒至熟。

【效用】补肾助阳。适合阳虚体质亚健康易发阳痿者。

(3)羊肉羹

【原料】羊肉 250 克,萝卜 1 个,草果 3 克,陈皮 3 克,良姜 3 克,胡椒 3 克,荜芨 3 克,葱白 3 克,生姜少许。

【制作】将羊肉剔去筋膜,洗净后入沸水锅内氽去血水,捞出后再用凉水漂洗干净,切成约 1 厘米的丁。萝卜洗净泥土,切成厚 0.3 厘米的片;将草果、陈皮、良姜、荜芨用洁净的纱布袋装好并扎口;胡椒拍破,葱白切成节,生姜洗净拍破。羊肉丁和以上药物同置炒锅中,加入清水适量,并加葱和生姜,旺火烧沸,打去浮沫,再用文火煨 2～3 小时,至肉酥烂即可。捞出药包,除去葱和生姜,略调味即成。

【效用】补肾温阳,散寒止痛。适合阳虚体质亚健康易发阳痿、宫冷不孕者。

(4)复元汤

【原料】怀山药 50 克,肉苁蓉 20 克,菟丝子 10 克,葱白 3 根,核桃肉 2 个,粳米 100 克,羊瘦肉 500 克,羊脊骨 1 具,生姜 20 克,料酒 20 克,八角、花椒、胡椒粉、食盐适量。

【制作】将羊脊骨砍成数节,用清水洗净;羊肉洗净后与羊脊骨一起放入沸水锅内,氽去血水,再洗净。将怀山药等药物用纱布袋装好扎口;生姜、葱白拍破,羊肉切成条块。将以上食物和药袋同时放入砂锅内,加入清水适量,置武火上烧沸后打去浮沫,再放入花椒、八角、料酒,再用文火继续炖至肉烂为止。将肉汤装碗后,用胡椒、食盐调味即成。

【效用】温中暖下。适合阳虚体质亚健康者,亦可用于老年人肾精虚弱者辅助调养。

(5)韭菜炒鲜虾

【原料】韭菜 250 克,鲜虾 400 克(去壳),菜油、食盐、葱、生姜、料酒各适量。

【制作】将韭菜洗净,切成长 3 厘米的节;鲜虾剥去壳,洗净;葱切成段,生姜切成米粒大小。锅烧热,倒入菜油,烧沸,放入葱爆锅,倒入虾仁和韭菜,再放入姜米、料酒,连续翻炒熟,起锅即成。若治阳痿,食用时可饮白酒。

【效用】健胃补虚,益精壮阳。适合阳虚体质亚健康易发阳痿者。

(6)茴香炖猪腰

【原料】八角茴香 15 克,猪腰子 2 个,生姜、葱、食盐、料酒各适量。

【制作】将猪腰子洗净,从凹处开一口,将八角茴香、食盐装入腰子内,用白线缝合。猪腰子放入砂锅中,加生姜、葱、料酒及水适量,置武火上烧沸,移文火上炖熟即成。

【效用】温阳,散寒,理气。适合阳虚体质亚健康易发肾虚腰痛、寒疝腹痛者。

5. 起居调护

阳虚体质者耐春夏不耐秋冬,秋冬季节要适当暖衣温食以养护阳气,尤其要注意腰部和下肢保暖。夏季暑热多汗也易导致阳气外泄,要尽量避免强力劳作、大汗伤阳,也不可恣意贪凉饮冷。在阳光充足的情况下适当进行户外活动,不可在阴暗潮湿寒冷的环境中长期工作和生活。

三、阴虚质

1. 调摄原则

滋肾养肝,培补阴液。

2. 膏方调理原则

对于阴虚质的人群,膏方以甘寒养阴为主,所谓"壮水之主,以制阳光"。选用的药物大多甘寒质润,能补阴、滋液、润燥。张景岳曰:"善补阴者,必于阳中求阴,则阴得阳升而源泉不竭。"根据阴阳互根的原理,在补阴的药物中适当辅以温阳药,使阴有所化,并可借阳药之通、之运,以解阴之凝滞。不宜用辛燥药。

3. 推荐膏方

滋养肝肾膏

药物组成 熟地黄300克,怀山药300克,吴茱萸250克,枸杞200克,炙龟板250克,炙鳖甲250克,麦冬200克,菟丝子200克,牛膝200克,杜仲200克,沙参200克,女贞子200克,旱莲草200克,川石斛200克,何首乌200克,白芍药200克,五味子120克,酸枣仁150克,当归200克,桑葚200克,骨碎补200克,狗脊200克,紫河车120克,金樱子200克,芡实200克,陈皮200克,佛手片150克,合欢花90克,桃仁200克,龙眼肉200克,茯苓200克,夜交藤200克,甘菊花120克,泽泻200克,知母200克,黄檗200克,灵磁石400克,石菖蒲200克。

制备方法 将以上药物用清水浸泡一昼夜,其中灵磁石一味为矿物类药物,应先煎30分钟左右,然后将其他药物放入同煎,以快火连煎三汁后,用细纱布过滤,去渣取汁,再放到文火上慢慢煎煮浓缩。另外用阿胶300毫升,浸于500毫升黄酒中烊化以备用,用冰糖或蔗糖400克,趁热一同冲入药汁之中收膏,待冷却后便可服用。

4. 饮食调养

阴虚体质是由于体内津液精血等阴液亏少,以阴虚内热为主要体质状态,因此阴虚体质亚健康者宜多食滋阴潜阳食物。常见的有芝麻、绿豆、鸭肉、猪肉、猪皮、兔肉、牛奶、豆腐、乌贼、龟、鳖、螃蟹、牡蛎、蛤蜊、海蜇、海参、苦瓜、甘蔗、木耳、银耳等。可采用红烧、焖、蒸、炖、煮、煲等方法,尽量少放调料,保持原汁原味。

蜂蜜可滋阴养颜,平时可以多喝蜂蜜水。山药、荸荠、莲子、百合既是蔬菜,又是中药,阴虚质亚健康者平时可以多吃。

温燥、辛辣、香浓的食物易伤阴,如花椒、茴香、桂皮、味精、辣椒、葱、姜、蒜、韭菜、虾仁、羊肉等,应少吃,甚至不吃。阴虚质亚健康者应忌吃煎炸炒爆食品和脂肪含量过高食物。

酸甘可化阴,甘寒可清热,因此多数水果都适合阴虚体质,但荔枝、龙眼、樱桃、杏、大枣、核桃、栗子等不宜。

常用药膳:

(1)二冬膏

【原料】天冬500克(去皮及根须),麦冬500克。

【制作】将天冬、麦冬(去心)捣碎,用洁净白细纱布绞取汁,滤净后放入瓷罐内,用文火熬成膏。

【效用】滋阴润肺,养阴生津。适合阴虚体质亚健康常感咽干口燥、皮肤干燥者。

(2)蜂蜜银耳蒸百合

【原料】百合120克,蜂蜜30克,银耳30克。

【制作】将百合、蜂蜜、银耳拌和均匀,蒸令熟软。

【效用】清心润肺。适合阴虚体质亚健康常感虚烦失眠多梦者。

(3)玉竹百合猪瘦肉汤

【原料】玉竹、百合各30克,猪瘦肉300克,生姜2~3片。

【制作】玉竹、百合用清水洗净,稍浸泡;猪瘦肉亦用清水洗净,整块不用刀切;然后一起与生姜入进瓦煲内,加入清水2000~2500毫升(8~10碗水量)。武火煲沸后改为文火煲2~3小时,调入适量食盐和少许生抽便可。

【效用】滋阴润燥,调和五脏。适合阴虚体质亚健康者食用。

(4)熟地膏

【原料】熟地300克。

【制作】将熟地煎熬3次,分次过滤去滓,合并滤液,兑白蜜适量,熬炼成膏,装瓶藏之。每服 2 汤匙(约 9～15 克),日服 1～2 次,白开水送服。

【效用】养血滋阴,益肾填精。适合阴虚体质亚健康常感手足心热、腰膝酸软者,亦可用于老年人肝肾阴虚者辅助调养。

(5)莲子银耳羹

【原料】莲子 20 克,银耳 10 克,鸡蛋 1 个,冰糖 60 克,猪油 20 克。

【制作】将银耳放入盆内,加温水适量,浸泡约 30 分钟,待发透后摘去蒂头,择净杂质。用手将银耳撕成片状,莲子发透去心,然后把银耳、莲子同时倒入洁净的铝锅内,加水适量,置武火上烧沸后,移文火上煎熬 2～3 小时,至银耳煮烂为止。冰糖放入另一锅中,加水适量,置文火上熔化成汁,用纱布过滤;将鸡蛋打破取蛋清,兑入清水少许,搅匀后倒入锅中搅拌,待烧沸后打去浮沫,将糖汁倒入银耳锅内,起锅时加少许猪油即成。

【效用】养阴润肺,益气生津。适合阴虚体质亚健康常感咽干口燥、皮肤干燥者。

5. 起居调护

阴虚之体质由于阴不制阳而阳气易亢,应保证充足的睡眠时间,以藏养阴气;工作紧张、熬夜、剧烈运动、高温酷暑的工作生活环境等均应尽量避免;特别是冬季,更要注意保护阴精。肾阴是一身阴气之本,阴虚体质者要节制房事,惜阴保精。阴虚体质者还应戒烟,《本草汇言》云其"味苦辛,气热,有毒",长期吸烟易致燥热内生,容易出现口干咽燥或咳痰咯血。

四、痰湿质

1. 调摄原则

健脾利湿,化痰泄浊。

2. 膏方调理原则

对于痰湿质的人群,膏方兼以健脾化痰、利湿行水为主,选药多用苍术、砂仁、茯苓、藿香、厚朴、佛手。不宜用养阴药。

3. 推荐膏方

化湿祛痰膏

药物组成 炒苍术 120 克,炒白术 120 克,制半夏 120 克,陈皮 90 克,太子参 120 克,白茯苓 150 克,全天麻 60 克,钩藤 100 克,石菖蒲 90 克,生甘草 30 克,川贝母 90 克,淡黄芩 90 克,淡竹茹 60 克,砂仁、蔻仁各 45 克,广郁金 90 克,炒枳壳 90 克,瓜蒌皮 100 克,丹参 120 克,檀香 45 克,羌活 90 克,山楂、神曲各 45 克。

制备方法 将以上药物用清水浸泡一昼夜,以快火连煎三汁后,用细纱布过滤,去渣取汁,再放到文火上慢慢煎煮浓缩。加入鳖甲胶 90 克、鹿角胶 90 克、冰糖 250 克收膏。

4. 饮食调养

痰湿质是由于水液内停而痰湿凝聚,以黏滞重浊为主要特征的体质状态。因此,痰湿质亚健康者在饮食上宜清淡,多摄取能够宣肺、健脾、益肾、化湿、通利三焦的食物,如薏苡仁、赤小豆、扁豆、蚕豆、花生、海蜇、胖头鱼、鲫鱼、鲤鱼、鲈鱼、文蛤、山药、白萝卜、洋葱、豆角、冬瓜、竹笋、紫菜、枇杷、荸荠、橄榄、辣椒、咖啡、生姜等。

可以吃些偏温燥的食物,如生姜,但要注意痰湿质者吃姜是有讲究的,要挑时间吃。正如谚曰"冬吃萝卜夏吃姜,不劳医生开药方","上床萝卜下床姜,夜晚生姜赛砒霜"。夏天要坚持喝"红糖姜茶"(姜片、红糖、枣片一起煮成),特别适合女性。痰湿质者要少吃肥甘、油腻、滋补、寒凉饮食,如猪肥肉、油炸食品、冰激凌以及碳酸饮料等。

常用药膳:

(1)山药冬瓜汤

【原料】山药 50 克,冬瓜 150 克。

【制作】将山药、冬瓜置锅中慢火煲 30 分钟,调味后即可食用。

【效用】健脾,益气,利湿。适合痰湿体质亚健康者及单纯性肥胖者。

(2)薏苡仁粥

【原料】生薏苡仁 50 克,粳米 60 克。

【制作】将生薏苡仁、粳米同放锅中,用武火煮沸后,改文火煮 2 小时,加入适量白糖调味即可。

【效用】健脾除湿化痰。适合痰湿体质亚健康者或兼湿热体质者。

(3)荷叶粥

【原料】干荷叶 30 克,粳米 60 克。

【制作】将干荷叶揉碎,与粳米同放锅中,共熬成粥。

【效用】健脾除湿降脂。适合痰湿体质亚健康伴血脂过高者。

(4)冬瓜荷叶薏苡仁排骨汤

【原料】冬瓜 1000 克,鲜荷叶 1 片,薏苡仁 30 克,猪排骨 500 克,生姜2~3 片。

【制作】将冬瓜连皮洗净,切成块状;薏苡仁、荷叶洗净,稍浸泡;猪排骨洗净斩为小块,然后与生姜一起放进瓦煲内,加入清水 3000 毫升(约 12 碗水量);先用武火煲沸,再改为文火煲约 3 小时,加入适量食盐和少许生抽便可。

【效用】清热祛湿,行水消肿。适合痰湿体质亚健康形体肥胖、常感口中黏腻者。

（5）葫芦瓜猪瘦肉汤

【原料】葫芦瓜1～2个（800～900克），猪瘦肉500克，生姜2～3片。

【制作】将葫芦瓜洗净，连皮切块状；猪瘦肉洗净，不用切块。把它们一起与生姜放在瓦煲内，加入清水2500毫升（约10碗水量）。武火煲沸后改用文火约煲2.5小时，调入适量食盐和生抽便可。

【效用】清热利尿，除烦止渴。适合痰湿体质亚健康者。

5. 起居调护

痰湿体质之人以湿浊偏盛为特征。湿性重浊，易阻滞气机，遏伤阳气。平时应多进行户外活动，经常晒太阳或进行日光浴，以舒展阳气，通达气机。保持居室干燥。衣着透湿散气。在湿冷的气候条件下要减少户外活动，避免受寒雨淋。

五、湿热质

1. 调摄原则

清热利湿。

2. 膏方调理原则

对于湿热质的人群，平时易患疮疖、热病。对夏末秋初湿热气或夏季高温环境较难适应。调理时宜配伍清热解毒利湿消浊之品。

3. 推荐膏方

中上焦湿热：清湿热消痞膏

药物组成　制半夏90克，党参150克，黄连45克，瓜蒌90克，黄芩60克，干姜45克，炙甘草30克，茯苓120克，橘皮60克，炒枳壳90克，苍术、白术各120克，泽泻90克，藿香90克，大腹皮90克，延胡索90克，竹茹60克，生、熟薏苡仁各120克，砂仁、蔻仁各45克。

制备方法　将以上药物用清水浸泡一昼夜，以快火连煎三汁后，用细纱布过滤，去渣取汁，再放到文火上慢慢煎煮浓缩，加入冰糖500克收膏。

下焦湿热：祛湿调血膏

药物组成　白头翁150克，黄连30克，黄檗60克，秦皮90克，木香30克，金银花90克，煨葛根100克，当归90克，赤芍药、白芍药各90克，苍术、白术各90克，厚朴90克，陈皮60克，薏苡仁120克，桃仁90克，牡丹皮60克，生蒲黄（包煎）90克，槟榔60克，地榆炭100克，生甘草3克。

制备方法　将以上药物用清水浸泡一昼夜，以快火连煎三汁后，用细纱布过滤，去渣取汁，再放到文火上慢慢煎煮浓缩，加入冰糖250克收膏。

4.饮食调养

湿热质者是以湿热内蕴为主要特征的体质状态,宜食用清利化湿的食物,如红小豆、绿豆、蚕豆、四季豆、鸭肉、兔肉、鲫鱼、鲤鱼、田螺、海带、紫菜、冬瓜、丝瓜、苦瓜、黄瓜、菜瓜、西瓜、白菜、芹菜、荠菜、卷心菜、空心菜、竹笋、莴笋、葫芦、莲藕、萝卜、豆角、绿豆芽、荸荠、梨、绿茶、花茶、薏苡仁、莲子、茯苓等。

体质内热较盛者,禁忌辛辣燥烈、大热大补的食物,如辣椒、生姜、大葱、大蒜、鹿肉、狗肉、羊肉、牛肉、动物内脏及荔枝、杜果、菠萝、酒、奶油等。少吃肥甘厚的食物以及温热食品和饮品。最忌讳食用经过油炸、煎炒、烧烤等高温加工烹制而成的食物。

常用药膳:

(1)绿豆藕

【原料】粗壮肥藕1节,绿豆50克。

【制作】将藕去皮,冲洗干净备用。绿豆用清水浸泡后取出,装入藕孔内,放入锅中,加清水炖至熟透,调以食盐进食。

【效用】清热解毒,明目止渴。适合湿热体质亚健康常感口苦口干者。

(2)百莲酿藕

【原料】百合15克,莲米15克,鲜藕500克,橘红15克,薏苡仁15克,芡实15克,糯米125克,蜜樱桃30克,瓜片15克,白糖500克,猪油60克。

【制作】取鲜藕粗壮部位,削去一头,内外洗净,用竹筷透通孔眼;将淘洗过的糯米由孔装入抖紧,用刀背敲拍孔口,使之封闭不漏;放锅内煮烂后,捞入清水中漂起,然后刮去外面粗皮,切成6毫米厚的圆片待用。莲米刷净皮,捅去心,同薏苡仁、百合、芡实分别择净,冲洗后装入碗中,加清水适量,上笼蒸烂待用。将瓜片、橘红切成丁,蜜樱桃对剖。猪油修一方块,铺于碗内,蜜樱桃随意摆成花纹图案,再相继放入瓜片、橘红丁和薏苡仁、百合、芡实、莲米等原材料,同时将藕片摆成一定图案;摆好后洒入白糖,上笼蒸至极烂,翻于圆盆内,揭去猪油,将其余白糖收成糖汁挂上即成。

【效用】清热润肺,安神养心。适合湿热体质亚健康常感心烦急躁者。

(3)绵茵陈猪肉汤

【原料】绵茵陈30克,猪瘦肉150克,生姜2~3片。

【制作】将绵茵陈用清水浸泡,清洗2遍,去除泥土和灰尘;猪瘦肉亦用清水洗净,不必刀切。然后将以上食材与生姜一起放进瓦煲内,加入清水2000毫升(约8碗水量),先以武火煲沸,再改用文火煲1.5小时,调入适量食盐和少许生抽便可。

【效用】健脾祛湿。适合湿热体质亚健康常感口苦口干者。

（4）金银花水鸭汤

【原料】金银花 9 克，生地 6 克，水鸭 1 只，猪瘦肉 250 克，生姜 2～3 片。

【制作】将金银花、生地洗净，稍浸泡；水鸭宰净，去肠杂、尾巴部，洗净砍件；猪瘦肉洗净，不用刀切。然后将所有原料与生姜一起放进瓦煲内，加入清水 3000 毫升(约 12 碗水量)，先用武火保沸，再改为文火煲 3 小时，调入适量食盐和生油便可。

【效用】祛湿解毒。适合湿热体质亚健康易发痤疮、常感口苦口干者。

（5）炒绿豆芽

【原料】绿豆芽 250 克，菜油、生姜、葱、食盐、味精各适量。

【制作】将绿豆芽挑去杂质，洗净；菜油放入热锅内，加热，然后下入绿豆芽，再放食盐、酱油，翻炒去生，加味精即成。

【效用】解热毒，利三焦。适合湿热体质亚健康易发热毒疮疡、小便赤热不利者。

5. 起居调护

湿热质以湿热内蕴为主要特征。应避免长期熬夜或过度疲劳。要保持二便通畅。注意个人卫生，预防皮肤病变。烟草为辛热秽浊之物，易于生热助湿，久受烟毒可内生浊邪，酒性热而质湿，《本草衍义补遗》言其"湿中发热近于相火"，堪称湿热之最，必须力戒烟酒。

六、气郁质

1. 调摄原则

疏肝解郁。

2. 膏方调理原则

对于气郁质的人群，膏方宜在用药中兼用疏肝行气、化郁散结药物。

3. 推荐膏方

疏肝养颜膏

药物组成　醋柴胡 90 克，广郁金 90 克，炒赤芍 150 克，桃仁泥 90 克，草红花 60 克，炒川芎 150 克，全当归 150 克，炒白芍 150 克，白茯苓 60 克，白蔹根 150 克，炒白术 100 克，白薇 150 克，白鲜皮 100 克，桑白皮 100 克，熟地黄 90 克，月季花 60 克，玫瑰花 60 克，生、熟薏苡仁各 200 克，生甘草 90 克，广郁金 90 克，大红枣 100 克，核桃肉 100 克，莲子肉 100 克，龙眼肉 100 克，黑芝麻 100 克。

临证加减　兼气虚者加白人参 150 克、潞党参 150 克、生、炙黄芪各 150

克;兼阳虚者选用鹿角胶 150 克;化热者加黄芩 30 克、黄连 30 克;易感冒者加防风 150 克;津不足者加西洋参 150 克、南沙参 150 克、北沙参 150 克、麦冬 150 克、石斛 150 克;便秘者加麻仁 150 克、枳实 150 克;夜寐欠安者加柏子仁 90 克、酸枣仁 90 克、洛神花 90 克、合欢花 90 克、夜交藤 150 克、煅磁石 150 克、青龙齿 150 克;腰酸者加全杜仲 150 克,川、淮牛膝各 150 克,桑寄生 150 克,制狗脊 150 克。

制备方法　将以上药物用清水浸泡一昼夜,以快火连煎三汁后,用细纱布过滤,去渣取汁,再放到文火上慢慢煎煮浓缩,取浓汁入阿胶 300 克、白蜜 500 克(糖尿病患者则以木糖醇 400 克)、黄酒 500 克,融化收膏。

4. 饮食调养

气郁质是气机郁滞不畅的体质状态,因此宜选用具有理气解郁、调理脾胃功能的食物,如大麦、荞麦、高粱、白萝卜、洋葱、香菜、包心菜、苦瓜、丝瓜、黄花菜、刀豆、蘑菇、豆豉、海带、海藻、柑橘、柚子、山楂、菊花、玫瑰花、茉莉花等。

气郁体质亚健康者应少吃收敛酸涩的食物,如石榴、乌梅、青梅、杨梅、草莓、杨桃、酸枣、李子、柠檬、南瓜、泡菜等,以免阻滞气机,因气滞而血凝。亦不可多食冰冷食物,如雪糕、冰淇淋、冰冻饮料等。

常用药膳:

(1)橘皮粥

【原料】橘皮 50 克,粳米 100 克。

【制作】将橘皮研细末备用。粳米淘洗干净,放入锅内,加清水。煮至粥将成时加入橘皮,再煮 10 分钟即可。

【效用】理气运脾。适合气郁体质亚健康者或兼痰湿体质者。

(2)疏肝粥

【原料】柴胡 6 克,白芍、枳壳各 12 克,香附、川芎、陈皮、甘草各 3 克,粳米 50 克,白糖适量。

【制作】将以上七味中药水煎,取汁去渣,加入粳米煮粥,待粥将成时加白糖调味。

【效用】疏肝解郁。适合气郁体质亚健康以神情抑郁、胸闷不舒为主要特征者。

(3)玫瑰花鸡肝汤

【原料】银耳 15 克,玫瑰花 10 克,茉莉花 24 朵,鸡肝 100 克。

【制作】将银耳洗净撕成小片,清水浸泡待用;玫瑰花、茉莉花温水洗净;鸡肝洗净切成薄片备用。将水烧沸,先入料酒、姜汁、食盐,随即下入银耳及鸡肝,烧沸,打去浮沫,待鸡肝熟后调味,最后加入玫瑰花、茉莉花稍沸即可。

【效用】疏肝解郁,健脾宁心。适合气郁体质亚健康者,尤其适用于女性。

5. 起居调护

气郁质者有气机郁结倾向。要舒畅情志,宽松衣着,适当增加户外活动和社会交往,以放松身心,和畅气血,减少怫郁。

七、血瘀质

1. 调摄原则

活血祛瘀,舒经通络。

2. 膏方调理原则

对于血瘀质的人群,膏方宜在用药中兼用行气活化瘀之品,不宜用凉血涩血药,应活血祛瘀,通络养颜,常用血府逐瘀汤,以祛瘀生新,改善心痛胸闷、头晕头痛,关节滞涩疼痛,妇女月经色暗有血块、痛经、皮肤暗沉、色素沉着、黑眼圈等。

3. 推荐膏方

益气活血膏

药物组成　生黄芪250克,党参200克,赤芍药150克,白芍药150克,川芎90克,当归120克,桃仁90克,红花90克,白术120克,青皮90克,陈皮90克,柴胡90克,生蒲黄(包煎)90克,黄精100克,丹参120克,升麻90克,炙甘草60克,广地龙90克,五灵脂90克,檀香45克,砂仁(后入)30克,茯苓100克,香附90克,山药250克,防风100克,神曲100克,山楂90克,牛膝120克,生地黄120克,枳壳100克,麦冬120克,牡丹皮100克,延胡索100克,泽兰叶100克,乌药90克。

制备方法　将以上药物用清水浸泡一昼夜,以快火连煎三汁后,用细纱布过滤,去渣取汁,再放到文火上慢慢煎煮浓缩。另用鳖甲胶200克,以黄酒400毫升浸泡烊化,冰糖或蔗糖500克,连同50克参三七粉,趁热一同冲入药中收膏,待冷却以后便可服用。

4. 饮食调养

血瘀质者具有血行不畅甚或瘀血内阻之虞,因此血瘀质亚健康者在饮食上应选择具有活血化瘀功效的食物,如生山楂、番木瓜、杞果、黑豆、黄豆、香菇、茄子、油菜、红糖、黄酒、葡萄酒等。要正确对待饮酒问题,酒虽然有活血作用,但伤肝,因此不宜饮用烈性酒;少量饮用葡萄酒、糯米甜酒,既可活血化瘀,又对肝脏构不成严重危害,有益于促进血液循环,比较适合女性。

不宜吃收涩、寒凉、冰冻之物，如乌梅、柿子、石榴、苦瓜、花生米等。不可多吃高脂肪、高胆固醇、油腻食物，如蛋黄、虾、猪头肉、猪脑、奶酪等。山楂可用于血瘀质、血瘀质肥胖者、慢性心脑血管疾病的调养。金橘无活血作用，但疏肝理气作用好，也可用之。韭菜、洋葱、大蒜、桂皮、生姜等适合血瘀质者在冬天食用，或血瘀质兼夹阳虚者食用。凉性活血之品有生藕、黑木耳、竹笋、紫皮茄子、芸薹菜、魔芋等，适合血瘀质者在夏天食用，或血瘀质兼夹湿热、阴虚内热体质的人食用。菇类养肝护肝，防癌抗癌，也很适合血瘀体质者。水产中的螃蟹可用于消散外伤后遗留的瘀血，海参对血瘀质形体干枯、皮肤干燥者效果好。醋有助于软化血管。菜籽油有活血之功，但有小毒。玫瑰花、茉莉花泡茶喝有疏肝理气、活血化瘀之功。

常用药膳：

（1）山楂红糖汤

【原料】生山楂 10 枚，红糖 30 克。

【制作】将生山楂冲洗干净，去核打碎，放入锅中，加清水煮约 20 分钟，调以红糖进食。

【效用】活血散瘀。适合血瘀体质亚健康兼见消化不良者。

（2）黑豆川芎粥

【原料】川芎 10 克，黑豆 25 克，粳米 50 克。

【制作】将川芎用纱布包裹，和黑豆、粳米一起加水煮熟，加适量红糖，分次温服。

【效用】活血祛瘀，行气止痛。适合血瘀体质亚健康者。

（3）益母草煲鸡蛋

【原料】益母草 30～60 克，青皮鸡蛋 1～2 个。

【制作】将益母草用清水反复洗净，并浸泡 15 分钟，之后与鸡蛋一起放进瓦煲内，加入清水 450～500 毫升，煎煮 20 分钟，捞起鸡蛋放入清水中片刻，去蛋壳后再放进瓦煲内继续煎煮，如不习惯中药气味可加入适量红糖，煎煮片刻即可。

【效用】活血调经。适合血瘀体质亚健康者，尤其适用于妇女月经不调者。

（4）红花三七蒸老母鸡

【原料】老母鸡 1 只（约 1000 克），参三七 10 克，红花 15 克，陈皮 10 克。

【制作】将老母鸡宰杀，剖腹去内脏，洗净后放入三七、红花、陈皮、文火蒸熟至肉烂，加葱、盐、姜调味，分餐食之。

【效用】活血化瘀。适合血瘀体质的老年亚健康者。

（5）芎归三七炖猪肉

【原料】川芎 6 克，当归 9 克，三七 10 克，猪肉 500 克。

【制作】将川芎、当归、三七、猪肉同放入煲内，加清水适量，文火炖 2～3 小时，饮汁吃肉，连用 5～6 天。

【效用】活血化瘀。适合血瘀体质亚健康者。

5. 起居调护

血瘀质者具有血行不畅的倾向。血得温则行，得寒则凝。血瘀质者要避免寒冷刺激。日常生活中应注意动静结合，不可贪图安逸而加重气血瘀滞。

八、特禀质

1. 调摄原则

健脾补肾，培补先后天。

2. 膏方调理原则

此类体质的人较适合冬令膏方调理。对于特禀质的人群，膏方调理宜合用消风散、玉屏风散，以益气固表，和营祛风。

3. 推荐膏方

肺虚：补肺膏

药物组成　黄芪 250 克，白术 120 克，防风 90 克，党参 150 克，五味子 60 克，桂枝 60 克，白芍药 90 克，陈皮 90 克，炒黄精 100 克，升麻 90 克，柴胡 90 克，炙甘草 45 克，当归 120 克，茯苓 120 克，龙骨 150 克，牡蛎 150 克，生姜 30 克，大枣 45 克。

制备方法　将以上药物用清水浸泡一昼夜，以快火连煎三汁后，用细纱布过滤，去渣取汁，生晒参、党参另煎冲入，再以文火慢慢煎煮浓缩，加阿胶 90 克、鹿角胶 90 克、冰糖 250 克收膏。每晨 1 匙，开水冲服。

脾虚：健脾膏

药物组成　党参 150 克，生黄芪 250 克，苍术 90 克，白术、白芍药各 120 克，茯苓 120 克，陈皮 90 克，佛手 90 克，制半夏 90 克，山药 120 克，扁豆 100 克，葛根 90 克，炒枳壳 90 克，荷叶 45 克，莲子肉 100 克，升麻 90 克，薏苡仁 120 克，谷芽、麦芽各 90 克，炙甘草 45 克，桂枝 9 克，干姜 6 克。

制备方法　将以上药物用清水浸泡一昼夜，以快火连煎三汁后，用细纱布过滤，去渣取汁，生晒参、党参另煎冲入，再以文火慢慢煎煮浓缩，加阿胶 90 克、鹿角胶 90 克、冰糖 250 克收膏。每晨 1 匙，开水冲服。

肾虚：补肾膏

药物组成　生晒参 120 克，熟地黄 250 克，山药 150 克，山茱萸 90 克，泽泻 90 克,茯苓 120 克,党参 150 克,黄芪 250 克,牡丹皮 90 克,菟丝子 120 克,枸杞 120 克,桂枝 60 克,附子 60 克,补骨脂 90 克,杜仲 150 克,淫羊藿 90 克,巴戟天 120 克,陈皮 60 克,制半夏 90 克,核桃肉 120 克,脐带 45 克。

制备方法 将以上药物用清水浸泡一昼夜,以快火连煎三汁后,用细纱布过滤,去渣取汁,生晒参、党参另煎冲入,再以文火慢慢煎煮浓缩,加阿胶 90 克、鹿角胶 90 克、冰糖 250 克收膏。每晨 1 匙,开水冲服。

4.饮食调养

特禀质者饮食调养应根据个体的实际情况制订不同的保健食谱。就过敏体质亚健康者而言,饮食宜清淡,忌生冷、辛辣、肥甘油腻及各种"发物"(致敏食物),如酒、鱼、虾、蟹、辣椒、浓茶、咖啡等。

常用药膳:

(1)固表粥

【原料】乌梅 15 克,黄芪 20 克,当归 12 克,粳米 100 克。

【制作】将乌梅、黄芪、当归放砂锅中加水煎开,再用小火慢煎成浓汁。取出药渣后再加水煮粳米成粥,加冰糖趁热食用。

(2)葱白红枣鸡肉粥

【原料】粳米 100 克,红枣 10 枚,连骨鸡肉 100 克,葱白、香菜各少许。

【制作】将粳米、红枣(去核)、连骨鸡肉分别洗净;姜切片;香菜、葱切末。锅内加水适量,放入鸡肉、姜片大火煮开。然后放入粳米、红枣熬 45 分钟左右。最后加入葱白、香菜,调味服用。

(3)白芷黄芪煲猪肉

【原料】白芷 10 克,黄芪、白花蛇舌草、葛根各 25 克,蜜枣 3 个,猪肉 400 克,生姜 3 片。

【制作】将白芷、黄芪、白花蛇舌草、葛根洗净,蜜枣去核,猪肉洗净。与生姜一起放入瓦煲内,加入清水 2500 毫升,武火煲沸后改文火煲 2 小时,调入适量食盐即成。

【效用】行气固表,祛风通窍。适合过敏体质亚健康易发过敏性鼻炎者。

(4)灵芝黄芪炖猪瘦肉

【原料】野生灵芝(无柄赤芝为佳)15 克,黄芪 15 克,猪瘦肉 100 克,食盐、葱、生姜、料酒、味精各适量。

【制作】将灵芝、黄芪洗净,切片备用。猪瘦肉洗净,切成 2 厘米见方的块,放入铝锅内,加灵芝、黄芪、调料、水适量。铝锅置武火上烧沸后,改用文火炖熬至猪瘦肉熟烂即成。

【效用】补脾益肺。适合过敏体质亚健康者。

5. 起居调护

　　特禀质者应根据个体情况调护起居。其中过敏体质者由于容易出现水土不服,在陌生的环境中要注意减少户外活动,避免接触各种致敏的动植物,适当服用预防性药物,以减少发病机会。在季节更替之时要及时增减衣被,增强机体对环境的适应能力。

第四章
女性和男性调养膏方

第一节 / 女性调养膏方

一、月经先期

月经周期提前 7 天以上,甚至 10 余日一行,连续两个周期以上者,称为"月经先期"。月经先期属于以周期异常为主的月经病,常与月经过多并见,严重者可发展为崩漏。

(一)病因病机

本病的病因病机,主要是气虚和血热,气虚则统摄无权,冲任不固;血热则热伏冲任伤及子宫,血海不宁,均可使月经先期而至。

1. 气虚

可分为脾虚和肾气虚。

脾气虚:本质素弱,或饮食失节,或劳倦思虑过度,损伤脾气,脾伤则中气虚弱,冲任不固,经血失统,以致月经先期来潮。脾为心之子,脾气既虚,则赖心气以自救,久则心气亦伤,致使心脾气虚,统摄无权,月经提前。

肾气虚:年少肾气未充,或绝经前肾气渐衰,或多产房劳,或久病伤肾,肾气虚弱,冲任不固,不能约制经血,遂致月经提前而至。

2. 血热

常分为阳盛血热、阴虚血热、肝郁血热。

阳盛血热:素体阳盛,或过食辛燥助阳之品,或感受热邪,热伤冲任、子宫,迫血下行,以致月经提前而至。

阴虚血热:素体阴虚,或失血伤阴,或久病阴亏,或多产房劳耗伤精血,以致阴液亏损,虚热内生,热伏冲任,血海不宁,则月经先期而下。

肝郁血热:素体抑郁,或情志内伤,肝气郁结,郁久化热,热伤冲任,迫血下行,遂致月经提前而至。

月经先期既有血热或虚单一病机,又可见多脏同病或气血同病之病机。如脾病可及肾,肾病亦可及脾,均可出现脾肾同病;月经提前,常伴经血量多,气随血耗,阴随血伤可变生气虚、阴虚、气阴两虚或气虚血热等诸证;经血失约也可出现经水淋漓至期难尽。周期提前、经量过多、经期延长,三者并见有发展为崩漏之虞。

（二）辨证论治

月经先期的辨证,着重于周期的提前及经量、经色、经质的变化,结合全身证候及舌脉,辨其属实、属虚、属热。一般以周期提前,或兼量多,色淡红,质清稀,唇舌淡,脉弱者属脾气虚;周期提前,经量或多或少,色淡黯,质清稀,腰膝酸软者属肾气虚;周期提前,经量多,色深红或紫红,质黏稠,舌质红,脉数有力者为阳盛血热;周期提前,经量少,色红,质稠,脉虚而数者为阴虚血热;周期提前,经量或多或少,经色紫红,质稠,或有血块,胸胁少腹胀满,脉弦者为肝郁血热。若仅见周期提前而量、色、质无明显异常,还可根据素体情况、全身证候及舌脉进行辨证。

本病的治疗原则,重在调整月经周期,使之恢复正常,故须重视平时的调治,按其证候属性,或补,或清。若脉证无火,则应补虚,或补中气,或固命门,或补益心脾,或脾肾双补。如为血热证,则应清热。然不论实热虚热皆不宜过用寒凉,以免损伤阴血。

（三）膏方治疗

1. 气虚证

（1）脾气虚证

【症状】月经周期提前,或经血量多,色淡红,质清稀;神疲肢倦,气短懒言,小腹空坠,纳少便溏;舌淡红,苔薄白,脉细弱。

【治法】补脾益气,摄血调经。

【方药】黄芪 250 克,当归 120 克,党参 120 克,陈皮 60 克,升麻 100 克,柴胡 120 克,白术 150 克,白茯苓 150 克,远志 120 克,砂仁 45 克,山药 150 克,煅龙骨 250 克,煅牡蛎 250 克,菟丝子 150 克,杜仲 120 克,大枣 120 克,甘草 100 克,龙眼肉 150 克。

将上药浸泡后加水煎煮 3 次,滤汁去渣,合并滤液,加热浓缩为清膏,生晒参 150 克另煎取汁,阿胶 250 克,鹿角胶 150 克加适量黄酒浸泡后隔水炖烊,兑入清膏和匀,加蜂蜜 500 克收膏即成。每次 15～20 克,每日 2 次,开水调服。

本方以党参、黄芪益气;白术、甘草健脾补中;当归补血,陈皮理气;升麻、柴胡升阳;煅龙骨、煅牡蛎固涩止血;砂仁、山药、茯苓健脾和胃;鹿角胶、菟丝子、杜仲温肾阳,益精气。全方有补气升阳、摄血归经之效。

(2)肾气虚证

【症状】月经周期提前,经量或多或少色淡黯,质清稀;腰膝酸软,头晕耳鸣,面色晦暗或有黯斑;舌淡黯,苔白润,脉沉细。

【治法】补益肾气,固冲调经。

【方药】熟地黄 250 克,山茱萸 120 克,菟丝子 150 克,山药 150 克,炙黄芪 250 克,当归身 120 克,炒白术 150 克,党参 150 克,白茯苓 150 克,炙甘草 100 克,五味子 60 克,远志 120 克,炮姜 30 克,海螵蛸 250 克,续断 120 克,杜仲 150 克,益智仁 150 克,金樱子 150 克。

将上药浸泡后加水煎煮 3 次,滤汁去渣,合并滤液,加热浓缩为清膏,生晒参 150 克另煎取汁,阿胶 250 克,鹿角胶 150 克加适量黄酒浸泡后隔水炖烊,兑入清膏和匀,加蜂蜜 500 克收膏即成。每次 15～20 克,每日 2 次,开水调服。

方中菟丝子补肾益精气;熟地黄、山茱萸滋肾益精;党参、山药、炙甘草健脾益气,补后天养先天以固命门;五味子、远志交通心肾,使心气下通,配益智仁、金樱子以加强肾气固摄之力;炮姜、海螵蛸补肾温经,固冲止血;续断、杜仲补肾而止腰痛。全方共奏补肾益气、固冲调经之效。

2. 血热证

(1)阳盛血热证

【症状】经来先期,量多,色深红或紫红,质黏稠;或伴心烦,面红口干,小便短黄,大便燥结;舌质红,苔黄,脉数或滑数。

【治法】清热凉血调经。

【方药】党参 150 克,黄芪 250 克,牡丹皮 250 克,地骨皮 250 克,白芍 150 克,熟地黄 250 克,青蒿 120 克,黄檗 120 克,茯苓 150 克,地榆 150 克,茜草 250 克,益母草 250 克,蒲黄 120 克。

将上药浸泡后加水煎煮 3 次,滤汁去渣,合并滤液,加热浓缩为清膏,西洋参 150 克另煎取汁,阿胶 250 克加适量黄酒浸泡后隔水炖烊,三七粉 100 克一并兑入清膏和匀,加饴糖 500 克收膏即成。每次 15～20 克,每日 2 次,开水调服。

方中党参、黄芪健脾益气;牡丹皮、青蒿、黄檗清热泻火凉血;地骨皮、熟地黄清虚热而滋肾水;白芍养血敛阴;茯苓行水泻热;地榆、茜草凉血止血;

益母草、蒲黄、三七化瘀止血。全方清热泻火,凉血养阴,使热去则阴不伤,血安而经自调。

（2）阴虚血热证

【症状】经来先期,量少或量多,色红,质稠;或伴两颧潮红,手足心热,咽干口燥;舌质红,苔少,脉细数。

【治法】养阴清热调经。

【方药】生地黄 250 克,地骨皮 250 克,玄参 250 克,麦冬 250 克,阿胶150 克,白芍 150 克,钩藤 150 克,石决明 250 克,龙骨 300 克,牡蛎 300 克,女贞子 150 克,墨旱莲 150 克,地榆 120 克。

将上药浸泡后加水煎煮 3 次,滤汁去渣,合并滤液,加热浓缩为清膏,西参 150 克另煎取汁,阿胶 150 克加适量黄酒浸泡后隔水炖烊,兑入清膏和匀,加饴糖 500 克收膏即成。每次 15～20 克,每日 2 次,开水调服。

方中生地黄、玄参、麦冬养阴滋液,壮水以制火;地骨皮清虚热,泻肾火;阿胶滋阴补血;白芍养血敛阴;钩藤、石决明、龙骨、牡蛎以平肝潜阳;女贞子、墨旱莲、地榆以滋阴清热止血;全方重在滋阴壮水,水足则火自平,阴复而阳自秘,则经行如期。

（3）肝郁血热证

【症状】月经提前,量或多或少,经色深红或紫红,质稠,经行不畅,或有块;或少腹胀痛,或胸闷胁胀,或乳房腹痛,或烦躁易怒,口苦咽干;舌红,苔薄黄,脉弦数。

【治法】疏肝清热,凉血调经。

【方药】牡丹皮 250 克,栀子 100 克,当归 120 克,白芍 150 克,柴胡 120克,白术 120 克,茯苓 150 克,薄荷 60 克,茜草 150 克,地榆 120 克,牡蛎 300克,泽兰 150 克,益母草 300 克,香附 120 克,延胡索 120 克,川楝子 100 克,炙甘草 100 克。

将上药浸泡后加水煎煮 3 次,滤汁去渣,合并滤液,加热浓缩为清膏,阿胶 250 克加适量黄酒浸泡后隔水炖烊,兑入清膏和匀,加饴糖 500 克收膏即成。每次 15～20 克,每日 2 次,开水调服。

方中牡丹皮、栀子、柴胡疏肝解郁,清热凉血;当归、白芍养血柔肝;白术、茯苓、炙甘草健脾补中;茜草、地榆、牡蛎清热固冲止血;泽兰、益母草活血化瘀;香附、延胡索、川楝子解郁行滞止痛;薄荷助柴胡疏达肝气。诸药合用,使肝气畅达,肝热得清,热清血宁,则经水如期。

（四）居家养护

1. 节饮食

不宜过食肥甘滋腻、生冷寒凉、辛烈香燥之品，以免损伤脾胃或生热灼血。

2. 调情志

保持心情舒畅，避免忧思郁怒，损伤肝脾，或七情过极，五志化火，冲任蕴热，而引起月经先期。

3. 适劳逸

经期不宜过度劳累和剧烈运动，以免损伤脾气，致统摄无权而引起本病。

4. 节房事和节制生育

避免生育（含人工流产）过多、过频，以及经期、产褥期交合，否则易损伤冲任，耗损精血，导致月经疾病。

二、月经后期

月经周期延后 7 天以上，甚至 3~5 个月一行，连续出现两个周期以上者，称为"月经后期"。青春期月经初潮后 1 年内或围绝经期，周期时有延后，一般不作病论。月经后期如伴经量过少，常可发展为闭经。育龄期妇女月经过期未来，应首先排除妊娠。

（一）病因病机

本病的发病机制有虚实之别。虚者多因肾虚、血虚、虚寒导致精血不足，冲任不充，血海不能按时满溢而经迟；实者多因血寒、气滞等导致血行不畅，冲任受阻，血海不能如期满盈致使月经后期而来。

1. 肾虚

先天肾气不足，或房劳多产，损伤肾气，肾虚精亏血少，冲任不足，血海不能按时满溢，遂致月经后期而至。

2. 血虚

体质素弱，营血不足，或久病失血，或产育过多，耗伤阴血，或脾气虚弱、化源不足，均可致营血亏虚，冲任不充，血海不能按时满溢，遂使月经周期延后。

3. 血寒

（1）虚寒：素体阳虚，或久病伤阳，阳虚内寒，脏腑失于温养，生化失期，气虚血少,冲任不足,血海不能如期满溢,遂致经行后期。

(2)实寒:经期产后,外感寒邪,或过食寒凉,寒搏于血,血为寒凝,运行涩滞,冲任欠通,血海不能如期满溢,遂使月经后期而来。

4.气滞

素多忧郁,气机不宜,血为气滞,运行不畅,冲任受阻,血海不能如期满溢,因而月经延后。

综上所述,其病因病机,不外虚实两端。然虚与实又常相互兼夹,或虚中兼实,或实中夹虚。如肾阳虚血失温运,可血滞成瘀;血虚气弱,运血无力,可涩滞为瘀;肝郁气滞,子病及母,可致肾虚。本病若治疗不及时或失治,日久病深,常可发展为闭经。

(二)辨证论治

本病辨证,应根据月经的量、色、质及全身证候,结合舌脉辨其虚、实、寒、热。一般以量少、色黯淡,质清稀,腰酸腿软为肾虚;量少,色淡质稀,头昏心悸为血虚;量少,色淡质稀,小腹隐痛,喜暖喜按为虚寒;量少,色黯或有块,小腹冷痛拒按为实寒;量少或正常,色黯红,或有块,小腹胀而痛为气滞。

治法应本"虚者补之,实者泻之"的原则分别施治。虚证治以补肾养血,或温经养血;实证治以理气行滞;虚实夹杂者,分别主次而兼治之。

(三)膏方治疗

1.肾虚证

【症状】月结周期延后,量少,色黯淡,质清稀,或带下清稀;腰膝酸软,头晕耳鸣,面色晦暗,或面部黯斑;舌淡,苔薄白,脉沉细。

【治法】补肾养血调经。

【方药】当归 200 克,熟地黄 500 克,山茱萸 150 克,山药 500 克,杜仲 150 克,怀牛膝 150 克,菟丝子 150 克,巴戟天 150 克,淫羊藿 200 克,金樱子 150 克,甘草 100 克。

将上药浸泡后加水煎煮 3 次,滤汁去渣,合并滤液,加热浓缩为清膏,鹿角胶 150 克,阿胶 150 克,加适量黄酒浸泡后隔水炖烊,兑入清膏和匀,加饴糖 500 克收膏即成。每次 15～20 克,每日 2 次,开水调服。

方中当归、熟地黄、山茱萸养血益精;山药、杜仲补肾气以固命门;怀牛膝强腰膝,通经血,使补中有行;菟丝子、巴戟天、淫羊藿、杜仲以温肾阳,强腰膝;鹿角霜、金樱子温肾固涩止带;甘草调和诸药。全方重在补益肾气,益精养血。

2. 血虚证

【症状】月经周期延后，量少，色淡红，质清稀，或小腹绵绵作痛；或头晕眼花，心悸少寐，面色苍白或萎黄；舌质淡红，脉细弱。

【治法】补肾养血调经。

【方药】熟地黄 500 克，山药 500 克，杜仲 150 克，当归 200 克，山茱萸 150 克，枸杞子 150 克，白术 250 克，白扁豆 200 克，砂仁 60 克，远志 150 克，五味子 100 克，女贞子 120 克，墨旱莲 150 克，地骨皮 200 克，炙甘草 100 克。

将上药浸泡后加水煎煮 3 次，滤汁去渣，合并滤液，加热浓缩为清膏，生晒参 150 克另煎取汁，阿胶 150 克，加适量黄酒浸泡后隔水炖烊，兑入清膏和匀，加饴糖 500 克收膏即成。每次 15～20 克，每日 2 次，开水调服。

方中生晒参大补元气，气生则血长；山药、甘草、白术、白扁豆、砂仁健脾和胃，以佐生晒参滋生化之源；当归养活血调经；远志、五味子交通心肾，宁心安神；熟地黄、枸杞子、山茱萸、杜仲滋肝肾，益精血；女贞子、墨旱莲、地骨皮养阴清虚热。诸药合用，大补元气，益精养血。

3. 血寒证

（1）虚寒证

【症状】月经延后，量少，色淡红，质清稀，小腹隐痛，喜暖喜按；腰酸无力，小便清长，大便稀溏；舌淡，苔白，脉沉迟或细弱。

【治法】扶阳祛寒调经。

【方药】炙黄芪 250 克，当归 200 克，吴茱萸 100 克，桂枝 120 克，白芍 200 克，川芎 120 克，生姜 60 克，牡丹皮 150 克，法半夏 120 克，麦冬 250 克，补骨脂 120 克，巴戟天 150 克，淫羊藿 250 克，艾叶 120 克，香附 120 克，地黄 250 克，续断 120 克，甘草 100 克。

将上药浸泡后加水煎煮 3 次，滤汁去渣，合并滤液，加热浓缩为清膏，生晒参 150 克另煎取汁，阿胶 250 克加适量黄酒浸泡后隔水炖烊，兑入清膏和匀，加饴糖 500 克收膏即成。每次 15～20 克，每日 2 次，开水调服。

方中吴茱萸、桂枝温以散寒暖宫，通利血脉；补骨脂、巴戟天、淫羊藿温肾助阳；当归、川芎、白芍、阿胶养血活血调经；牡丹皮祛瘀；麦冬、半夏、生姜润燥降逆和胃；生晒参、甘草补气和中。

（2）实寒证

【症状】月经周期延后，量少，色黯有块，小腹冷痛拒按，得热痛减；畏寒肢冷，或面色青白；舌质淡黯，苔白，脉沉紧。

【治法】温经散寒调经。

【方药】当归 200 克，川芎 150 克，白芍 250 克，肉桂心 100 克，牡丹皮

250 克,莪术 120 克,怀牛膝 200 克,炮姜 60 克,艾叶 150 克,蒲黄 150 克,五灵脂 120 克,知母 150 克,小茴香 60 克,甘草 120 克。

将上药浸泡后加水煎煮 3 次,滤汁去渣,合并滤液,加热浓缩为清膏,生晒参 150 克另煎取汁,阿胶 150 克加适量黄酒浸泡后隔水炖烊,兑入清膏和匀,加饴糖 500 克收膏即成。每次 15～20 克,每日 2 次,开水调服。

方中肉桂心温经散寒,炮姜、艾叶温经,当归、川芎活血调经,诸药配伍有温经散寒调经的作用;生晒参甘温补气,助肉桂通阳散寒;莪术、牡丹皮、牛膝活血祛瘀;蒲黄、五灵脂化瘀止痛;白芍、甘草缓急止痛。全方有温经散寒、活血祛瘀、益气通阳调经之效。

4. 气滞证

【症状】月经周期延后,量少或正常,色黯红,或有血块,小腹胀痛;或精神抑郁,胸胁乳房胀痛;舌质正常或红,苔薄白或微黄,脉弦或弦数。

【治法】理气行滞调经。

【方药】柴胡 150 克,郁金 150 克,川楝子 120 克,王不留行 120 克,乌药 100 克,香附 120 克,木香 120 克,当归 200 克,川芎 120 克,丹参 250 克,莪术 120 克,延胡索 120 克,茜草 150 克,地榆 120 克,焦栀子 120 克,甘草 100 克。

将上药浸泡后加水煎煮 3 次,滤汁去渣,合并滤液,加热浓缩为清膏,阿胶 150 克加适量黄酒浸泡后隔水炖烊,兑入清膏和匀,加饴糖 500 克收膏即成。每次 15～20 克,每日 2 次,开水调服。

方中乌药理气行滞;木香行脾胃滞气;香附、柴胡、郁金、川楝子、王不留行疏肝解郁,理气通络止痛;莪术、延胡索理气行滞止痛;当归、川芎、丹参养血活血调经;茜草、地榆、焦栀子清热止血;甘草调和诸药。全方共奏行气活血调经之效。

(四)居家养护

1. 适寒温

经前及经期时注意调摄寒温,经期身体卫外能力差,应避免受寒、冒雨、涉水等,以防血为寒温所凝,导致月经病的发生。

2. 节饮食

经期时不宜过食寒凉冰冷之物,以免经脉壅塞,血行受阻。

3. 调情志

经期时要情绪稳定,心境安和,避免七情过度。

三、月经先后无定期

月经周期或提前或延后超出 7 天，连续 3 个周期以上者，称为"月经先后无定期"。本病证以月经周期紊乱为特征，可连续两三个周期提前又出现一次延后，或两三个周期错后，又见一次提前，或见提前延后夹杂更迭不定。如仅提前错后三五天，不作"月经先后无定期"论。

（一）病因病机

本病的发病机制，主要是肝肾功能失调，冲任功能紊乱，血海蓄溢失常。其病因多为肝郁和肾虚。

1. 肝郁

肝藏血，司血海，主疏泄。肝气条达，疏泄正常，血海按时满盈，则月经周期正常。若情志抑郁，或愤怒伤肝，以致肝气逆乱，疏泄失司，气血失调，血海蓄溢失常。如疏泄太过，则月经先期而至疏泄不及，则月经后期而来，遂致月经先后无定期。

2. 肾虚

肾为先天之本，主封藏。从经血而论，肾又主施泄，若素体肾气不足或多产房劳、大病久病伤肾，或少年肾气未充，或绝经之年肾气渐衰，肾气亏损，藏泄失司，冲任失调，血海蓄溢失常。若应藏不藏则经水先期而至；当泻不泻，则月经后期方来，以致月经先后无定期。

月经先后无定期的发生虽主要与肝、肾功能失调，血海蓄溢失常相关，但又与脾生化气血、统血摄血功能有密切关联，临证应予重视。

（二）辨证论治

本病辨证应结合月经的量、色、质及脉证综合分析。一般以经量或多或少，色质红，或有血块，少腹胀甚连及胸胁，舌苔正常，脉弦者，属肝郁。经量少，色淡质清，腰部酸痛，舌淡脉细弱者，属肾虚。经量或多或少，色黯红或黯淡，或有血块，少腹胸胁胀满，腰膝酸软者，为肝郁肾虚。治疗以疏肝、补肾、调理冲任气血为原则，或疏肝解郁调经，或补肾调经，或疏肝补肾调经，随证治之。总宜使肝肾开合正常，气血调和，则经自如期。

（三）膏方治疗

1. 肝郁证

【症状】经来先后无定，经量或多或少，色黯红或紫红，或有血块，或经行不畅；胸胁、乳房、少腹胀痛，脘闷不舒，嗳气食少；苔薄白或薄黄，脉弦。

【治法】疏肝理气调经。

【方药】柴胡150克，白术200克，茯苓200克，当归150克，白芍200克，薄荷60克，丹参300克，益母草300克，香附120克，延胡索120克，煨姜45克，牡丹皮200克，栀子100克，茜草150克，厚朴100克，陈皮60克，甘草100克。

将上药浸泡后加水煎煮3次，滤汁去渣，合并滤液，加热浓缩为清膏，阿胶250克加适量黄酒浸泡后隔水炖烊，兑入清膏和匀，加饴糖500克收膏即成。每次15～20克，每日2次，开水调服。

方中柴胡疏肝解郁，薄荷助柴胡疏肝；丹参、益母草、香附、延胡索理气化瘀止痛；当归、白芍养血调经；白术、茯苓、甘草健脾和中；厚朴、陈皮、煨姜温胃行气；牡丹皮、栀子、茜草清热凉血止血。全方重在疏肝健脾调经。

2. 肾虚证

【症状】经行或先或后，量少，色淡黯，质清；或腰骶酸痛，或头晕耳鸣；舌淡苔白，脉细弱。

【治法】补肾调经。

【方药】熟地黄250克，山药200克，山茱萸120克，远志120克，五味子60克，菟丝子200克，杜仲150克，续断120克，鹿角霜（代）150克，金樱子120克，柴胡120克，荆芥150克，当归150克，白芍150克，茯苓150克，炙甘草100克。

将上药浸泡后加水煎煮3次，滤汁去渣，合并滤液，加热浓缩为清膏，生晒参150克另煎取汁，阿胶150克加适量黄酒浸泡后隔水炖烊，兑入清膏和匀，加饴糖500克收膏即成。每次15～20克，每日2次，开水调服。

方中生晒参、熟地黄补气血；当归、白芍养血柔肝调经；菟丝子、熟地黄补肾气，益精血，养冲任；柴胡、荆芥清香以疏肝解郁；山茱萸涩精固气；山药、茯苓健脾和中；杜仲、续断补肾强腰；远志交通心肾；鹿角霜、金樱子、五味子补肾固涩。全方疏肝肾之郁气，补肝肾之精血，肝气舒而肾精旺，气血调和，冲任得养，血海蓄溢正常，则经水自能定期而潮。

（四）居家养护

1. 调情志

避免强烈的精神刺激，保持心情舒畅，以利气血畅达，肝之疏泄功能正常。

2. 节房事、节生育

避免房劳多产，以免伤肾，以利肾之封藏施泄功能正常。

四、月经过多

一般月经量以每次 30～80 毫升为适宜，若经量较正常明显增多，每次超过 100 毫升，而周期基本正常者，称为"月经过多"。

（一）病因病机

月经过多的主要病机是冲任不固，经血失于制约。常见的病因有气虚、血热、血瘀。

1. 气虚

素体虚弱，或饮食失节，或过劳久思，或大病久病，损伤脾气，致使中气不足，冲任不固，血失统摄，以致经行量多。久之可使气血俱虚，又可导致心脾两虚，或脾损及肾，致脾肾两虚。

2. 血热

素体阳盛，或肝郁化火，或过食辛躁动血之品，或外感热邪，热扰冲任，迫血妄行，因而经量增多。

3. 血瘀

性素抑郁，气滞而致血瘀；或经期产后余血未尽，感受外邪或不禁房事，瘀血内停。瘀阻冲任，血不归经，以致经行量多。

（二）辨证论治

本病辨证重在经色、经质等，结合脉证，辨其寒、热、虚、实。一般经量多，色淡，质清稀，气短乏力，舌淡脉虚，属气虚；经量多，色鲜红或紫红，质黏稠，口渴便结，舌红脉数，属血热；经量多，色黯有块，伴小腹疼痛，舌紫，脉涩，属血瘀。

（三）膏方治疗

1. 气虚证

【症状】经行量多，色淡红，质清稀；神疲肢倦，气短懒言，小腹空坠，面色苍白；舌淡，苔薄，脉细弱。

【治法】补气摄血固冲。

【方药】黄芪 250 克，白术 200 克，升麻 100 克，炒艾叶 120 克，炮姜 60 克，海螵蛸 250 克，益母草 300 克，三七 120 克，蒲黄 120 克，五灵脂 100 克，

膏方调养亚健康

补骨脂 120 克,炒续断 120 克,炒杜仲 150 克,生龙骨 250 克,生牡蛎 250 克,生地黄 250 克,白芍 200 克,茜草 150 克,炙甘草 100 克。

将上药浸泡后加水煎煮 3 次,滤汁去渣,合并滤液,加热浓缩为清膏,生晒参 150 克另煎取汁,阿胶 250 克加适量黄酒浸泡后隔水炖烊,兑入清膏和匀,加饴糖 500 克收膏即成。每次 15～20 克,每日 2 次,开水调服。

2. 血热症

【症状】经行量多,色鲜红或深红,质黏稠,或有小血块;伴口渴心烦,尿黄便结;舌红,苔黄,脉滑数。

【治法】清热凉血,固冲止血。

【方药】生地黄 300 克,熟地黄 300 克,黄芩 250 克,黄檗 120 克,白芍 200 克,山药 250 克,续断 120 克,地榆 120 克,茜草 150 克,黄芪 250 克,白术 200 克,玄参 300 克,麦冬 300 克,天花粉 150 克,甘草 100 克。

将上药浸泡后加水煎煮 3 次,滤汁去渣,合并滤液,加热浓缩为清膏,西洋参 150 克另煎取汁,阿胶 250 克加适量黄酒浸泡后隔水炖烊,兑入清膏和匀,加饴糖 500 克收膏即成。每次 15～20 克,每日 2 次,开水调服。

方中生地黄清热凉血;熟地黄、白芍养血敛阴;黄芩、黄檗清热泻火;山药、续断补肝肾,固冲任;地榆、茜草清热凉血,化瘀止血;黄芪、西洋参、白术健脾益气;玄参、麦冬、天花粉养阴生津止渴;甘草调和诸药。

3. 血瘀证

【症状】经行量多,色紫黯,有血块;经行腹痛,或平时小腹胀痛;舌紫黯或有瘀点,脉涩。

【治法】活血化瘀止血。

【方药】生地黄 200 克,川芎 120 克,生黄芪 250 克,当归 120 克,赤芍 150 克,桃仁 120 克,怀牛膝 150 克,蒲黄 120 克,五灵脂 100 克,益母草 300 克,茜草 150 克,延胡索 120 克,香附 120 克,血竭 45 克,麦冬 250 克,五味子 60 克,墨旱莲 200 克,甘草 100 克。

将上药浸泡后加水煎煮 3 次,滤汁去渣,合并滤液,加热浓缩为清膏,生晒参 150 克另煎取汁,三七 120 克研粉,阿胶 150 克加适量黄酒浸泡后隔水炖烊,兑入清膏和匀,加饴糖 500 克收膏即成。每次 15～20 克,每日 2 次,开水调服。

方中生地黄、川芎、赤芍、蒲黄活血止血;黄芪、当归养血活血;五灵脂散瘀止痛活血;益母草、三七、茜草加强活血祛瘀止血之功;延胡索、香附、龙血竭理气化瘀止痛;加麦冬、五味子、墨旱莲养阴生津止血。

（四）居家养护

（1）调情志，避免精神刺激。

（2）注意饮食调理，少食辛辣温燥之品，饮食要富有营养，易于消化。

（3）经期要注意休息，避免过度劳累。

五、月经过少

月经周期正常，但月经量明显减少（少于 20 毫升），或行经时间不足 2 天，甚或点滴即净者，称为"月经过少"。

（一）病因病机

本病发病机制有虚有实。虚者多因精亏血少，冲任血海亏虚，经血乏源；实者多由瘀血内停，或痰湿阻滞，冲任壅塞，血行不畅而月经过少。临床以肾虚、血虚、血瘀、痰湿为多见。

1. 肾虚

禀赋素弱或少年肾气未充，或多产、房劳伤肾，以致肾气不足，精血不充，冲任血海亏虚，经血化源不足，以致经行量少。

2. 血虚

素体血虚，或久病伤血，营血亏虚，或饮食、劳倦、思虑伤脾，脾虚化源不足，冲任血海不充，遂致月经量少。

3. 血瘀

感受寒邪，寒客胞宫，血为寒凝；或素多忧郁，气滞血瘀，均使冲任受阻，血行不畅，经血受阻致经行量少。

4. 痰湿

素多痰湿，或脾失健运，湿聚成痰，痰阻经脉，血不畅行，经血受阻而经行量少。

月经过少之病因病机虽有虚实之分，但常以虚证或虚中夹实者为多，如肾阳虚，肾气不足可致肾虚血瘀；血虚气弱，亦可致瘀；肾阳不足，不能温煦脾阳，脾失健运，可发为肾虚痰湿。

（二）辨证论治

月经过少应从月经的色、质、有无腹痛，结合全身症状及舌脉以辨虚实。属虚者一般经色淡，质清稀，小腹无胀痛。肾虚者大多经量素少，伴腰膝酸软，头晕耳鸣等；血虚者大多经量渐少，伴头晕眼花、心悸怔忡等。属实者经色多紫黯、有块或质黏如痰,小腹胀痛或满闷不适。血瘀者伴见块下痛减,舌质紫黯等;痰湿者多见形体肥胖、带多黏稠等。

本病治疗,虚者重在补肾滋肾,或濡养精血以调经;实者宜活血通利,佐以温经、行气、祛痰;虚实错杂者,攻补兼施。

(三)膏方治疗

1. 肾虚证

【症状】经量素少或渐少,色黯淡,质稀;腰膝酸软,头晕耳鸣,足跟痛,或小腹冷,或夜尿多;舌淡,脉沉弱或沉迟。

【治法】补肾益精,养血调经。

【方药】熟地黄 250 克,山药 200 克,菟丝子 150 克,杜仲 150 克,枸杞子 120 克,山茱萸 120 克,当归 120 克,茯苓 120 克,淫羊藿 150 克,巴戟天 120 克,肉桂 30 克,生地黄 200 克,玄参 150 克,牡丹皮 150 克,怀牛膝 150 克,炙甘草 100 克。

将上药浸泡后加水煎煮 3 次,滤汁去渣,合并滤液,加热浓缩为清膏,生晒参 150 克另煎取汁,阿胶 150 克加适量黄酒浸泡后隔水炖烊,兑入清膏和匀,加饴糖 500 克收膏即成。每次 15~20 克,每日 2 次,开水调服。

方中菟丝子、杜仲补益肾气;熟地黄、山茱萸、牛膝、枸杞子滋肾养肝;山药、茯苓健脾和中;当归补血调经;淫羊藿、巴戟天、肉桂温肾助阳;生地黄、玄参、牡丹皮滋阴清热。全方补肾兼顾肝脾,重在益精养血。

2. 血虚证

【症状】经来血量渐少,或点滴即净,色淡,质稀;或伴小腹空坠,头晕眼花,心悸怔忡,面色萎黄;舌淡红,脉细。

【治法】益气养血调经。

【方药】黄芪 300 克,山药 250 克,茯苓 150 克,川芎 120 克,当归 200 克,白芍 200 克,熟地黄 250 克,枸杞子 150 克,山茱萸 120 克,制何首乌 120 克,砂仁 45 克,陈皮 60 克,酸枣仁 120 克,茯神 150 克,炙甘草 100 克。

将上药浸泡后加水煎煮 3 次,滤汁去渣,合并滤液,加热浓缩为清膏,生晒参 150 克另煎取汁,阿胶 250 克加适量黄酒浸泡后隔水炖烊,兑入清膏和匀,加饴糖 500 克收膏即成。每次 15~20 克,每日 2 次,开水调服。

方用生晒参、山药、黄芪、茯苓益气健脾,以资气血生化之源,使气生血长;四物补血调经;枸杞子、山茱萸、制何首乌滋养肝肾,填精益血;砂仁、陈皮以醒脾健胃;酸枣仁、茯神宁心安神。全方重在养血益气调经。

3. 血瘀证

【症状】经行涩少、色紫有血块；小腹胀痛，血块排出后胀痛减轻；舌紫黯，或有瘀斑、瘀点，脉沉弦或沉涩。

【治法】活血化瘀调经。

【方药】桃仁 120 克，红花 100 克，当归 200 克，熟地黄 250 克，白芍 250 克，赤芍 250 克，川芎 120 克，香附 120 克，乌药 100 克，肉桂 60 克，吴茱萸 100 克，生蒲黄 120 克，五灵脂 120 克，广郁金 150 克，枳实 100 克，炒白术 150 克，泽泻 120 克，炙甘草 100 克。

将上药浸泡后加水煎煮 3 次，滤汁去渣，合并滤液，加热浓缩为清膏，生晒参 100 克另煎取汁，阿胶 150 克加适量黄酒浸泡后隔水炖烊，兑入清膏和匀，加饴糖 500 克收膏即成。每次 15～20 克，每日 2 次，开水调服。

方中桃仁、红花、川芎、蒲黄、五灵脂活血祛瘀；当归养血调经，活血止痛；白芍柔肝缓急止痛；熟地黄补血滋阴。广郁金、枳实、香附、乌药以理气行滞；肉桂、吴茱萸以温通血脉。全方有活血化瘀、养血调经之效。

4. 痰湿证

【症状】经行量少、色淡红，质黏腻如痰；形体肥胖，胸闷呕恶，或带多黏腻；舌淡，苔白腻，脉滑。

【治法】化痰燥湿调经。

【方药】苍术 120 克，香附 150 克，茯苓 250 克，法半夏 120 克，陈皮 120 克，胆南星 120 克，枳壳 120 克，生姜 30 克，六神曲 300 克，当归 150 克，桃仁 120 克，川芎 120 克，鸡血藤 250 克，川牛膝 150 克，川续断 150 克，杜仲 150 克，菟丝子 150 克，甘草 100 克。

将上药浸泡后加水煎煮 3 次，滤汁去渣，合并滤液，加热浓缩为清膏，黄明胶 250 克加适量黄酒浸泡后隔水炖烊，兑入清膏和匀，加饴糖 500 克收膏即成。每次 15～20 克，每日 2 次，开水调服。

方中二陈汤化痰燥湿，和胃健脾；苍术燥湿健脾；香附、枳壳理气行滞；当归、桃仁、鸡血藤活血养血通络；川牛膝引血下行；川续断、杜仲、菟丝子补肾气，强腰膝；胆南星燥湿化痰；神曲、生姜健脾和胃，温中化痰。全方有燥湿健脾化痰调经之功。

（四）居家养护

（1）经期应注意保暖，不宜冒雨涉水，不宜过食生冷寒凉，以免因寒而滞血。

（2）保持心情舒畅，避免情志刺激。

（3）节制房事，节制生育，避免手术损伤。

（4）及早积极治疗原发病，如子宫发育不良、子宫内膜结核等。

六、痛经

女子在经期或经行前后下腹疼痛，痛及腰骶部，甚者其下腹部可剧烈疼痛，并可伴有恶心、呕吐、腹泻、头晕、冷汗淋漓、手足厥冷，甚至昏厥，呈周期性发作，称为痛经。

在痛经治疗上，经前着重理气；经期需活血化瘀；经后宜以补虚为主。气滞多发于经前或经行时，下腹胀满、胸闷乳胀，治宜行气舒肝。血瘀痛多在经前，小腹刺痛拒按、经少有块，治宜活血散瘀。寒湿凝滞者，下腹冷痛或绞痛、得热痛减轻、经血色黯不畅，治宜温经祛湿、活血止痛。气血虚弱痛以经后为甚，其痛绵绵，喜按喜温，治宜补气养血。肝肾亏损者，痛经以经后为甚，兼有头晕、耳鸣、腰膝酸软等，治宜调补肝肾。

1. 气滞血瘀型

【主要症状】经前或经期下腹胀痛、拒按，经量少，经色紫黯夹血块，血块排出后疼痛减轻，月经干净后疼痛消失，伴胸胁、乳房胀痛，痛甚伴恶心、呕吐、腹泻、头晕、冷汗淋漓、手足厥冷，甚至昏厥，舌质紫暗，有瘀点或瘀斑，苔薄白，胀弦或弦滑。

【治疗法则】行气活血，疏肝止痛。

【推荐膏方】桃仁 200 克，红花 150 克，当归尾 200 克，川芎 200 克，赤芍、白芍各 200 克，益母草 200 克，延胡索 200 克，蒲黄 150 克，五灵脂 200 克，肉桂粉 30 克，生山楂 300 克，青皮 150 克，木香 200 克，血竭粉 30 克，三七粉 30 克，炙甘草 30 克。

【制膏方法】将上药除肉桂粉、血竭粉、三七粉外，余药用冷水浸泡 2 小时，入锅加水适量，煎煮 3 次，每次 1 小时，榨渣取汁，合并滤汁，去沉淀物，加热浓缩成清膏。加蜂蜜 300 克，待蜂蜜溶化后，调入肉桂粉、血竭粉、三七粉，搅匀，再煮片刻即成。于经前 7～10 天开始服用，每次服 20 克（1 汤匙），每日 2 次。连服 3～5 个月。

2. 寒凝胞中型

【主要症状】经前或经期小腹疼痛、腰骶酸痛、得热痛减，经量少、色黯黑夹血块，畏寒肢冷，口淡，舌质淡黯、苔白润，脉沉紧。

【治疗法则】温经暖宫，化瘀止痛。

【推荐膏方】肉桂粉 30 克，干姜 200 克，制附片 100 克，艾叶 150 克，当归 200 克，川芎 150 克，赤芍、白芍各 200 克，延胡索 200 克，丹参 300 克，桃仁

200 克,红花 100 克,生山楂 200 克,小茴香 100 克,乌药 100 克,香附 150 克,鹿角胶 250 克,炙甘草 50 克。

【制膏方法】上药除肉桂粉、鹿角胶之外,余药用冷水浸泡 2 小时,入锅加水适量,煎煮 3 次,每次 1 小时,榨渣取汁,合并滤汁,去沉淀物,加热浓缩成清膏。鹿角胶打碎后用适量黄酒浸泡,隔水炖烊,冲入清膏中,和匀。加红糖 250 克,待红糖溶化后,调入肉桂粉,搅匀,再煮片刻即成。于经前 7～10 天开始服用,每次服 20～30 克(1 汤匙),每日 2 次。连服 3～5 个月经期。

3. 气血虚弱型

【主要症状】经期或经后小腹隐痛、喜按、小腹空坠,月经量少、色淡质稀,神疲乏力,面色苍白,纳少便溏,舌质淡胖、苔薄白,脉细弱。

【治疗法则】补气、养血、止痛。

【推荐膏方】当归 300 克,炒白芍 300 克,熟地黄 300 克,制何首乌 300 克,炙黄芪 300 克,白参粉 30 克,藏红花粉 30 克,党参 200 克,白术 200 克,大枣 250 克,龙眼肉 250 克,川芎 150 克,阿胶 250 克,川楝子 200 克,延胡索 300 克,香附 200 克,炙甘草 50 克。

【制膏方法】将上药除白参粉、藏红花粉、阿胶外,余药用冷水浸泡 2 小时,入锅加水适量,煎煮 3 次,每次 1 小时,榨渣取汁,合并滤汁,去沉淀物,加热浓缩成清膏。阿胶打碎后用适量黄酒浸泡,隔水炖烊,冲入清膏中,和匀。加红糖 250 克,待红糖溶化后,调入白参粉、藏红花粉,搅匀,再煮片刻即成。于经前 7～10 天开始服用,每次服 20～30 克(1 汤匙),每日 2 次。连服 3～5 个月经期。

湿热瘀结型痛经患者也比较多见,平时下腹常有痛感,经前或经期疼痛加剧、拒按、有灼热感,经量多,经色鲜红或暗红、夹血块,低热起伏,带下量多、色黄、口干口苦,小便黄短,大便干结,舌质红、苔黄腻,脉弦滑数。本型多见于盆腔炎患者。宜采用清热利湿、化瘀止痛的中药汤剂调理。

七、乳腺增生

乳腺小叶增生是指乳腺的组成成分增生,在结构、数量及组织形态上出现异常,现代医学统一规范定名为乳腺囊性增生病,亦可称其为乳腺结构不良症。

乳腺小叶增生是妇女常见的乳腺疾病,多发生在 20～40 岁的妇女中,乳房呈周期性胀痛,常与月经期有关。乳腺小叶增生常可出现一侧或两侧乳房胀痛,轻者如针刺样,可波及肩部、上肢或胸背部。一般月经来潮前疼痛更加明显,月经来潮后疼痛减轻或可消失。触摸乳房内有散在的圆形结节,大小不等,质韧而不硬,有时触之疼痛,多为轻触痛。结节与周围的乳腺组织界限不清,不与皮肤或胸肌粘连在一起。有时摸不清是结节状增生,而呈一块增厚的组织。一般结节多位于乳房外上方,也可以影响整个乳房。少数患者可出现乳头溢液,多为棕色、浆液性或血性液体,病程可以很长,绝经后往往可以自行消失。临床做乳房钼靶摄片、干板静电摄影等有助于诊断,穿刺细胞学检查或活检可确诊。

本病属于中医学"乳癖"范畴,可用膏方调治。

1. 肝郁气滞型

【主要症状】胸闷嗳气,乳房胀痛,结节随喜怒而消长。

【治疗法则】疏肝理气,化痰散结。

【推荐膏方】柴胡 200 克,青皮、陈皮各 150 克,郁金 200 克,当归 200 克,赤芍、白芍各 200 克,金橘叶 150 克,制香附 150 克,制半夏 200 克,全瓜蒌 20 克,橘核 200 克,橘络 100 克,金橘饼 250 克,海藻 200 克,陈佛手 100 克,浙贝母粉 50 克,玫瑰花 50 克,绿梅花 50 克,代代花 50 克,路路通 200 克,生山楂 200 克,炙甘草 30 克。

【制膏方法】将上药除浙贝母粉、金橘饼之外,余药用冷水浸泡 2 小时,入锅加水适量,煎煮 3 次,每次 1 小时,榨渣取汁,合并滤汁,去沉淀物,加热浓缩成清膏。金橘饼切碎,入锅煮成稀糊,调入清膏中,和匀。加冰糖 300 克,待冰糖溶化后,调入浙贝母粉,搅匀,再煮片刻即成。每次服 20～30 克(1 汤匙),每日 2 次。

2. 冲任失调型

【主要症状】乳房胀痛,随月经来潮而加重,经行以后减轻。

【治疗法则】调理冲任,通络散结。

【推荐膏方】肉苁蓉 300 克,菟丝子 200 克,熟地黄 300 克,当归 300 克,赤芍、白芍各 200 克,柴胡 200 克,金橘叶 200 克,制半夏 200 克,巴戟天 200 克,橘核 200 克,鹿角胶 200 克,川贝母粉 30 克,冬虫夏草粉 20 克,炙甘草 30 克。

【制膏方法】将上药除川贝母粉、冬虫夏草粉、鹿角胶之外,余药用冷水浸泡 2 小时,入锅加水适量,煎煮 3 次,每次 1 小时,榨渣取汁,合并滤汁,去沉淀物,加热浓缩成清膏。鹿角胶打碎后用适量黄酒浸泡,隔水炖烊,冲入清膏中,和匀。加蜂蜜 300 克,待蜂蜜溶化后,调入冬虫夏草粉、川贝母粉,搅匀,再煮片刻即成。每次服 20～30 克(1 汤匙),每日 2 次。

八、子宫肌瘤

子宫肌瘤是由子宫平滑肌组织增生而形成的纤维肌瘤，或称子宫纤维瘤，为子宫的良性肿瘤，是女性生殖器官最常见的肿瘤，多见于 30～50 岁的中青年妇女。

子宫肌瘤的临床表现与肌瘤的生长部位、大小及生长速度等有关。子宫浆膜下肌瘤及小的肌壁间肌瘤常无明显症状，大的肌壁间肌瘤及黏膜下肌瘤内常有月经的改变，主要表现为月经周期缩短、月经量增多、经期延长、不规则阴道流血。子宫肌瘤可服用膏方治疗，但要注意肌瘤的变化，定期 B 超复查。如肌瘤继续增大如孕 3 月大小，或增大迅速，或黏膜下子宫肌瘤经血过多而致贫血，或有压迫症状者，都应手术治疗。

1. 气滞血瘀型

【主要症状】胞宫增大、质硬，月经先期，经量多，经色暗红，夹有血块，小腹胀痛，经前乳房胀痛、胸胁胀闷，或情志抑郁，或心烦易怒，口干不欲饮，面色晦暗，舌质暗红、有瘀点或瘀斑、苔薄白，脉弦涩。

【治疗法则】行气活血，化瘀消癥。

【推荐膏方】桃仁 300 克，红花 150 克，三棱 200 克，莪术 200 克，柴胡 150 克，当归尾 200 克，枳壳 150 克，郁金 200 克，丹参 300 克，马鞭草 300 克，皂角刺 200 克，穿山甲 100 克，鳖甲胶 200 克，三七粉 30 克，青皮、陈皮各 150 克，失笑散(包)50 克，煅牡蛎 200 克，益母草 150 克。

【制膏方法】将上药除三七粉、鳖甲胶之外，余药用冷水浸泡 2 小时，入锅加水适量，煎煮 3 次，每次 1 小时，榨渣取汁，合并滤汁，去沉淀物，加热浓缩成清膏。鳖甲胶打碎后用适量黄酒浸泡，隔水炖烊，冲入清膏中，和匀。加蜂蜜 300 克，待蜂蜜溶化后，调入三七粉，搅匀，再煮片刻即成。每次服 20～30 克(1 汤匙)，每日 2 次。

2. 寒凝血瘀型

【主要症状】胞宫增大、质硬、畏寒肢冷，月经先后不定期，经量或多或少，经色黯或夹血块，小腹冷痛，得热痛减，舌质淡黯、苔白润，脉沉涩。

【治疗法则】温经散寒，化瘀消癥。

【推荐膏方】桂枝 300 克，制附片 100 克，肉桂粉 30 克，白茯苓 300 克，赤芍 200 克，桃仁 200 克，红花 100 克，鳖甲胶 200 克，干姜 200 克，三棱 200 克，莪术 200 克，小茴香 50 克，乳香 60 克，没药 60 克，马鞭草 200 克，穿山甲 100 克，路路通 200 克，炙甘草 30 克。

【制膏方法】将上药除肉桂粉、鳖甲胶之外，余药用冷水浸泡 2 小时，入锅加水适量,煎煮 3 次,每次 1 小时,榨渣取汁,合并滤汁,去沉淀物,加热浓缩成清膏。鳖甲胶打碎后用适量黄酒浸泡,隔水炖烊,冲入清膏中,和匀。加蜂蜜 300 克,待蜂蜜溶化后,调入肉桂粉粉,搅匀,再煮片刻即成。每次服 20～30 克(1 汤匙),每日 2 次。

3. 气虚血瘀型

【主要症状】胞宫增大,月经先期,经期延长,经量多,甚至量多如崩或淋漓不止,经色淡黯、夹血块,伴头晕目眩,神疲乏力,心悸胸闷,气短懒言,食欲减退,面色苍白,舌质淡黯、有瘀斑,苔薄白,脉细涩。

【治疗法则】益气固冲,活血祛瘀。

【推荐膏方】白参粉 30 克,炙黄芪 300 克,党参 200 克,山药 200 克,黄精 200 克,桃仁 200 克,红花 100 克,炒蒲黄 150 克,五灵脂 150 克,三七粉 30 克,三棱 150 克,莪术 150 克,鳖甲胶 200 克,马鞭草 200 克,丹参 200 克,当归 200 克,川芎 150 克,生山楂 200 克,青皮、陈皮各 150 克,炙甘草 50 克。

【制膏方法】将上药除白参粉、三七粉、鳖甲胶之外,余药用冷水浸泡 2 小时,入锅加水适量,煎煮 3 次,每次 1 小时,榨渣取汁,合并滤汁,去沉淀物,加热浓缩成清膏。鳖甲胶打碎后用适量黄酒浸泡,隔水炖烊,冲入清膏中,和匀。加蜂蜜 300 克,待蜂蜜溶化后,调入白参粉、三七粉,搅匀,再煮片刻即成。每次服 20～30 克(1 汤匙),每日 2 次。

九、闭经

闭经是成年妇女常见的妇科疾病,有生理性和病理性之分。青春期前、妊娠期、哺乳期、绝经后月经的停止,均属于生理性闭经。

病理性闭经,主要是下丘脑、垂体、卵巢或子宫出现的器质性或功能性的变化而引起。根据障碍发生的部位分为子宫性闭经、卵巢性闭经、垂体性闭经及下丘脑闭经 4 种类型。

子宫性闭经:闭经的原因在子宫,虽卵巢功能正常,但子宫内膜不能产生正常的反应,因而不来月经。引起子宫性闭经常见的疾病有先天性子宫发育不全或缺如,子宫内膜损伤或粘连,子宫或子宫内膜切除后或宫腔内放射治疗后均可出现子宫性闭经,对雄激素不敏感。

卵巢性闭经:指原发于卵巢本身的疾患或功能异常所致的闭经。可分为先天的,亦可是后天的。卵巢性闭经诊断的两个主要内分泌指标是雌激素水平低落和促性腺激素水平升高。

垂体性闭经:垂体的病变所致促性腺激素的合成及分泌障碍,从而影响卵巢功能而导致闭经。具体分为三种:一是原发性垂体促性腺功能低下;二是继发性垂体前叶功能低下;三是垂体肿瘤。

下丘脑性闭经:

中医认为,闭经有精神、神经因素,颅内器质性病变,慢性消耗性疾病等原因,表现为黄体功能不足,无排卵月经、月经稀少或闭经。有虚实之分,虚者多因气血不足和肾虚,实者多由寒凝、气滞和血瘀。治疗上,气血不足者补益气血;肾虚者补益下元;寒凝者温经散寒;气滞者疏肝理气;因血瘀引起者则需活血化瘀。

治疗血虚肾亏所引起的闭经用刘奉五老中医的"四二五合方",即四物汤(当归、熟地黄、白芍、川芎)加二仙(仙茅、淫羊藿)加五子(菟丝子、覆盆子、枸杞子、五味子、车前子),用于治疗下丘脑性闭经,可获满意疗效。

1. 膏方 1

生晒参100克,西洋参50克,炒川断150克,桑寄生150克,山萸肉100克,制黄精120克,生地120克,熟地120克,当归150克,肉桂50克,桂枝50克,肉苁蓉120克,葛根300克,石楠叶150克,淫羊藿300克,菟丝子120克,茯苓300克,麦冬120克,炒苍术120克,月季花100克,鸡血藤300克,制首乌150克,女贞子100克,旱莲草120克,制香附100克,阿胶500克,鹿角霜250克,炒芝麻200克,核桃肉200克,红枣200克,冰糖500克,陈酒500毫升。

本膏方为薛永玲治例,见《冬令调补择膏方》。案述:郭,女,22岁。2005年12月9日就诊。月经稀发三四年。14岁经水初潮后,经期30～60日一行。平时头晕,畏寒,夜寐梦扰,大便欠畅。超声示子宫偏小,放射免疫检查提示性激素均低下。今年来,经期必用药方能见经血。苔薄,脉沉细。肾气不足,肝血虚,血海无源,月事不能按时而下。拟益肾养肝调经,宁心安神。时值冬令,此膏代煎,以冀来年经调体健。

熬膏做法:将生晒参、西洋参、鹿角霜另煎,待收膏时入,阿胶、冰糖、陈酒收膏用。

2. 膏方 2

熟地200克,山萸肉150克,炒当归150克,川芎150克,赤芍150克,别直参30克,紫河车150克,枫斗250克,九制首乌200克,制黄精150克,肉苁蓉150克,山药200克,茯神200克,黄芪200克,杜仲200克,怀牛膝150克,浙贝150克,厚朴花120克,菟丝子150克,生白术200克,制香附120克,枸杞子200克,女贞子200克,远志60克,玫瑰花30克,桃仁120克,西红花15克,谷芽200克,麦芽200克,大枣250克,龙眼肉150克,阿胶200克,鹿角胶200克,冰糖200克。

本膏方为施仁潮治例。沈,女,35岁。上虞。2008年12月6日就诊。经事后期,经常月经延后,本次月经在三个月前,量少。精神萎靡,面色萎黄,头晕,眼花,口干,烦热,大便干涩,胃中不适,纳差。苔薄,舌淡红,脉细。治法:养血滋肾,健脾益胃。

熬膏做法:将上药枫斗先煎4小时,加余药煎两汁,浓缩;别直参、西红花、紫河车另煎加入,龙眼肉、阿胶、鹿角胶、冰糖收膏。服用方法:每日2次,每次1匙,用开水冲服。

3. 家庭养护

做好病因预防,做到早发现,早治疗。保持心情愉快舒畅,减少精神刺激与其他不良刺激,以免影响月经的正常来潮。应注意保暖,避免淋雨、涉水、感受寒邪等。选食性温的食物,不吃寒凉冰镇饮食。

劳逸结合,加强体育锻炼,以增强体质。

十、不孕

凡是夫妻结婚2年以后,同居,有正常的性生活,未采取任何避孕措施,女方未能怀孕者;或者曾经孕育过,但其后又有2年以上欲育而未能再孕。男方身体状况正常,其病因属于女方的,叫作不孕。

由于环境污染、不健康的生活习惯等诸多原因,都市适龄人群的不孕不育现象成为越来越多夫妻的"难言之隐"。

不孕的一个比较关键的原因是内分泌紊乱,导致如常见的女性子宫内膜炎、输卵管不通等。采用膏方调补,通过相应的药材来调理人体内环境,从而促进孕育。

1. 膏方1

党参150克,炙黄芪150克,菟丝子150克,肉苁蓉150克,炒酸枣仁150克,夜交藤150克,淫羊藿150克,天冬100克,枸杞子150克,覆盆子150克,怀牛膝150克,红枣150克,麦冬100克,五味子100克,山萸肉100克,炒白术100克,川芎100克,灵芝100克,生地100克,熟地100克,当归120克,续断120克,炒杜仲120克,巴戟天120克,远志60克,佛手60克,砂仁30克,芝麻200克,阿胶250克,鹿角胶100克,龟甲胶100克,核桃肉250克,黄酒250克。

本膏方为何嘉琳治例,见《浙江中医杂志》2009年第9期。案述:胡某,女,33岁。2004年12月9日就诊。婚后6年未孕,性生活正常,月经尚准,周期30~35天,行5天净,量中,血块不显,无痛经,平素略感腰酸,乏力,眠易醒,纳可,大便干结,脸色偏黄,舌淡、苔薄白,脉沉细。天地氤氲,万物化醇,男女媾精,万物化生,受胎必得醇正之气。肾主生殖,肾气亏虚,胞脉失养,则不能成孕。心主血而藏神,脾统血而藏意,二经专司阴血。思虑烦劳,伤及心脾,营血涸亏,气分亦弱,乃至神疲乏力,面色萎黄,寐易醒。拟毓麟珠补肾补气,养血安神,调经种子。

随访结果:每日服用膏方,1月28日因停经37天复诊,查血绒毛膜促性腺激素1024U/L,因考虑膏方中黄酒为活血之品,嘱停服膏方,另予补肾养血安胎之品口服,一周后查B超,提示早孕。

2. 膏方2

生地300克,熟地300克,全当归200克,炒赤芍200克,白芍200克,丹参200克,醋柴胡150克,青皮100克,陈皮100克,制香附200克,炒白术200克,茯苓200克,丹皮200克,山萸肉200克,怀山药200克,苏梗200克,炒延胡索200克,生蒲黄150克,五灵脂150克,广郁金120克,杜仲200克,川断200克,川芎120克,生薏苡仁300克,熟枣仁400克,夜交藤250克,合欢皮250克,炙远志120克,阿胶300克,鳖甲胶300克,冰糖800克。

本膏方为沈凤阁治例,见《中国中医药报》第2877期。案述:马,女,32岁。月经周期尚准,临行少腹坠胀冷痛,有血块,5～7天干净,月经前后带下较多,色白质稠,夜寐易醒,婚后多年未孕,苔少,脉弱。辨证为肝气失疏,瘀血内阻,肾元不足,心神不宁,病情虚实错杂。治拟疏肝理气,活血化瘀,补益肾元,更宜怡悦心情。

熬膏做法:将上药肉桂后入,余药用水浸泡10小时,浓煎3次,滤渣取汁,阿胶、鳖甲胶、冰糖如法收膏。服用方法:每日早晚各1次,空腹,用开水冲服1匙。注意:感冒发热时停服。

3. 居家养护

要养成健康的生活习惯,放慢生活节奏,减轻精神压力。保证有足够的睡眠时间,以利人体自我调节,避免内分泌紊乱。要有健康的饮食规律,早上吃好,中午吃饱,晚上吃少,摄入必要的营养成分。

坚持运动锻炼,既能放松心情,又能强健体魄。

十一、妇科炎症

妇科炎症是指女性生殖系统炎症,多由于感染引起。

炎症可发生于下生殖道如外阴炎、阴道炎及宫颈炎;也可侵袭上生殖道,发生于子宫及其周围结缔组织、输卵管、卵巢及盆腔腹膜。

炎症可局限于一个部位,也可同时累及几个部位,上生殖道炎症又称为盆腔炎。若在急性期未得到彻底治愈,则转为慢性盆腔炎,往往经久不愈,并可反复发作,不仅严重影响妇女健康、生活及工作,也造成家庭与社会的负担。

重视妇科检查,重视治疗。定期到正规的医疗机构妇检,如果发现炎症,应及时有效地治疗,以免延误治疗时机演变为慢性炎症。

中医多从带下论治,着眼于冲、任、带脉及肝脾肾三脏功能调理,对症下药。采取中药口服、阴道纳药及煎煮熏洗的治疗方式,多途径给药,可促进炎症消除,改善粘连;并可提高患者的体质,有效防止炎症的反复发作,改善月经不调、疼痛等临床症状。内服用药,重在清利湿热,疏肝行滞,后期膏方调养,健脾补肾,调补冲任。

1. 膏方1

炙黄芪 90 克,炙熟地 150 克,炒菟丝子 90 克,炒补骨脂 60 克,党参 120 克,茯神 60 克,牡蛎 120 克,炒白术 60 克,杜仲 90 克,制首乌 120 克,炒沙苑蒺藜 90 克,稽豆衣 90 克,炒山药 60 克,炒当归 60 克,炒白芍 60 克,狗脊 120 克,炒枸杞子 90 克,法半夏 60 克,炒续断 90 克,炒陈皮 30 克,炒菊花 45 克,阿胶 90 克。

本膏方为张丰青治例,见《张丰青医案》。案述:孙,女。久带不止,液耗阳升,头旋眩晕,肝肾空乏,足膝作酸。带脉者,如带之围绕,为一身之约束。带脉有损,则脾胃之湿,由此渗溢,脂液由此俱耗。宜补益中气,兼摄脾肾。

将黄芪、熟地炙过用,菟丝子、补骨脂、沙苑蒺藜盐水炒,当归、白芍酒炒,陈皮土炒,山药、枸杞子、续断、菊花均炒过用。熬膏做法:将药共煎浓汁,溶入阿胶收膏。

2. 膏方2

生地黄 120 克,熟地 120 克,党参 300 克,炒白术 120 克,白茯苓 120 克,木香 120 克,炒当归 120 克,炙远志 120 克,炒酸枣仁 200 克,夜交藤 300 克,郁金 120 克,炙黄芪 200 克,砂仁 90 克,蔻仁 90 克,佛手 120 克,绿梅花 100 克,玫瑰花 100 克,厚朴花 90 克,代代花 100 克,枸杞子 300 克,制首乌 300 克,毛姜 100 克,柴胡 90 克,炒白芍 120 克,制香附 120 克,丹参 150 克,失笑散 90 克,丹皮 120 克,山药 300 克,泽泻 100 克,山萸肉 90 克,姜半夏 120 克,白芷 120 克,炒杜仲 120 克,续断 120 克,菟丝子 120 克,枸杞子 300 克,益智仁 120 克,桑葚 300 克,仙灵脾 200 克,淡竹叶 90 克,女贞子 100 克,沙苑蒺藜 120 克,白蒺藜 120 克,陈皮 90 克,龟甲胶 300 克,阿胶 100 克,鹿角胶 100 克,冰糖 500 克,黄酒 250 毫升。

本膏方为徐志瑛治例,见《徐志瑛膏方经验》。案述:陆,女,29 岁。2007年 11 月 16 日就诊。患者五脏六腑、十二经脉大定,气血满盈,肌肉方坚,当阴平阳秘,精神乃治,正气内存,邪不可干。因气血亏乏,肾气未盛,影响脾运,脾胃失和,水液易聚,蕴湿下注,带脉受困,胞宫虚寒,髓海不足,血不余,发脱难长,神难守舍,肾气化不利。结婚一年未孕,腹痛,带下黄白相间,月经提前,量多,头痛甚至恶心,耳鸣乏力,夜寐多梦,身肢怕冷,纳可脘胀,嗳气则舒,脱发腰酸,夜尿易频,大便干燥。苔白,舌质红,脉细缓。予养血柔肝,理气和胃,健脾化湿,暖宫益肾之法。

熬膏做法,上药水煎浓缩,加龟甲胶、阿胶、鹿角胶、冰糖、黄酒收膏,冷藏备用。服用方法:每日早晚各 1 次,每次 1 匙,用开水冲服。注意:外感或腹泻时停服。

3. 家庭养护

注意生殖器官的卫生,正确冲洗外阴,勤换内衣内裤,内裤不宜使用化纤类织物,不使用不合格的女性卫生用品,避免直接和间接的病原体感染。

调节心情,避免情绪紧张。做摩腹锻炼,注意腹部保暖。忌食辛辣、生冷、滋腻之品。疼痛剧烈时可以配合采用针灸治疗,也可热敷小腹部,艾灸关元、气海等。

十二、更年期综合征

女性 42～58 岁、男性 60～65 岁,是人生的更年期阶段。

进入更年期后,人体有明显的功能衰减。由于体内代谢紊乱,内分泌失调,随之出现一系列的生理反应和病态表现。情绪变化,波动较大,常有胸前区不适,自觉心慌、气短,喉头不适,可出现叹气样呼吸,有时可见心律不齐、心动过速或过缓;时常会潮红、汗出并见,被称为更年期综合征。

更年期性激素水平的低少,对代谢功能、消化功能、泌尿系统、心血管系统等均有一定影响,而出现血脂升高、消化减弱、智力减退、骨质疏松等。

更年期综合征在妇女又称围绝经期综合征。各种症状及严重程度与体质、健康状况、心理、情绪、环境、性格和文化修养等有密切关系。90％的妇女出现不同程度的临床表现,如个性和行为的改变:焦虑急躁、潮热多汗、悲观抑郁、孤独失落、情绪不稳定等。密切相关的疾病有:外阴与阴道炎、生殖道肿瘤、更年期月经紊乱、冠心病、骨质疏松症等。

名中医颜德馨调治更年期综征,强调疏解肝郁之气滞。他认为,气滞往往是气血失常的基础病机,其中以肝、脾、胃病变最为多见,肝气易郁结,肺气易壅逆,胃气易阻滞,故无论补剂、攻剂,均常配以舒畅气机之法。如治蒋某,案述:女子以肝为先天,肝喜条达,从政多年,必有七情之胜,加之更年之际,冲任有亏,导致气血不调,头晕胸痞,颈椎紧掣不舒,肢节酸楚,脉沉细,舌紫苔薄。刻值冬藏之候，藉草木之精华，益不足，损有余，疏肝补肾，畅通血脉。

1. 膏方 1

仙茅 100 克，淫羊藿 120 克，巴戟天 120 克，炒黄檗 60 克，炒知母 60 克，炙龟甲 100 克，当归 150 克，白芍 120 克，生地黄 60 克，熟地 60 克，川芎 60 克，柴胡 100 克，制香附 100 克，丹参 150 克，郁金 100 克，降香 60 克，砂仁 45 克，全瓜蒌 100 克，肉苁蓉 120 克，火麻仁 150 克，浙贝 100 克，蒲公英 200 克，炙黄芪 200 克，焦白术 100 克，茯苓 120 克，怀山药 100 克，陈皮 60 克，姜半夏 100 克，玉竹 100 克，桔梗 100 克，野荞麦 150 克，山海螺 200 克，连翘 100 克，炒防风 100 克，桑寄生 100 克，杜仲 150 克，益母草 100 克，生晒参 100 克，西洋参 60 克，紫河车 100 克，阿胶 350 克，蜂蜜 500 克，核桃肉 200 克。

本膏方为周福梅治例，见《冬令调补择膏方》。案述：吴，女，49 岁。2007 年 11 月 17 日就诊。更年期，月事已乱，经期或超前或落后，经量或多或少；心烦意乱，潮热汗多，两胁疼痛，不耐久立；腰酸，俯仰转侧欠利；原有胃窦炎，食后作胀，多嗳气，咽喉如痰阻塞状，稍咳，腑行欠畅。舌苔薄，脉细。年近半百，肾精耗损，冲任失调，脾气受阻。治拟滋肾健脾，以冀冲任调和，拟二仙合四物合香砂六君增味。

2. 膏方 2

天冬 150 克，麦冬 150 克，山萸肉 150 克，山药 250 克，白芍 200 克，枫斗 250 克，当归 120 克，合欢花 120 克，益智仁 150 克，茯神 200 克，丹参 150 克，浮小麦 200 克，炙龟甲 200 克，鹿角片 200 克，怀牛膝 120 克，枸杞子 200 克，炒杜仲 150 克，灵磁石 200 克，紫石英 250 克，龙骨 300 克，制黄精 200 克，淮小麦 250 克，陈皮 120 克，远志 120 克，玫瑰花 100 克，砂仁 15 克，寿仙谷灵芝破壁孢子粉 30 克，紫河车 150 克，核桃肉 250 克，龟甲胶 250 克，鹿角胶 150 克，木糖醇 250 克。

本膏方为施仁潮治例。许，女，53 岁，教师。2009 年 12 月 21 日就诊。天癸竭，经水枯，胸闷气短，多烦热，入睡难，多因汗出醒来。苔浊腻质胖，舌淡，脉弦实。拟祛湿理气，养心滋肾，调补充任。

熬膏做法：将上药灵磁石、紫石英、龙骨、枫斗、炙龟甲、鹿角片先煎 4 小时，入余药煎两汁，砂仁后入，浓缩；紫河车另煎加入，龟甲胶、鹿角胶、寿仙谷灵芝破壁孢子粉、木糖醇收膏。服用方法：每日 2 次，每次 1 匙，于早晚食后用开水冲化服用。

3. 居家养护

重视妇女月经紊乱的调治,冬季用膏方缓图,能达到未病先防,绝经期平稳过渡,绝经后强身健体的目的。要掌握卫生知识,了解更年期是人生必然要进入一个阶段,出现各种症状不足为奇,要进行自我控制,自我调节。

重视精神调理,消除急躁、忧郁、疑虑、悲伤、恐惧的不良情绪,保持心情舒畅,树立信心。注意劳逸结合,生活规律,定时排便。多吃富含蛋白质的食物及瓜果蔬菜等,适当限制高脂肪食物及糖类食物,少吃盐,不吸烟,不喝酒。

第二节 / 男性调养膏方

一、性欲减退

性欲减退,又称性欲淡漠、性欲低下、性欲缺乏,是指缺乏性欲,性欲存在不同程度的抑制。男女双方均可出现性欲减退。在已婚男子常表现为对性刺激不感兴趣,缺少应有的性冲动,性感的表达和性刺激的反应水平降低,如对妻子温柔的语言、亲昵的抚摸、热情的接吻等性刺激,都不能激起性兴奋和性冲动,做不出相应的性反应,无性交愿望,阴茎不能勃起或勃起不坚。在已婚女子常表现为缺乏性欲,或虽有性欲,但每次都不能进入持久的高潮期或不能激起性欲高潮,从而得不到性欲的满足所表现的一种病症状态。有些人在结婚后很久仍缺乏性的欲望,因而对性生活不感兴趣,甚至逐渐厌恶,出现性欲淡漠的精神状态,有些则是性的感受不足,性交时感觉不到应有的快感,也无性高潮的表现。性欲淡漠对夫妇正常的性生活将产生严重的负面影响。性欲减退少数是器质性疾病、炎症所引起的之外,大多数属亚健康状态。

预防和治疗性欲减退症,应重视精神治疗,安排好生活规律,做到劳逸结合,消除精神抑郁的客观因素;夫妻感情融洽,相互体贴很重要;一方性欲减退时,对方若能主动加强性的刺激和爱抚,有明显疗效。一般无特殊原因,夫妻勿长期分居禁欲。对于因生殖器疾病、内分泌功能紊乱、神经疾患造成的性欲减退应积极治疗原发疾病,一般在病愈后可恢复性欲。中医学认为,性欲减退多为肝肾阴虚或肾阳不足引起,也有肝郁气滞导致者。膏方对性减退这一亚健康状态有较为满意的疗效。

【推荐膏方】熟地黄 400 克,山茱萸 200 克,山药 400 克,韭菜子 250 克,鹿角胶 400 克,菟丝子 400 克,巴戟天 300 克,肉苁蓉 300 克,核桃仁 200 克,北虫草 40 克,刺五加 300 克,紫河车 40 克,雄蚕蛾 40 克,炙甘草 50 克。将北虫草、紫河车、核桃仁、雄蚕蛾一同研成细粉备用。余药除鹿角胶之外,用冷水浸泡 2 小时,入锅加水煎煮 3 次,每次 1 小时,榨渣取汁,合并滤汁,加热浓缩成清膏。鹿角胶研成粗末,用适量黄酒浸泡,隔水炖烊,冲入清膏中,和匀。入炒制过的红糖 300 克。待糖溶化后调入北虫草粉、此河车粉、核桃仁粉、雄蚕蛾粉,再煮片刻即成。每次服 20～30 克(1 汤匙),每日 2 次。

二、阳痿

1. 阳痿如何辨证选用膏方

阳痿是最常见的男性性功能障碍,是指男性虽有性刺激和性欲要求,但阴茎不能勃起或勃起的硬度不足,或勃起时间短促很快软缩,无法插入阴道进行正常的性交。阳痿患者占全部男性性功能障碍患者的 37%～42%;国内的有关抽样调查显示:在成年男性中,约有 10% 的人有阳痿表现,阳痿的发生率随年龄的增长而上升。年过 50 岁的男性,阳痿的人开始增多,一般 65～70 岁的老年人阳痿比较普遍。

阳痿程度的判断:① 轻度阳痿。指有性欲要求;异性刺激器官、乳头等性敏感区或异性接吻等性刺激,或自我手淫,可以较快地引起阴茎勃起,勃起角度可达到 90°,但硬度不够理想;性交过程中阴茎勃起时间不够持久,有时出现不能自由进出阴道或不能顺利置入阴道的现象;性交频率比初婚时或发病前减少,性快感稍弱。② 中度阳痿。指性欲要求减弱;异性刺激性敏感区或手淫时,阴茎难以立即勃起,即使勉强勃起,角度也达不到 90°,硬度不足;同房时阴茎常常不能勃起或举而不坚,或勃起时间不长,同房时阴茎难以置入阴道或不能自由出入阴道;性交频率显著减少,可能有射精动作,往往精量减少,性快感不明显。③ 重度阳痿。指性欲全无;异性刺激性敏感区或自我手淫,阴茎一直处于疲软状态,无勃起角度,无法进行性生活。

2. 辨证分型

(1)肾阳亏虚型

【主要症状】阳事不举,或举而不坚,精薄清冷,腰膝酸软,畏寒肢冷,头晕耳鸣,形体瘦弱,精神萎靡,面色苍白,舌质淡胖润,苔薄白,脉沉细,尺脉尤弱。

【治疗法则】温肾壮阳。

【推荐膏方】熟地黄 300 克,肉苁蓉 200 克,韭菜子 200 克,菟丝子 300

克,锁阳 200 克,鹿角胶 250 克,阿胶 150 克,枸杞子 150 克,仙茅 200 克,淫羊藿 200 克,巴戟天 200 克,熟黑芝麻粉 50 克,核桃仁粉 50 克,海马粉 30 克,怀山药 200 克,五味子 100 克,山茱萸 100 克,楮实子 150 克,炙甘草 50 克。

【制膏方法】将上药除鹿角胶、阿胶、黑芝麻粉、核桃仁粉、海马粉之外,余药用冷水浸泡 2 小时,入锅加水适量,煎煮 3 次,每次 1 小时,榨渣取汁,合并滤汁,去沉淀物,加热浓缩成清膏。鹿角胶、阿胶打碎后用适量黄酒浸泡,隔水炖烊,冲入清膏中,和匀,加蜂蜜 300 克,待蜂蜜溶化后,调入芝麻粉、核桃仁粉、海马粉,搅匀,再煮片刻即成。每次服 20～30 克(1 汤匙),每日 2 次。

(2)心脾两虚型

【主要症状】阴茎勃起无力,精神萎靡,面色萎黄,体倦食少,失眠健忘,心悸气短或心悸怔忡,少寐多梦,大便溏薄,舌质淡、苔薄白,脉细弱或虚弱。

【治疗法则】养心血,补脾气。

【推荐膏方】吉林参粉 50 克,炙黄芪 300 克,党参 200 克,黄精 200 克,白术 200 克,怀山药 300 克,刺五加 200 克,木灵芝 200 克,丹参 300 克,茯神 200 克,柏子仁 200 克,酸枣仁 150 克,大枣肉 200 克,龙眼肉 200 克,莲子 200 克,蜂蜜 50 毫升,五味子 150 克,鹿角胶 100 克,阿胶 200 克,炙甘草 50 克。

【制膏方法】将上药除吉林参粉、蜂乳、鹿角胶、阿胶之外,余药用冷水浸泡 2 小时,入锅加水适量,煎煮 3 次,每次 1 小时,榨渣取汁,合并滤汁,去沉淀物,加热浓缩成清膏。鹿角胶、阿胶打碎后用适量黄酒浸泡,隔水炖烊,冲入清膏中,和匀。加饴糖 300 克,待饴糖溶化后,调入吉林参粉、蜂乳,搅匀,再煮片刻即成。每次 20～30 克(1 汤匙),每日 2 次。

(3)肝郁气滞型

【主要症状】阳痿不起,或起而不坚,精神不悦,多疑善虑,胸胁胀满或胸闷不舒,胁肋窜痛,心烦易怒,喜叹息,舌质黯红,苔薄白,脉弦数。

【治疗法则】疏肝解郁。

【推荐膏方】柴胡 150 克,香橼 150 克,枳壳 150 克,郁金 200 克,青皮、陈皮各 150 克,香附 150 克,木灵芝 200 克,陈佛手 100 克,酸枣仁 100 克,合欢皮 200 克,金橘叶 150 克,橘核 150 克,橘络 100 克,玫瑰花 50 克,绿梅花粉 30 克,代代花 50 克,川贝母粉 30 克,全瓜蒌 200 克,东阿阿胶 100 克,鹿角胶 100 克,炙甘草 50 克。

【制膏方法】将上药除绿梅花粉、川贝母粉、鹿角胶、阿胶之外,余药用冷水浸泡 2 小时,入锅加水适量,煎煮 3 次,每次 1 小时,榨渣取汁,合并滤汁,去沉淀物,加热浓缩成清膏。鹿角胶、阿胶打碎后用适量黄酒浸泡,隔水炖烊,冲入清膏中,和匀。加蜂蜜 300 克,待蜂蜜溶化后,调入绿梅花粉、川贝母粉,搅匀,再煮片刻即成。每次服 20～30 克(1 汤匙),每日 2 次。

湿热下注型阳痿在临床也常出现,表现为阴茎痿软,阴囊潮湿,或有痒痛,尿后余沥,尿有臊气,下肢酸沉,体困倦怠,口苦而黏,小便黄赤,大便不调,舌质红胖大、苔黄腻,脉弦滑。本型多见于形体丰实者。宜采用清热利湿中药汤济调治。

三、早泄

早泄是指男性性交时阴茎尚未接触女性外阴,或阴茎刚接触外阴尚未进入阴道,或阴茎刚进入阴道就发生射精,随后阴茎变软,以致不能正常进行夫妻性生活的一种病症。

对于早泄的标准,有一种提法已得到公认,即性交时,阴茎还未插入阴道便射精,甚至有的男性只要一有同房的意愿或念头就马上射精;或阴茎刚刚插入阴道,仅抽动数下便射精,称为早泄。有学者把早泄的标准放宽为性交仅 1 分钟,抽动数十下便射精者称为早泄。如果男女双方配合默契,性交前性诱导充分,双方均感到满足,不论时间长短,均不应视为早泄。还有新婚初交、夫妻久别重逢等情况出现射精过快,也不能认为定为早泄。膏方治疗早泄有较好疗效,若能配合心理疏导则效果更佳。

1. 阴虚火旺型

【主要症状】虚烦不寐,精神紧张,阴茎易举,早泄滑精,腰膝酸软,头晕目眩,五心烦热,潮热盗汗,舌红苔少,脉细数。

【治疗法则】滋阴降火。

【推荐膏方】生地黄、熟地黄各 300 克,山茱萸 150 克,牡丹皮 100 克,枸杞子 150 克,天冬、麦冬各 200 克,西洋参粉 50 克,玄参 300 克,芡实 200 克,莲子 200 克,知母 150 克,黄檗 150 克,沙苑子 150 克,鳖甲胶 300 克,金樱子 150 克,五味子 100 克。

【制膏方法】将上药除西洋参粉、鳖甲胶之外,余药用冷水浸泡 2 小时,入锅加水适量,煎煮 3 次,每次 1 小时,榨渣取汁,合并滤汁,去沉淀物,加热浓缩成清膏。鳖甲胶打碎后用适量黄酒浸泡,隔水炖烊,冲入清膏中,和匀。加冰糖 300 克,待冰糖溶化后,调入西洋参粉,搅匀,再煮片刻即成。每次服 20～30 克(1 汤匙),每日 2 次。

2. 肾气不固型

【主要症状】性欲减退，早泄遗精，面色苍白，精神萎靡，头晕目眩，腰膝酸软，小便清长，夜尿量多，尿后余沥，舌淡、苔薄白，脉沉弱。

【治疗法则】益肾固精。

【推荐膏方】菟丝子 300 克，益智仁 300 克，肉苁蓉 200 克，熟地黄 300 克，山茱萸 150 克，怀山药 300 克，金樱子 200 克，桑螵蛸 200 克，覆盆子 200 克，五味子 150 克，海螵蛸 200 克，银杏肉 200 克，芡实 200 克，北虫草粉 20 克，黄鱼鳔粉 30 克，鹿角胶 300 克，炙甘草 50 克。

【制膏方法】上药除北虫草粉、黄鱼鳔粉、鹿角胶之外，余药用冷水浸泡 2 小时，入锅加水适量，煎煮 3 次，每次 1 小时，榨渣取汁，合并滤汁，去沉淀物，加热浓缩成清膏。鹿角胶打碎后用适量黄酒浸泡，隔水炖烊，冲入清膏中，和匀。加冰糖 300 克，待冰糖溶化后，调入北虫草粉、黄鱼鳔粉，再煮片刻即成。每次服 20～30 克（1 汤匙），每日 2 次。

3. 心脾两虚型

【主要症状】早泄，伴见面色不华，形体消瘦，倦怠乏力，心悸气短，健忘多梦，或自汗纳呆，便干或便溏，舌淡苔白，脉细。

【治疗法则】补益心脾。

【推荐膏方】白参粉 50 克，党参 200 克，炙黄芪 300 克，熟地黄 300 克，制何首乌 200 克，怀山药 200 克，莲子 200 克，大枣肉 200 克，龙眼肉 200 克，芡实 200 克，五味子 150 克，炙远志 100 克，白术 150 克，茯苓 200 克，阿胶 300 克，炙甘草 50 克。

【制膏方法】上药除白参粉、阿胶之外，余药用冷水浸泡 2 小时，入锅加水适量，煎煮 3 次，每次 1 小时，榨渣取汁，合并滤汁，去沉淀物，加热浓缩成清膏。阿胶打碎后用适量黄酒浸泡，隔水炖烊，冲入清膏中，和匀。加冰糖 300 克，待冰糖溶化后，调入白参粉，搅匀，再煮片刻即成。每次服 20～30 克（1 汤匙），每日 2 次。

肝经湿热型早泄在临床也较为多见，表现为性欲亢进，过早泄精，头晕目眩，口苦咽干，心烦胁痛，小便黄赤，或淋浊涩痛，阴肿阴痒，舌质红，苔黄或黄腻，脉弦数。宜采用清泄肝经湿热的中药汤剂调治。

四、遗精

遗精是指男性在没有性交或手淫的情况下发生射精的现象。睡眠中因色情梦境引起射精，通常称为梦遗；清醒时遗精一般称为滑精。未婚的健康男性，每月遗精 1～3 次，为正常生理现象，每次排出 2～6 毫升的精液，对身体不会有不良影响。如果每周有 2 次遗精,甚至天天都有遗精,并伴有某些性功能改变及神经精神症状者,便属于病态。膏方调治病理性遗精有较好疗效。

1. 心肾不交型

【主要症状】少寐多梦,梦则遗精,伴心中烦热,头晕目眩,精神不振,体倦乏力,心悸怔忡,口干,小便短赤,舌红,脉细数。

【治疗法则】养阴泻火,交济心肾。

【推荐膏方】生地黄、熟地黄各 300 克,山药 300 克,巴戟天 200 克,桂枝 200 克,生牡蛎 300 克,白芍 200 克,党参 200 克,黄连 50 克,肉桂粉 20 克,制何首乌 200 克,枸杞子 100 克,女贞子 200 克,酸枣仁 100 克,炙远志 100 克,桑葚 200 克,茯神 150 克,五味子 150 克,松花粉 30 克,知母 100 克,东阿阿胶 300 克,大枣肉 100 克,黄檗 100 克,炙甘草 50 克。

【制膏方法】将上药除松花粉、肉桂粉、阿胶之外,余药用冷水浸泡 2 小时,入锅加水适量,煎煮 3 次,每次 40 分钟,榨渣取汁,合并滤汁,去沉淀物,加热浓缩成清膏。阿胶打碎后用适量黄酒浸泡,隔水炖烊,冲入清膏中,和匀。加冰糖 300 克,待冰糖溶化后,调入绿松花粉、肉桂粉,搅匀,再煮片刻即成。每次服 20～30 克(1 汤匙),每日 2 次。

2. 劳伤心脾型

【主要症状】劳则遗精,食少便溏,四肢困倦,面色萎黄,心悸怔忡,失眠健忘,舌淡苔薄,脉弱。

【治疗法则】养心血,补脾气。

【推荐膏方】白参粉 50 克,炙黄芪 300 克,党参 200 克,山药 200 克,黄精 200 克,刺五加 200 克,绞股蓝 200 克,白术 200 克,丹参 200 克,柏子仁 200 克,酸枣仁 150 克,茯神 200 克,白扁豆 200 克,莲子 200 克,龙眼肉 200 克,大枣肉 200 克,阿胶 300 克,芡实 200 克,金樱子 200 克,炙甘草 50 克。

【制膏方法】上药除白参粉、阿胶之外,余药用冷水浸泡 2 小时,入锅加水适量,煎煮 3 次,每次 1 小时,榨渣取汁,合并滤汁,去沉淀物,加热浓缩成清膏。阿胶打碎后用适量黄酒浸泡,隔水炖烊,冲入清膏中,和匀。加饴糖 300 克,待饴糖溶化后,调入白参粉,搅匀,再煮片刻即成。每次服 20～30 克(1 汤匙),每日 2 次。

3. 阴虚火旺型

【主要症状】阳事易兴,性欲亢进,虚烦不寐,腰膝酸软,五心烦热,舌红少苔,脉细数。

【治疗法则】滋阴泻火。

【推荐膏方】生地黄、熟地黄各 300 克,山茱萸 150 克,知母 150 克,黄檗 150 克,牡丹皮 150 克,赤芍、赤茯苓各 200 克,泽泻 150 克,黄精 200 克,石斛 150 克,煅牡蛎 200 克,金樱子 200 克,芡实 200 克,天冬 200 克,龟板胶 150 克,鳖甲胶 150 克。

【制膏方法】上药除龟板胶、鳖甲胶之外,余药用冷水浸泡 2 小时,入锅加水适量,煎煮 3 次,每次 1 小时,榨渣取汁,合并滤汁,去沉淀物,加热浓缩成清膏。龟板胶、鳖甲胶打碎后用适量黄酒浸泡,隔水炖烊,冲入清膏中,和匀。最后用冰糖 300 克收膏即成。每次服 20～30 克(1 汤匙),每日 2 次。

4. 肾精不固型

【主要症状】频繁遗精,有时见女色则滑精,头昏目眩,腰膝酸软,下肢乏力,舌苔薄质淡,脉细弱。

【治疗法则】补肾固精,壮阳止遗。

【推荐膏方】益智仁 300 克,菟丝子 300 克,桑螵蛸 200 克,金樱子 200 克,山药 300 克,熟地黄 300 克,山茱萸 150 克,芡实 200 克,覆盆子 200 克,五味子 150 克,莲须 150 克,补骨脂 150 克,沙苑子 150 克,猪脬粉 50 克,杜仲 150 克,阿胶 200 克,鳖甲胶 200 克,炙甘草 40 克。

【制膏方法】将上药除猪脬粉、阿胶、鳖甲胶之外,余药用冷水浸泡 2 小时,入锅加水适量,煎煮 3 次,每次 1 小时,榨渣取汁,合并滤汁,去沉淀物,加热浓缩成清膏。阿胶、鳖甲胶打碎后用适量黄酒浸泡,隔水炖烊,冲入清膏中,和匀。加白糖 300 克,待白糖溶化后,调入猪脬粉,搅匀,再煮片刻即成。每次服 20～30 克(1 汤匙),每日 2 次。

湿热下注型遗精在临床亦比较多见,表现为遗精频作,小便不畅或混浊,阴茎痒痛,伴口苦而渴,心烦不寐,脘腹痞闷,舌浊腻,脉濡数。宜采用清热利湿中药汤剂调治。

五、不育

男性不育症是指夫妇结婚两年以上,同居且性生活正常,未采取任何避孕措施,女方生育能力正常,因男方原因而导致不育者。男性不育症占不育症的 30%～50%。男性不育可分为绝对不育与相对不育,绝对不育指完全没有生育能力;相对不育指具有一定生育能力,但某些指标达不到生育要求。亦可分为原发性不育和继发性不育,原发性不育指婚后从未生育者;继发性不育指婚后有过生育,之后两年以上未避孕而不育者。

男性不育的原因颇多,一般可分为性功能正常性男性不育和性功能障碍性男性不育,前者包括死精子、无精子、少精子、精子活力下降、畸形精子过多、精液黏稠和不液化、精液量减少、血精等。性功能障碍性不育所包括的疾病有阳痿、早泄、不射精症、逆行射精症等，这些疾病都可影响精液射入女性阴道从而产生不育。

男性不育症相当于中医学精冷、精寒、精少、无力、男子艰嗣、绝孕、不育等范畴，膏方调治有较好疗效。

1. 肾精亏虚型

【主要症状】精子稀少，神倦乏力，或见阳痿、早泄，腰膝酸软，头晕目眩，午后潮热，五心烦热，目眶黧黑，口干溲黄，夜寐盗汗，大便秘结，舌淡红、苔少，脉沉细或细数。

【治疗法则】补肾填精。

【推荐膏方】熟地黄 300 克，肉苁蓉 300 克，菟丝子 300 克，制何首乌 300 克，沙苑子 200 克，鹿角胶 200 克，东阿阿胶 100 克，牛骨髓 300 克，补骨脂 200 克，枸杞子 150 克，女贞子 200 克，熟黑芝麻粉 50 克，核桃仁粉 50 克，黄精 300 克，紫河车粉 50 克，鱼鳔 100 克，蜂乳 60 克，怀牛膝 200 克，当归 200 克，炙甘草 50 克。

【制膏方法】将上药除鹿角胶、阿胶、牛骨髓、鱼鳔、黑芝麻粉、核桃仁粉、紫河车粉之外，余药用冷水浸泡 2 小时，入锅加水适量，煎煮 3 次，每次 1 小时，榨渣取汁，合并滤汁，去沉淀物，加热浓缩成清膏。牛骨髓、鱼鳔洗净后切碎，入锅煮成糜糊，调入清膏中，和匀。加蜂蜜 300 克，待蜂蜜溶化后，调入紫河车粉、黑芝麻粉、核桃仁粉，搅匀，再煮片刻即成。每次服 20～30 克（1汤匙），每日 2 次。

2. 气血两虚型

【主要症状】精液稀薄，精子量少，面色萎黄，苍白无华，形体衰弱，神疲乏力，头昏目眩，性欲减退，舌质淡胖，苔薄，脉细弱。

【治疗法则】双补气血。

【推荐膏方】野山参粉 30 克，熟地黄 300 克，当归 300 克，炙黄芪 300 克，党参 200 克，白术 200 克，山药 300 克，白芍 200 克，川芎 150 克，黄精 200 克，制何首乌 200 克，刺五加 200 克，绞股蓝 200 克，东阿阿胶 300 克，大枣肉 200 克，龙眼肉 200 克，桑葚 200 克，枸杞子 150 克，紫河车粉 60 克，茯苓 200 克，炙甘草 50 克。

【制膏方法】将上药除野山参粉、紫河车粉、阿胶之外，余药用冷水浸泡 2 小时，入锅加水适量，煎煮 3 次，每次 1 小时，榨渣取汁，合并滤汁，去沉淀物，加热浓缩成清膏。阿胶打碎后用适量黄酒浸泡，隔水炖烊，冲入清膏中，和匀。加红糖 300 克，待红糖溶化后，调入野山参粉、紫河车粉，搅匀，再煮片刻即成。每次服 20～30 克(1 汤匙),每日 2 次。

3. 脾肾阳虚型

【主要症状】精子稀少,兼有精冷,阳痿早泄,性欲减退,肢体畏寒,面色苍白,自汗便溏,小便清长,舌淡,苔薄白,脉沉细。

【治疗法则】温补脾肾。

【推荐膏方】仙茅 200 克,淫羊藿 200 克,熟地黄 300 克,巴戟天 200 克,肉苁蓉 200 克,锁阳 200 克,补骨脂 200 克,益智仁 200 克,刺五加 200 克,肉桂粉 30 克,熟附片 60 克,韭菜子(包)100 克,鹿角胶 200 克,东阿阿胶 200 克,紫河车粉 50 克,雄蚕蛾粉 50 克,北虫草粉 30 克,炙甘草 50 克。

【制膏方法】上药除肉桂粉、紫河车粉、雄蚕蛾粉、北虫草粉、鹿角胶、阿胶之外,余药用冷水浸泡 2 小时,入锅加水适量,煎煮 3 次,每次 1 小时,榨渣取汁,合并滤汁,去沉淀物,加热浓缩成清膏。阿胶打碎后用适量黄酒浸泡,隔水炖烊,冲入清膏中,和匀。加饴糖 300 克,待饴糖溶化后,调入肉桂粉、紫河车粉、雄蚕蛾粉、北虫草粉,搅匀,再煮片刻即成。每次服 20～30 克(1 汤匙),每日 2 次。

4. 精道瘀阻型

【主要症状】婚后不育,精液量少于 1.5 毫升,伴下腹阴囊睾丸坠痛或胀痛,胸闷纳差,口干咽燥,舌质暗、有瘀点或瘀斑、苔白或腻,脉沉弦或弦涩。

【治疗法则】疏通精道,活血化瘀。

【推荐膏方】桃仁 200 克,红花 100 克,丹参 300 克,熟地黄 300 克,三七粉 50 克,三棱 150 克,莪术 150 克,益母草 200 克,当归尾 200 克,青皮、陈皮各 150 克,赤芍 150 克,川芎 150 克,川牛膝 150 克,地鳖虫 100 克,炙蜈蚣粉 30 克,急性子 100 克,路路通 200 克,东阿阿胶 200 克,炙甘草 50 克。

【制膏方法】上药除三七粉、炙蜈蚣粉、阿胶之外,余药用冷水浸泡 2 小时,入锅加水适量,煎煮 3 次,每次 1 小时,榨渣取汁,合并滤汁,去沉淀物,加热浓缩成清膏。阿胶打碎后用适量黄酒浸泡,隔水炖烊,冲入清膏中,和匀。加红糖 300 克,待红糖溶化后,调入三七粉、炙蜈蚣粉,搅匀,再煮片刻即成。每次服 20～30 克(1 汤匙),每日 2 次。

5. 肝郁气滞型

【主要症状】精液化验死精子超过 40%,或畸形精子增多,或无精子,症见婚后不育,郁郁寡欢,胸闷胀满,性欲淡漠,阳痿不举或举而不坚,临房紧张,舌有紫色、苔薄,脉弦。

【治疗法则】疏肝理气。

【推荐膏方】柴胡 150 克,白芍 200 克,当归 200 克,枳壳 150 克,郁金

200 克,青皮、陈皮各 150 克,金橘叶 150 克,香附 150 克,金橘饼 200 克,川贝母粉 50 克,全瓜蒌 200 克,九香虫 100 克,炙蜈蚣粉 30 克,陈佛手 100 克,橘络 60 克,合欢皮 150 克,玫瑰花 50 克,红花 50 克,代代花 50 克,东阿阿胶 200 克,炙甘草 50 克。

【制膏方法】上药除金橘饼、川贝母粉、炙蜈蚣粉、阿胶之外,余药用冷水浸泡 2 小时,入锅加水适量,煎煮 3 次,每次 1 小时,榨渣取汁,合并滤汁,去沉淀物,加热浓缩成清膏。阿胶打碎后用适量黄酒浸泡,隔水炖烊,冲入清膏中,和匀。加蜂蜜 300 克,待蜂蜜溶化后,调入川贝母粉、炙蜈蚣粉,搅匀,再煮片刻即成。每次服 20～30 克(1 汤匙),每日 2 次。

肝经湿热型在男性不育症中也常出现,表现为精子密度、活力多数异常,或精子畸形率高,或精液不液化。伴胸闷心悸,头晕而胀,口中干黏,渴不欲饮,小便黄少,舌质红、苔黄腻,脉滑数。宜采用清热化湿的中药汤剂调治。

六、前列腺增生

前列腺增生又称前列腺肥大,是老年男性常见的一种慢性疾病。前列腺在男性 45 岁左右开始出现两种趋势:一部分趋向于萎缩,另一部分人则趋向于增生,腺体体积渐渐增大,形成前列腺增生。

前列腺增生症的临床症状主要分为两大类,一类是尿道的刺激性症状:如尿频、尿急、尿痛、夜尿次数增多等;另一类是尿路的梗阻性症状:如尿线变细、尿线无力、排尿等待、间歇性排尿、排尿不尽和尿潴留等。直肠指诊检查可以触摸到肥大的前列腺,前列腺的横径和前后径均有增大,两侧一般仍对称,表面隆起,中等硬度,有弹性,无结节,中央沟变浅或消失。B 型超声波检查可以清楚地了解前列腺的大小、体积和周围脏器组织的关系,以及膀胱余尿量。

前列腺增生的发生与下列因素有关:性生活过频、前列腺炎症治疗不彻底、睾丸功能异常、长期的饮食习惯、机体的营养代谢障碍等。

药物治疗包括 5a-还原酶抑制剂、a-受体阴滞剂、生长因子抑制剂,植物制剂及其他药物,可以不同程度地改善症状,不良反应小。非手术介入治疗包括前列腺气囊扩张、尿道支架、微波、射频及红外治疗、高能聚焦超声治疗、激光治疗、前列腺扩裂治疗及前列腺冷冻治疗等。外科手术切除增生的前列腺组织仍是治愈前列腺增生的根本方法,适应证为尿潴留,反复发作的血尿,由前列腺增生引起的肾衰竭,合并膀胱结石,反复发作的泌尿系统感染,巨大膀胱憩室。

1. 膏方 1

生地 135 克,炒黄檗 45 克,制苍术 60 克,潞党参 45 克,炒白术 60 克,赤茯苓 90 克,白茯苓 90 克,萆薢 90 克,泽泻 45 克,炒薏苡仁 90 克,海螵蛸 90 克,杜仲 90 克,沙苑蒺藜 90 克,制狗脊 90 克,山药 90 克,制女贞子 60 克,煅牡蛎 120 克,芡实 90 克,生龙齿 60 克,丹皮 45 克,杭白芍 45 克,制玉竹 60 克,炙黄芪 30 克,姜半夏 60 克,木香 30 克,陈皮 60 克,海蛤壳 150 克,制远志 45 克,珍珠母 180 克,当归 60 克,莲子 120 克,龙眼肉 120 克,红枣 120 克,霞天胶 120 克,阿胶 90 克,冰糖 300 克。

本膏方为叶熙春治例,见《一代良医叶熙春》。案述:刘,男,37 岁。上海天津路。体躯丰腴,中气素薄,水谷所入,大半化湿,湿流下焦,窒碍膀胱气化,以致水源不浚,决渎不清,迁延淹缠,渐成慢性之淋。小溲不畅,精浊自遗,腰酸膝软,遇劳则甚,脉来濡缓,两尺欠固,舌苔薄白。脉证合参,实属劳淋之候。拟方不宜过于滋补,恐滞湿邪,遏败精之出路,当用两顾法,庶无流弊。

原方白术作于术,米炒;生地用砂仁拌炒;陈皮用新会皮。熬膏做法:霞天胶、阿胶、冰糖于收膏时放入 。

2. 膏方 2

生晒参 50 克,朝鲜红参 15 克,紫河车 100 克,鹿茸血片 6 克,熟地 150 克,山萸肉 150 克,丹皮 150 克,山药 150 克,茯苓 100 克,金樱子 150 克,肉苁蓉 100 克,淡附片 60 克,枸杞子 100 克,粉草薢 300 克,川牛膝 100 克,菟丝子 150 克,王不留行 150 克,制狗脊 100 克,炒杜仲 150 克,炙黄芪 150 克,升麻 60 克,陈皮 60 克,青皮 60 克,小茴香 60 克,乌药 90 克,天冬 150 克,麦冬 150 克,炒白术 150 克,制首乌 150 克,皂角刺 300 克,桃仁 90 克,肉桂 30 克,柴胡 60 克,炒当归 90 克,益母草 150 克,炒黄檗 100 克,知母 100 克,炮山甲 90 克,蜈蚣 20 条,车前子 150 克,三棱 150 克,莪术 150 克,海金沙 150 克,冬葵子 150 克,细辛 30 克,泽兰 90 克,乳香 30 克,甘草梢 30 克,桑螵蛸 150 克,益智仁 150 克,补骨脂 150 克,制黄精 150 克,炒白术 150 克,丹参 300 克,苍术 90 克,炒谷芽 150 克,炒麦芽 150 克,炒枳壳 60 克,炒薏苡仁 100 克,厚朴 60 克,牛鞭 2 根,枫斗 50 克,龙眼肉 200 克,核桃肉 500 克,炒黑芝麻 100 克,阿胶 150 克,鹿角胶 150 克,鳖甲胶 100 克,龟甲胶 100 克,元贞糖 100 克,蜂蜜 100 克。

本案为叶一驳治例。案述:贡某,男,71 岁。2006 年 12 月 12 日就诊。小便淋漓不尽,排尿不畅,属尿频等证;且尿漏多年,痛苦不堪。并有腰酸耳鸣,畏寒便溏,夜寐欠安,小腹坠胀等,舌淡苔白,脉沉细。证属肾阳气虚,下元失司,治拟温通肾阳,通窍破积。

熬膏做法:上药生晒参、红参、鹿茸、枫斗、牛鞭另煎,余药煎汁,一并熬至滴水成珠为度。核桃肉、黑芝麻炒熟碾碎调入。

3. 居家养护

增强保健意识,了解良性前列腺增生是男性常见的慢性老年病,积极防治。

心理调摄。精神紧张,寒冷刺激,膀胱过度充盈及使用拟交感神经药物等可使良性前列腺增生症状加重,甚至发生急性尿潴留。要避免精神紧张,过度劳累,受凉,饮酒及憋尿等。

作好饮食保健,多吃新鲜水果、蔬菜、粗粮及大豆制品,多食蜂蜜以保持大便通畅,适量食用牛肉、鸡蛋。食用种子类食物,可选用南瓜子、葵花子等。绿豆煮烂成粥,放凉后食用,对排尿涩痛者较为适用。多饮水,以稀释尿液,防止引起泌尿系统感染及形成膀胱结石。禁饮烈酒,少食辛辣肥甘之品,少饮咖啡,少吃白糖及精制面粉。

七、慢性前列腺炎

前列腺炎是指前列腺感染所致的炎症,有急、慢性之分。

急性细菌性前列腺炎往往有寒战、发热、乏力、肌肉关节疼痛,以及败血症等全身症状。慢性细菌性前列腺炎表现为排尿异常、局部疼痛、性功能改变等。

排尿异常表现为尿频、尿急、尿痛、排尿不尽,尿道灼热,排尿疼痛向阴茎头部和会阴部放射,晨起时尿道外口有分泌黏着,大便时或小便终末,尿道口滴出稀薄、乳白色的分泌物。

局部疼痛表现为疼痛局限于腰骶部、下腹部、耻骨上、腹股沟、会阴部及睾丸精索等处,一般轻微,多属间歇性,可以忍受。

性功能改变表现为性功能减弱,如性欲减低,早泄,遗精,血精,射精疼痛,严重者可致阳痿。往往还有神经衰弱症状,表现为失眠多梦,头昏乏力,情绪低落,缺乏自信,记忆力减退等。

1. 膏方 1

党参 250 克,黄芪 200 克,炒白术 120 克,熟地 150 克,丹参 200 克,制黄精 150 克,炒酸枣仁 120 克,枸杞子 120 克,麦冬 200 克,五味子 60 克,制远志 60 克,木香 90 克,煨益智仁 100 克,山萸肉 90 克,制玉竹 150 克,炒枳壳 100 克,猪苓 120 克,泽泻 150 克,红枣 150 克,阿胶 200 克,鹿角胶 200 克,冰糖 500 克。

本膏方为杨继荪治例,见《中医临床家杨继荪》。案述:沈某,男,54 岁。1991 年 12 月 4 日就诊。有冠心病及前列腺炎病史。反复心悸、胸闷,时有房性期前收缩。心电图:ST 段改变,曾见 T 波低平。经常腹胀,大便不正常。冬令时节,欲调整修复,觅方调养。诊查:面色欠华,时心悸不宁,有期前收缩,双目干涩,腹部经常发胀,大便时干时烂,小溲欠畅。苔薄黄,舌质红,脉细。辨证:心血不足,不能上荣于面,内濡心窍,肝血不足则目窍失养,脾运失司而腹胀,大便正常,脾虚气陷见少腹坠胀,尿滴沥。中医诊断:心悸,虚劳(心脾两虚)。西医诊断:冠心病、胃肠功能失调、前列腺炎。治则:益气健脾,养血宁心,濡荣诸窍。

熬膏做法:将上药水煎,阿胶、鹿角胶、冰糖收膏。

2. 膏方 2

桂枝 90 克,生白芍 250 克,柴胡 120 克,龙骨 300 克,牡蛎 300 克,生地黄 250 克,西洋参 150 克,山萸肉 150 克,丹皮 150 克,黄芪 250 克,升麻 120 克,茯苓 250 克,泽泻 120 克,山药 250 克,补骨脂 150 克,车前子 150 克,九节菖蒲 150 克,九制首乌 250 克,炒川楝子 120 克,远志 120 克,制黄精 200 克,枸杞子 250 克,酸枣仁 200 克,炒白术 200 克,西红花 10 克,新鲜铁皮石斛 250 克,龟甲胶 250 克,鹿角胶 200 克,冰糖 200 克。

本膏方为施仁潮治例。薛某,男,29 岁。2004 年 9 月 4 日就诊。三年前,有酒后性生活史,因诊为慢性前列腺炎,突发恐惧,多忧虑,心悸不宁,常难入睡,多梦,神疲乏力,头晕,腰膝酸软,颈项常有抽掣感,辗转不宁,消瘦,形寒,手足不温,精力不支,大便日四五次,尿有时有豆浆样混浊,早泄,性生活后头晕眼花,精神差,胃纳差,咽喉炎多发。苔白腻,质胖,脉弦细,右弦滑。曾服桂枝龙骨牡蛎汤加味有小效,以膏方补益心肾,温肾泄浊。

熬膏做法:龙骨、牡蛎先煎 4 小时,入余药煎两汁,砂仁后入,浓缩;新鲜铁皮石斛、西洋参、西红花另煎汁加入,龟甲胶、鹿角胶、冰糖收膏。服用方法:每日 2 次,每次 1 匙,食后用开水冲服。

3. 居家养护

不吃辛热食物,如葱、姜、大蒜、辣椒、韭菜等。

重视戒酒。饮酒可使前列腺充血,特别是在炎症情况下的前列腺组织对酒精相当敏感,要引起重视。

前列腺炎的反复发作、经久不愈可以严重影响人的情绪,而人的情绪改变又会加重病情。所以应重视情志调养,保持心情舒畅。

切勿久坐、久骑,避免会阴部长期受压。多摩腹,促进气机和顺。

第五章
其他亚健康调养膏方

第一节　疲劳型亚健康

一、疲劳型亚健康概述

疲劳分为生理性疲劳和病理性疲劳,后者由疾病引起;而生理性疲劳又分为健康型疲劳和疲劳型亚健康,前者一般经过短时间休息完全可以恢复正常,而后者一般持续 3 个月以上,短期不能完全回复正常。下面我们重点谈谈疲劳型亚健康的三种类型:体力疲劳,脑力疲劳,心理疲劳,当然经常会有两种或以上情况出现,就属于混合性疲劳了。

体力疲劳是指人体在持续长时间、大强度的体力活动时,肌肉(骨骼肌)群持久或过度收缩,在消耗肌肉内能源物质的同时,产生乳酸、二氧化碳和水等代谢产物。这些代谢产生的废物(乳酸、二氧化碳等被称为疲劳素)如在肌肉内堆积过多,就会妨碍肌肉细胞的活动能力。疲劳素进入血液并运行至全身,会进一步刺激中枢神经系统,使人产生体乏无力以及不愉快的感觉,削弱了体力,并对工作失去兴趣。

脑力疲劳是指长时间用脑,引起脑部血液和氧气供应不足而出现的疲劳。主要表现为疲乏的同时出现头昏脑胀、记忆力下降、思维迟钝、注意力不集中等症状。

心理疲劳多与精神压力过大及情绪低落有关,个人的心理素质也占主要因素。主要表现为疲乏无力、精神不振、厌烦感、压抑感、低落感、失眠等,既是疲劳又是精神上的痛苦。

混合性疲劳是几种疲劳同时存在。最常见的是体力疲劳与脑力疲劳并存、脑力疲劳与心理疲劳并存、体力疲劳与心理疲劳并存,形成的原因复杂,表现多样。

157

二、疲劳型亚健康的好发人群

由于工作生活环境、职业、年龄等特定的条件,使得部分人群成为疲劳型亚健康最青睐的对象。

(1)教师　教师是我国疲劳型亚健康的高发人群,其健康状况让人忧虑。据报道教师疲劳型亚健康的发生率为63.62%。在教师疲劳型亚健康人群中,轻度心身失调的为33.87%,"潜临床"状态的为53.04%,"前临床"状态的为13.1%。

(2)医护工作者　据调查,医护人员中具有亚健康症状的人为76.76%,这一数字让人触目惊心。医护工作者由于长期处于医疗的第一线,遇到突发情况较多,精神压力大,还经常因夜班劳累,身心长期处于疲劳状态,易患疲劳型亚健康。另外,国内的医患关系紧张,纷繁的医患关系、警惕的心理等,也是他们身处亚健康而不自知的重要原因。

(3)明星阶层　娱乐圈明星虽然星光四射,但由于长期的劳累生活,他们也是疲劳型亚健康青睐的人之一。原因有以下几点:第一,生活无规律。明星们经常工作昼夜颠倒,长期熬夜,饮食不规律。第二,长时间旅途劳顿。明星们经常四处飞来飞去,倒时差,适应不同的环境,长期下去难免影响身体健康。第三,不良嗜好和节食减肥。为了保持良好的体型,减肥是明星们的必修课之一,长期减肥会导致内分泌紊乱而出现各种临床情况。另外,大多明星们为了保持较高的创作表演能力,常拿烟酒作伴,这大大损害了其健康。

(4)办公室白领阶层　白领阶层由于长时间加班、工作压力巨大、生活无规律、缺乏体育锻炼等原因,常常处于身体和心理的双重疲劳下,处于疲劳型亚健康中而不自知。

(5)学生　亚健康状态在中学生、大学生中也广泛存在。据调查,中学生亚健康状态症状表现相当普遍,64.42%的学生认为自己处于亚健康状态。另一项调查结果显示:大学生中健康者占37.65%,亚健康者占62.35%。

三、疲劳型亚健康的产生原因

(1)不良的精神心理　目前社会竞争越来越激烈,人们所处的社会压力越来越大。过度的精神紧张与过高的压力负荷会对人体的生理和精神状况产生不良影响,最终导致亚健康状态。另外,不良性格对健康的危害也是多方面的,容易引起多种身心失调症状,导致亚健康。

（2）日益严重的环境问题　各种环境污染如空气、辐射、噪声、微波、水质污染，以及气候恶劣如太阳黑子辐射、厄尔尼诺现象、全球气候变暖等，都对人体各系统平衡造成了一定的影响。交通拥挤、住房紧张、办公条件差，使人们生活工作的物理空间过于狭窄，造成心理压力和心理负担过重，容易出现亚健康状态。

（3）体力活动少　现代人出行有汽车，上楼有电梯，工作有电脑，日常家务也有家用电器代劳。工作时长时间站立或久坐，休息时又很难保证体育锻炼。日常生活中运动量的不断减少，直接导致了身体素质的不断下降。

（4）不良饮食习惯　当今社会，物质条件不断提高，人们吃的可谓越来越精细。丰富的食物供应，带来的不只是好处，选择不当反而危害健康。不良的饮食习惯，在日常生活中可谓比比皆是，饮食不洁与不节、烟酒无忌、不适当的减肥策略、盲目进补等，一点一点危害着我们的健康。

（5）生活不规律　现代人大多工作繁忙，起居无规律，作息不正常已经成为常态。殊不知，与自然规律的相悖，对健康的危害要比我们想象的大得多。长期熬夜，靠周末补觉，这些都是很严重的健康误区。

（6）内分泌失调　有研究显示，亚健康状态的病理生理基础是微循环障碍。躯体和心理应激均能从下丘脑-垂体-性腺轴多水平抑制或损害生殖内分泌功能，尤其是女性生殖内分泌功能，从而导致微循环障碍，进而引发疲劳型亚健康。

四、疲劳型亚健康的常见体质和证型

疲劳型亚健康患者中以偏虚体质为多。偏虚质指气血阴阳有不足倾向的人，可以简单归纳为气虚、血虚、阴虚、阳虚。

气虚表现为：头晕目眩，少气懒言，神疲乏力、自汗等。

血虚表现为：面色淡白，头晕眼花，两目干涩，心悸多梦，健忘神疲，手足麻木及妇女月经量少、色淡、延期或闭经等。

阴虚表现为：形体消瘦，口舌干燥，五心烦热，潮热盗汗等。

阳虚表现为：面色㿠白，畏寒肢冷，口淡不渴，气短乏力，大便溏薄等。

结合中医脏腑辨证来看，疲劳型亚健康患者以肝郁脾虚、脾虚湿盛、心脾两虚、肝肾两虚四种证型为主。

肝郁脾虚表现为：两胁作痛，头痛目眩，口燥咽干，神疲食少或月经不调，乳房胀痛等。

脾虚湿盛表现为：腹胀纳呆，口黏不渴，便溏不爽，肢体困倦，甚或水肿等。

心脾两虚表现为:面色萎黄,头晕心悸,神疲食少,腹胀便溏等。

肝肾两虚表现为:失眠多梦,健忘头晕,腰膝酸软,遗精,月经量少等。

五、疲劳型亚健康常用调养膏方

1. 体力疲劳

中医学认为躯体性疲劳与肺脾气虚的关系最为密切,治疗当从补益肺脾之气、强壮精神入手。

膏方:白参粉 30 克,炙黄芪 400 克,党参 400 克,黄精 400 克,山药 500 克,茯苓 400 克,刺五加 400 克,绞股蓝 300 克,大枣 500 克,龙眼肉 500 克,阿胶 200 克,浮小麦 500 克,炙甘草 100 克。将上药除白参粉、阿胶之外,余药用冷水浸泡 2 小时,入锅加水煎煮 3 次,每次 1 小时,榨渣取汁,合并滤汁,去沉淀物,加热浓缩成清膏。阿胶研成粗末,用适量黄酒浸泡,隔水炖烊,冲入清膏中,和匀。加入炒制过的冰糖,待冰糖溶化后调入白参粉,搅匀,再煮片刻即成。每次服 20~30 克(1 汤匙),每日 2 次。

2. 脑力疲劳

中医学认为,脑力性疲劳与肾精亏虚的关系最为密切。治疗宜补肾益精,健脑安神为主。

膏方:熟地黄 500 克,制何首乌 500 克,桑葚 300 克,枸杞子 300 克,山茱萸 200 克,山药 500 克,鹿角胶 300 克,黑芝麻粉 150 克,核桃仁粉 150 克,牛骨髓 500 克,茯神 300 克,炙远志 200 克,紫河车 250 克,菟丝子 300 克,炙甘草 500 克。将上药除黑芝麻粉、核桃仁粉、鹿角胶、牛骨髓之外,余药用冷水浸泡 2 小时,入锅加水煎煮 3 次,每次 1 小时,榨渣取汁,合并滤汁,去沉淀物,加热浓缩成清膏。牛骨髓洗净后入锅煮成稀糊,调入清膏中,和匀。鹿角胶研成粗末,用适量黄酒浸泡,隔水炖烊,冲入清膏中,和匀。加入炒制过的白糖 300 克,和匀。最后调入黑芝麻粉、核桃仁粉,搅匀,再煮片刻即成。每次服 20~30 克,每日 2 次。

3. 心理疲劳

中医学认为,心理性疲劳与肝郁气滞、疏泄调达功能失调有密切关系,治疗应重视心理调整,愉悦精神,膏方调理可采取疏肝理气、解郁增力为治则。

膏方:柴胡 300 克,白芍 400 克,当归 300 克,枳壳 300 克,郁金 300 克,金橘叶 500 克,山药 300 克,陈佛手 200 克,青皮 200 克,太子参 250 克,陈皮 200 克,玫瑰花 50 克,绿梅花 50 克,茯神 200 克,柏子仁 200 克,玉竹 300 克,莲心 100 克,炙甘草 30 克。将玫瑰花、绿梅花、莲心研成细末备用。余药用冷水浸泡 2 小时,入锅加水煎煮 3 次,每次 30 分钟,榨渣取汁,合并滤汁,去沉淀物,加热浓缩成清膏。加入炒制过的冰糖 300 克,待冰糖溶化后调入玫瑰花粉、绿梅花粉、莲心粉,再煮片刻即成。每次服 20～30 克(1 汤匙),每日 2 次。

六、常用药膳

(1)黄芪莲子鸡 黄芪 15 克,莲子 50 克,乌鸡 250 克,调料适量。将乌鸡洗净,切成小块,同黄芪、莲子放入瓦锅内,入蒸锅内隔水焖蒸,蒸熟后即成。

功效:此方常用于补血健胃,消瘦、疲乏者可用作辅助性食物治疗。

(2)人参糯米粥 取人参 10 克,山药粉、糯米各 50 克,红糖适量。先将人参切成薄片,与糯米、山药共同煮粥,待粥熟时加入红糖,趁温服食,每日 1 次。

功效:该粥具有补益元气、兴奋中枢神经、抗疲劳、强心等多种作用,故食用该粥对疲劳型亚健康有良好效果。高血压、发热患者不宜服食。

(3)核桃大枣粥 取核桃仁 50 克,大枣 10 枚,粳米 80 克。将核桃仁、大枣、粳米洗净,同放锅内,加水适量,共煮成粥。

功效:常服补肾健脑,可辅治失眠、健忘、肾虚腰痛。

(4)养神鸡米粥 取乌骨鸡 1 只,糯米 50 克,黄芪 45 克,当归、大枣各 15 克,肉桂 3 克,盐适量。先将乌骨鸡宰杀去毛和内脏,洗净切块。再将黄芪、大枣、肉桂加水煎煮 15 分钟后,取药汁与乌骨鸡、糯米共同煮粥,加入食盐调味食用。

(5)山药粥 取鲜山药 100 克(或干山药 45 克),面粉 100 克,葱、姜、红糖各适量。先将鲜山药洗净,刮去外皮,捣烂或将干山药捣为细末。将山药同面粉混合,加入冷水调成糊后,慢慢倒入沸水中搅匀煮成面粥,再加入葱、姜、红糖,稍煮即可。

第二节 / 失 眠

一、失眠概述

失眠是指无法入睡或无法保持睡眠状态,导致睡眠不足。失眠又称入睡和维持睡眠障碍,为各种原因引起入睡困难、睡眠深度或频度过短、早醒及睡眠时间不足或质量差等,是一种常见病。属中医学"不寐""不得眠""不得卧""目不瞑"等范畴。

人的睡眠依靠人体"阴平阳秘"保持正常,阴阳之气自然而有规律地转化是睡眠的重要保障。生理条件下,脏腑调和,气血充足,心有所养,心血得静,卫阳入于阴而寐。不寐的病因多由饮食不节、情志不遂、劳逸失调、体弱病后导致阳盛阴衰产生本病,其中以七情内伤为主要病因。

二、失眠膏方调制

失眠的临床主要症状为睡眠障碍,其重要原因为心失所养,心神不安,故无论是何证型的失眠均应佐以安神定志之品;失眠的病机为脏腑阴阳失调,气血不和,用药上注重调整阴阳,补虚泻实,使阴阳达到平衡,阴平阳秘,气血调和,脏腑功能恢复正常,阴交于阳,则睡眠改善。

1. 失眠膏方常用中药

(1)重镇安神:朱砂、磁石、龙骨、龙齿、琥珀、珍珠等。

(2)养心安神:酸枣仁、柏子仁、远志、合欢皮、合欢花、首乌藤、灵芝等。

(3)泻火通便:大黄、芒硝、芦荟等。

(4)滋阴养血:生地黄、当归等。

(5)疏肝解郁:香附、郁金、佛手、香橼、柴胡、木香、枳壳等。

(6)泻肝火:龙胆草、黄芩、栀子等。

(7)泻心火:淡竹叶、黄连等。

(8)滋补肾精:枸杞、石斛、山茱萸等。

2. 失眠膏方基质的选择和加工

单纯失眠膏方的基质选择可按照传统膏方,收膏多采用冰糖、阿胶、蜂蜜、鹿角胶、鱼鳔胶等作为基质和矫味剂;但如果合并有高血压病、高脂血症、糖尿病、肥胖症、高尿酸症等慢性病,这类性质滋腻之品已经不再适合,当减少或杜绝上述物品来做基质,应该用木糖醇、元贞糖、龟甲胶、鳖甲胶等作为基质。

3. 失眠膏方的服用

失眠患者应当有规律地服用膏方。一般来说,从冬至起,50天左右时间为膏方的最佳服用时间。初服每天早晨空腹服一匙,约25克,1周后可增至早、晚各一匙。对于病重、体弱的人,有滋补作用、药性平和的药可多服些;病情较轻者、老人、妇女、儿童可少服些;药性毒、烈的药应从小剂量开始,逐步增加。由于膏方多为滋腻补益药,因此通常宜空腹服用以利于药物吸收。

若是用于胃肠道疾病或空腹服用易引起腹部不适或食欲下降者,则应把服药时间放在饭后 1 小时左右;而养心安神的药则宜睡前服用。

4. 膏方调治原则

调治以补虚泻实、调整阴阳为原则,安神定志是本证的基本治法。实证宜清心泻火,清火化痰,清肝泄热;虚证宜补益心脾,滋阴降火,益气镇惊。

三、基本辨证分型及常用膏方

1. 心火亢盛

【主症特点】不寐,心烦,口干,舌燥,口舌生疮,小便短赤,舌尖红,苔薄黄,脉数有力或细数。

【治法】清心泻火,宁心安神。

【常用膏方】清心安神膏。

【药物组成】白人参 100 克,西洋参 60 克,潞党参 150 克,川黄连 60 克,生地黄 100 克,全当归 150 克,炙甘草 90 克,首乌藤 300 克,白茯苓 150 克,茯神 150 克,生龙骨 150 克,生牡蛎 150 克,淡竹叶 90 克,生栀子 90 克,麦冬 100 克,五味子 90 克,酸枣仁 90 克,紫丹参 120 克,炒枳壳 90 克,广木香 90 克,合欢花 90 克,合欢皮 90 克,黑芝麻 150 克,莲子肉 150 克,核桃仁 200 克。

【临证加减】便秘溲赤,加生大黄 60 克、芒硝 60 克,引火下行以安心神;胸中懊恼、胸闷泛恶,加豆豉 60 克、竹茹 60 克,宣通胸中郁火。

【制备方法】将以上药物用清水浸泡一昼夜,将除白人参、西洋参外的其他药物同煎,以快火连煎三汁后,过滤,去渣取汁,再在文火上慢慢熬煎浓缩,白人参、西洋参另煎冲入,另用鳖甲胶 90 克、龟板胶 90 克、阿胶 60 克浸于 500 毫升黄酒中烊化以备用,用冰糖或蔗糖 400 克,趁热一同冲入药汁中收膏,待其冷却后便可服用。

【服用方法】上述膏方于冬至前后开始服用,每次约 25 克,开水冲服,每日早、晚各 1 次,共计服用 50~60 日,服食期间忌酒、烟、浓茶、咖啡、生萝卜、刺激性食品。

2. 肝郁化火

【主症特点】不寐,平素急躁易怒,多梦易惊醒,伴头晕、头胀、目赤口苦、便秘、溲赤、舌红、苔黄、脉弦数。

【治法】清肝泻火,镇静安神。

【常用膏方】清肝宁神膏。

【药物组成】龙胆草 40 克,淡黄芩 90 克,生栀子 90 克,泽泻 90 克,车前子 150 克,全当归 150 克,生地黄 100 克,醋柴胡 90 克,生甘草 60 克,制香附 90 克,广郁金 90 克,生龙骨 150 克,牡蛎 150 克,白茯苓 150 克,茯神 150 克,合欢皮 150 克,合欢花 150 克,广木香 90 克,黑芝麻 150 克,莲子肉 150 克,核桃仁 200 克。

【临证加减】胸闷胁胀,善太息者,加佛手 60 克、香橼 90 克,疏肝解郁;肝胆实火,肝火上炎之重症,出现头痛欲裂,大便秘结,可加芦荟 60 克、生大黄 60 克,以清肝胆实火。

【制备方法】将以上药物用清水浸泡一昼夜,然后同煎,以快火连煎三汁后,过滤,去渣取汁,再在文火上慢慢熬煎浓缩,另用鳖甲胶 90 克、龟板胶 90 克,浸于 500 毫升黄酒中烊化以备用,用冰糖或蔗糖 400 克,趁热一同冲入药汁中收膏,待其冷却后便可服用。

【服用方法】上述膏方于冬至前后开始服用,每次约 25 克,开水冲服,每日早、晚各 1 次,共计服用 50～60 日。服食期间忌酒、烟、浓茶、咖啡、生萝卜、刺激性食品。

3. 痰热内扰

【主症特点】不寐,头重如裹,痰多,脘闷,吞酸恶心,心烦口苦,目眩,舌质红,苔黄腻,脉滑数。

【治法】清热涤痰,养心安神。

【常用膏方】涤痰养心膏。

【药物组成】川黄连 60 克,淡竹茹 90 克,白茯苓 150 克,陈皮 90 克,法半夏 90 克,生甘草 60 克,炒枳实 90 克,生、熟薏苡仁各 200 克,茯神 150 克,首乌藤 150 克,紫丹参 120 克,白人参 100 克,潞党参 150 克,炒白术 150 克,炒苍术 150 克,淮山药 150 克,生栀子 90 克,淡竹叶 90 克,龙骨 150 克,牡蛎 150 克,广木香 90 克,砂仁 30 克,合欢皮 120 克,合欢花 120 克,黑芝麻 150 克,莲子肉 150 克。

【临证加减】悸动、不安,加珍珠母 300 克,可镇惊安神定志;痰热盛,痰火上炎扰心神,彻夜不眠,大便秘结不通,加生大黄 60 克。

【制备方法】将以上药物用清水浸泡一昼夜,将除白人参、西洋参外的其他药物同煎,以快火连煎三汁后,过滤,去渣取汁,再在文火上慢慢熬煎浓缩,白人参另煎冲入,另用鳖甲胶 90 克、龟板胶 90 克,浸于 500 毫升黄酒中烊化以备用,用冰糖或蔗糖 400 克,趁热一同冲入药汁中收膏,待其冷却后便可服用。

【服用方法】上述膏方于冬至前后开始服用,每次约 25 克,开水冲服,每日早、晚各 1 次,共计服用 50～60 日。服食期间忌酒、烟、浓茶、咖啡、生萝卜、刺激性食品。

4. 阴虚火旺

【主症特点】心烦不寐，多梦易惊兼心悸，健忘，头晕耳鸣，腰膝酸软，梦遗，五心烦热，舌红，脉细数。

【治法】滋阴降火，交通心肾。

【常用膏方】滋肾宁心膏。

【药物组成】白人参100克，潞党参150克，西洋参60克，生黄芪150克，炙黄芪150克，川黄连60克，淡子芩90克，炒白芍150克，柏子仁100克，酸枣仁100克，玄参100克，紫丹参120克，白茯苓150克，茯神150克，五味子90克，炙远志90克，全当归150克，天冬90克，麦冬90克，生地黄100克，首乌藤150克，淮山药150克，牡丹皮90克，泽泻90克，山茱萸90克，厚杜仲90克，枸杞90克，川牛膝90克，怀牛膝90克，生甘草60克，广木香90克，黑芝麻150克，莲子肉150克。

【临证加减】阳升面热微红，眩晕耳鸣，可加牡蛎150克、磁石150克等，重镇潜阳，阳入于阴，既可入寐；心烦心悸较甚，男子遗精，可加肉桂30克，引火归元；盗汗加麻黄根60克、浮小麦300克、龙骨150克、牡蛎150克。

【制备方法】将以上药物用清水浸泡一昼夜，将除白人参、西洋参外的其他药物同煎，以快火连煎三汁后，过滤，去渣取汁，再在文火上慢慢熬煎浓缩，白人参、西洋参另煎冲入，另将鳖甲胶90克、龟板胶90克、阿胶60克浸于500毫升黄酒中烊化以备用，用冰糖或蔗糖400克，趁热一同冲入药汁之中收膏，待其冷却后便可服用。

【服用方法】上述膏方于冬至前后开始服用，每次约25克，开水冲服，每日早、晚各1次，共计服用50～60日。服食期间忌酒、烟、浓茶、咖啡、生萝卜、刺激性食品。

5. 心脾两虚

【主症特点】难以入寐，寐则多梦易醒，心悸健忘，肢倦神疲，头晕，腹胀，便溏，面色少华，舌淡苔白，脉细弱。

【治法】补益心脾，养血安神。

【常用膏方】养血安神膏。

【药物组成】白人参100克，西洋参60克，潞党参150克，生黄芪150克，炙黄芪150克，炒白术150克，炙甘草60克，全当归150克，炙远志90克，酸枣仁90克，柏子仁100克，五味子90克，紫丹参120克，白茯苓150克，茯神150克，龙眼肉100克，大红枣100克，广木香90克，首乌藤150克，炒白芍150克，熟地黄100克，淮山药150克，枸杞90克，黄精90克，广木香90克，炒枳壳 90 克,莲子肉 150 克,黑芝麻 150 克,核桃肉 200 克。

【临证加减】夜梦繁多,时醒时寐,加肉桂 30 克、黄连 60 克;兼脘闷纳差,苔滑腻,加二陈汤助脾理气化痰;兼腹泻,减当归,加苍术 150 克、白扁豆 90 克。

【制备方法】将以上药物用清水浸泡一昼夜,将除白人参、西洋参外的其他药物同煎,以快火连煎三汁后,过滤,去渣取汁,再在文火上慢慢熬煎浓缩,白人参、西洋参另煎冲入,另用鳖甲胶 90 克、龟板胶 90 克、阿胶 90 克浸于 500 毫升黄酒中烊化以备用,用冰糖或蔗糖 400 克,趁热一同冲入药汁之中收膏,待其冷却后便可服用。

【服用方法】上述膏方于冬至前后开始服用,每次约 25 克,开水冲服,每日早、晚各 1 次,共计服用 50～60 日。服食期间忌酒、烟、浓茶、咖啡、生萝卜、刺激性食品。

6. 心胆气虚

【主症特点】不眠多梦,善恐易惊,胆怯心悸,气短倦怠,自汗,舌质淡,脉弦细。

【治法】益气镇惊,安神定志。

【常用膏方】安神定志膏。

【药物组成】白人参 100 克,西洋参 60 克,潞党参 150 克、生黄芪 150 克、炙黄芪 150 克、白茯苓 150 克、茯神 150 克、炙远志 90 克、石菖蒲 90 克、龙齿 150 克、牡蛎 150 克、石决明 60 克、炒白术 150 克、淮山药 150 克、太子参 100 克、浮小麦 150 克、枸杞 90 克、熟地黄 100 克、山茱萸 90 克、酸枣仁 90 克、五味子 90 克、大红枣 100 克、广郁金 90 克、合欢皮 120 克、合欢花 120 克、广木香 90 克、黑芝麻 150 克、莲子肉 150 克、龙眼肉 100 克、核桃仁 200 克。

【临证加减】心气虚自汗者,加麻黄根 60 克;心肝血虚,惊悸汗出,重用党参,加白芍 150 克、当归 150 克,补养肝血;胸闷善太息,腹胀者,加柴胡 90 克、陈皮 90 克,吴茱萸 30 克。

【制备方法】将以上药物用清水浸泡一昼夜,将除白人参、西洋参外的其他药物同煎,以快火连煎三汁后,过滤,去渣取汁,再在文火上慢慢熬煎浓缩,白人参、西洋参另煎冲入,另用鳖甲胶 90 克、龟板胶 90 克、阿胶 90 克浸于 500 毫升黄酒中烊化以备用,用冰糖或蔗糖 400 克,趁热一同冲入药汁之中收膏,待其冷却后便可服用。

【服用方法】上述膏方于冬至前后开始服用,每次约 25 克,开水冲服,每日早、晚各 1 次,共计服用 50～60 日。服食期间忌酒、烟、浓茶、咖啡、生萝卜、刺激性食品。

第三节 ／ 二便失调

一、慢性腹泻

腹泻是临床上常见的症状,是指排便次数增多,粪便稀薄,甚至泻出水样物。腹泻持续或反复超过 2 个月,则称慢性腹泻。慢性腹泻大多由肠功能性或器质性病变所致,小部分与全身疾病有关。老年人由于消化系统功能减退,对脂肪的吸收功能下降,常因饮食不当或因便秘自服泻药引起急性腹泻,或因粪块嵌顿、肠道肿瘤等引起继发性腹泻,或因功能性腹泻等演变而成。老年性慢性腹泻可引起严重营养缺乏,水、电解质平衡失调,导致全身性症状,对健康影响极大,如不及时纠正脱水、中毒性休克等,常会危及生命。

慢性腹泻常见于西医临床的慢性非特异性溃疡性结肠炎、慢性结肠炎、肠易激综合征、肠结核、克罗恩病、小肠吸收不良和假膜性肠炎等。本病属中医学泄泻、久泻范畴,多因脾胃虚弱,或肝气犯脾,或脾肾阳虚,使脾失健运,又复感外邪,或饮食所伤,导致大肠传导失司,清浊相混而下。

1. 脾气虚弱型

【主要症状】慢性腹泻反复发作,病程较长,大便稀溏不成形,夹有不消化食物,肠鸣腹胀,面色萎黄无华,神疲乏力,面肢水肿,舌淡苔白,脉细弱。

【治疗法则】补脾益气,助运止泻。

【推荐膏方】白参 30 克,山药 300 克,苍术、白术各 300 克,薏苡仁 300克,厚朴 100 克,茯苓 200 克,扁豆衣 200 克,大枣 200 克,木香 150 克,陈皮150 克,莲子 200 克,芡实 200 克,龙眼肉 200 克,防风炭 100 克,焦山楂、焦神曲各 150 克,干姜 100 克,炙甘草 50 克。

【制膏方法】将白参研成细粉。余药用冷水浸泡 2 小时,入锅加水适量,煎煮 3 次,每次 1 小时,榨渣取汁,合并滤汁,去沉淀物,加热浓缩成清膏。加饴糖 300 克,待饴糖熔化后,调入白参粉,搅匀,再煮片刻即成。每次服 20～30 克(1 汤匙),每日 2 次。

2. 脾肾阳虚型

【主要症状】慢性腹泻日久不愈,反复发作,每天天亮前后,脐下作痛,肠鸣腹泻,夹不消化食物,腹部怕冷或胀痛,手足不温,食欲缺乏,舌淡苔白,脉沉细。

【治疗法则】温补脾肾。

【推荐膏方】鹿角胶 300 克,熟附片 100 克,干姜 200 克,肉桂 30 克,益智仁 200 克,补骨脂 200 克,肉豆蔻 60 克,山药 300 克,茯苓 200 克,芡实 200 克,莲子 200 克,党参 200 克,苍术、白术各 200 克,木香 150 克,陈皮 200 克,焦山楂、焦神曲各 150 克,炙甘草 50 克。

【制膏方法】将肉桂研成细粉,备用。余药除鹿角胶之外,用冷水浸泡 2 小时,入锅加水适量,煎煮 3 次,每次 1 小时,榨渣取汁,合并滤汁,去沉淀物,加热浓缩成清膏。鹿角胶打碎后用适量黄酒浸泡,隔水炖化,冲入清膏中,加饴糖 200 克,待饴糖溶化后,调入肉桂粉,搅匀,再煮片刻即成。每次服 20～30 克(1 汤匙),每日 2 次。

3. 肝脾不和型

【主要症状】腹泻反复发作,常与情绪变化有关;腹胀肠鸣,痛则腹泻,泻后痛缓,胸脘痞闷,嗳气食少,矢气频频,舌苔薄白,脉细弦。

【治疗法则】抑肝扶脾止泻。

【推荐膏方】白术 300 克,炒白芍 300 克,防风 150 克,青皮、陈皮各 150 克,葛根 150 克,木香 150 克,柴胡 150 克,苍术 200 克,山药 200 克,茯苓 200 克,焦山楂、焦神曲各 200 克,扁豆衣 150 克,扁豆花 30 克,玫瑰花 30 克,绿梅花 30 克,炙甘草 50 克,鹿角胶 200 克。

【制膏方法】将扁豆花、玫瑰花、绿梅花同研为细粉,备用;余药除鹿角胶之外,用冷水浸泡 2 小时,入锅加水适量,煎煮 3 次,每次 1 小时,榨渣取汁,合并滤汁,去沉淀物,加热浓缩成清膏。鹿角胶研成粗末,用适量黄酒浸泡后隔水炖化,冲入清膏中,和匀。加饴糖 300 克,待饴糖溶化后,调入扁豆花粉、玫瑰粉、绿梅花粉,搅匀,再煮片刻即成。每次服 20～30 克(1 汤匙),每日 2 次。

二、习惯性便秘

习惯性便秘是指排便间隔 48 小时以上,粪便干燥难解,已形成习惯者。但健康人的排便习惯各有不同,有人 2～3 天排便 1 次,只要大便不是干硬难解,便不应视为便秘。所以,应在原有的排便习惯及大便形状的改变进行比较。生活紧张、节奏加快及食品过于精细、缺乏膳食纤维是造成越来越多的人患习惯性便秘的原因,也是老年人常见的消化道疾病,往往随年龄的增长,便秘程度会逐渐加重。有报道,有 30%～50% 的老年人患有不同程度的便秘。习惯性便秘可由结肠、直肠之功能性障碍及器质性病变引起,这里主要介绍功能性障碍导致的习惯性便秘的药膳良方。

本病中医也称为"便秘"。其主要病因病机有：阴虚津亏，水乏舟停；气血两虚，肠燥失运；阳虚寒凝，脏寒肠冷；胃肠燥热，便燥内结；气滞食积，通降失调等类型，少数患者与痰、瘀有关。病位在肠，为大肠传导功能失常导致，与肺、胃、肝、肾等内脏功能失常有密切关系。

1. 肝郁气滞型

【主要症状】大便干结难解，唇干舌燥，口渴喜饮，眩晕咽干，舌质红或偏红，少津，脉细数。

【治疗法则】养阴生津，润肠通便。

【推荐膏方】生地黄 300 克，玄参 300 克，天冬、麦冬各 200 克，杏仁 200 克，火麻仁 300 克，瓜蒌仁 200 克，松子仁 200 克，柏子仁 200 克，玉竹 200 克，生何首乌 200 克，黑芝麻 100 克，郁李仁 200 克，核桃仁 200 克，当归 150 克，桑葚 200 克，龟板胶 300 克。

【制膏方法】除龟板胶之外，上药用冷水浸泡 2 小时，入锅加水适量，煎煮 3 次，每次 1 小时，榨渣取汁，合并滤汁，去沉淀物，加热浓缩成清膏。将龟板胶打碎后用适量黄酒浸泡，隔水炖化，冲入清膏中，和匀。最后用蜂蜜 300 克收膏即成。每次服 20～30 克（1 汤匙），每日 2 次。

2. 血虚型

【主要症状】大便干结，面色无华，头晕目眩，心悸健忘，舌质淡，脉细。

【治疗法则】养血润燥通便。

【推荐膏方】生地黄、熟地黄各 300 克，当归 200 克，白芍 200 克，生何首乌 200 克，桑葚 200 克，杏仁 150 克，火麻仁 150 克，东阿阿胶 300 克，大枣 200 克，玄参 200 克，枳实 150 克，炙甘草 50 克。

【制膏方法】上药除阿胶之外，用冷水浸泡 2 小时，入锅加水适量，煎煮 3 次，每次 1 小时，榨渣取汁，合并液汁，去沉淀物，加热浓缩成清膏。阿胶研成粗末，用适量黄酒浸泡后隔水炖化，冲入清膏中，和匀。最后用红糖 300 克收膏即成。每次服 20～30 克（1 汤匙），每日 2 次。

3. 阳虚型

【主要症状】大便干涩难解，四肢欠温，畏寒喜暖，面色青白，腰膝酸冷，或腹中冷痛，舌淡，苔白润，脉沉迟。

【治疗法则】温阳通便。

【推荐膏方】肉苁蓉 200 克，熟地黄 200 克，核桃仁 250 克，锁阳 200 克，菟丝子 200 克，松子仁 100 克，柏子仁 100 克，生姜 150 克，肉桂 30 克，火麻仁 200 克，鹿角胶 300 克，炙甘草 50 克。

【制膏方法】将肉桂研成细粉、鹿角胶打碎,备用。余药用冷水浸泡2小时,入锅加水适量,煎煮3次,每次1小时,榨渣取汁,合并滤汁,去沉淀物,加热浓缩成清膏。鹿角胶用适量黄酒浸泡后隔水炖烊,冲入清膏中,搅匀。加红糖300克,待红糖溶化后,调入肉桂粉,搅匀,再煮片刻即成。每次服20～30克(1汤匙),每日2次。

4. 气虚型

【主要症状】便秘不畅,粪质并不干硬,虽有便意,但临厕努挣不出,挣则汗出气短,便后乏力,平时面色苍白,精神疲乏,舌淡嫩,苔白,脉弱。

【治疗法则】补气润肠通便。

【推荐膏方】炙黄芪300克,党参200克,白术200克,绞股蓝150克,刺五加200克,黄精200克,茯苓200克,山药250克,枳实150克,槟榔150克,陈皮150克,东阿阿胶300克,大枣200克,炙甘草50克。

【制膏方法】将阿胶研成粗末,备用。余药用冷水浸泡2小时,入锅加水适量,煎煮3次,每次1小时,榨渣取汁,合并滤汁,去沉淀物,加热浓缩成清膏。阿胶用适量黄酒浸泡后隔水炖化,冲入清膏中,和匀。用饴糖300克收膏即成。每次服20～30克(1汤匙),每日2次。

5. 气滞型

【主要症状】大便秘结,胸胁胀满,脘腹痞闷,嗳气频作,食少纳呆,或腹痛、烦热、口干、舌淡红、苔薄腻,脉弦。

【推荐膏方】紫苏子100克,莱菔子150克,木香150克,槟榔150克,枳实200克,生大黄100克,瓜蒌仁200克,火麻仁200克,当归150克,杏仁150克,厚朴100克,炙甘草50克。

【制膏方法】将上药用冷水浸泡2小时,入锅加水适量,煎煮3次,每次1小时,榨渣取汁,合并滤汁,去沉淀物,加热浓缩成清膏,加蜂蜜300克收膏即成。每次服20～30克(1汤匙),每日2次。

6. 热积型

【主要症状】大便干结,小便短赤,面赤身热,或兼有腹胀、腹痛、口干、口臭、舌红、苔黄、脉滑数。

【治疗法则】泄热通便。

【推荐膏方】生大黄40克,蒲公英300克,黄连30克,枇杷叶200克,决明子200克,百合200克,生地黄200克,元参200克,番泻叶60克,玄明粉30克,炙甘草50克。

【制膏方法】将生大黄研成细粉备用。上药除玄明粉之外,用冷水浸泡2小时,入锅加水适量,煎煮3次,每次1小时,榨渣取汁,合并滤汁,去沉淀物,加热浓缩成清膏。加蜂蜜 200 克，冰糖 100 克，待蜂蜜、冰糖溶化后，调入生大黄粉、玄明粉搅匀，再煮片刻即成。每次服 20～30 克（1 汤匙），每日 2 次。

三、夜尿多

老年性夜尿多，是指夜间排尿达 4 次以上。男性老年人夜尿多与前列腺增生有关，女性老年人夜尿多不一定为病理性多尿，大多为生理功能衰退有关，不必忧心忡忡，可去医院检查尿常规或肾功能，以进一步排除器质性病变。

中医学认为，老年性夜尿多大属肾气亏虚，膀胱固摄功能减退，在冬季服用补肾固摄类膏方调养有一定疗效。

【推荐膏方】熟地黄 300 克，补骨脂 300 克，金樱子 300 克，覆盆子 300 克，益智仁 200 克，山药 300 克，桑螵蛸 200 克，菟丝子 200 克，芡实 200 克，鹿角胶 300 克，枸杞子 150 克，乌药 150 克，炙甘草 50 克。

【制膏方法】将鹿角胶研成粗末备用。余药用冷水浸泡 2 小时，入锅加水适量，煎煮 3 次，每次 40 分钟，去渣滤汁，榨渣取汁，合并滤汁，去沉淀物，加热浓缩成清膏。鹿角胶用适量黄酒浸泡，隔水炖烊，冲入清膏中，和匀。最后加红糖 300 克收膏即成。每次服 20～30 克（1 汤匙），每日 2 次。

四、尿失禁

老年性尿失禁，是指老年人无法有意识地控制小便，尤其在精神紧张、受到惊吓、剧烈咳嗽、连续咳嗽、打喷嚏等腹内压增加时，尿液会不由自主地从尿道流出，尿湿衣裤的病症。是由膀胱括约肌收缩无力、大脑皮质对膀胱神经的控制能力降低等多种原因所致。尿失禁患者中，老年妇女明显多于老年男性。对轻度老年性尿失禁者，中医辨证多属肾气不足，膀胱失约引起，治疗当从补肾缩尿入手。

【推荐膏方】补骨脂 200 克，益智仁 150 克，金樱子 200 克，覆盆子 150 克，芡实 200 克，山药 200 克，莲子 200 克，银杏肉 150 克，熟地黄 200 克，山茱萸 100 克，菟丝子 200 克，制何首乌 200 克，鹿角胶 200 克，龟板胶 100 克，刺五加 200 克，黄精 200 克，炙甘草 50 克。

【制膏方法】将鹿角胶、龟板胶敲碎备用。余药用冷水浸泡 2 小时，入锅加水适量，煎煮 3 次，每次 1 小时，榨渣取汁，合并滤汁，去沉淀物，加热浓缩成清膏。鹿角胶、龟板胶碎块用适量黄酒浸泡后隔水炖化，冲入清膏中，和匀。最后用饴糖 300 克收膏即成。每次服 20～30 克（1 汤匙），每日 2 次。

一、视力下降

靠悉心调理和养护，才能目光炯炯有神，洞察敏锐明晰。视力下降，视物模糊不清、眼睛酸痛、发胀、两眼干涩、疲劳是当前困扰人们的一种常见的亚健康状态。其原因主要是学习时间过长，学生做作业时间过长，用眼过度；工作离不开电脑、聚精会神地长时间盯着屏幕；或看电视时间过久，这些"现代病"均可导致视觉疲劳、视力下降，不及时纠正可导致多种慢性眼病。

预防视力下降，除合理用眼，注意眼睛保健外，均衡膳食，合理营养也十分重要。中医学认为"肝开窍于目"，肝血不足、肝阴亏损，可导致眼睛干涩、胀痛、视物不清、视力下降，补充维生素 A、胡萝卜素等营养尤为重要。

【推荐膏方】枸杞子 300 克，桑叶 300 克，菊花 200 克，女贞子 300 克，墨旱莲 300 克，桑葚 300 克，制何首乌 300 克，熟地黄 300 克，黑芝麻 200 克，核桃仁 200 克，决明子 300 克，石斛 200 克，阿胶 300 克，谷精草 200 克，沙苑子 200 克，刺蒺藜 200 克，密蒙花 200 克，炙甘草 50 克。将阿胶研末备用。余药用冷水浸泡 2 小时，入锅加水煎煮 3 次，每次 1 小时，榨渣取汁，合并滤汁，去沉淀物，加热浓缩成清膏。加阿胶粗末，烊化后加蜂蜜 500 克收膏。每次服 20～30 克（1 汤匙），每日 2 次。

二、耳鸣

耳朵是接受外界信息、精确地辨别音讯的器官。耳鸣分为主观性耳鸣（只有自我感觉到）和客观性耳鸣（能被他人轻微听到）两大类；根据耳鸣的音调又可分为高频率耳鸣（如同蝉鸣或铃声）和低频率耳鸣（如同吹气声或嗡嗡声）两种。以主观性耳鸣最为多见，老年人最为常见。耳鸣（尤其是客观性耳鸣）可见于血管畸形，如动静脉瘘、主动脉瘤、耳部周围肌肉阵发性痉挛、耳咽管异常开放及一些老年性全身疾病。耳鸣也可见于生活无规律、长期精神紧张及早衰的人。一般认为，主观性耳鸣是听觉神经系统异常活动或中枢对末梢抑制有关；高频率耳鸣可发展为神经性耳聋，低频率耳鸣可伴有传导性耳聋。据有关资料，耳鸣发病率较高，成人中 20％的人有不同程度的耳鸣，其中 4％有严重耳鸣，发病率随年龄增长而增高，74％～80％的发病年龄在 40 岁以上。这些人群中,部分在五官科、内科等的理化检测中查不出器质性病变,其实这是一种亚健康状态。中医学认为,亚健康状态引起的耳鸣、听力减退大多因肾阴虚弱或气血不足等原因所引起,膏方可以滋阴补肾、益气养血为治例,坚持食用 2～3 个月,可收到聪耳的效果。

【推荐膏方】熟地黄 500 克,枸杞子 300 克,黑大豆 300 克,黑芝麻 250 克,海参 200 克,山药 300 克,桑葚 300 克,核桃仁 300 克,制何首乌 300 克,黄精 250 克,天冬 250 克,牛骨髓 300 克,菟丝子 300 克,杜仲 250 克,石菖蒲 100 克。将海参置于冷水中浸泡 24 小时,用刀剖开,去内脏,洗净,置大口保温瓶中,倒入开水,盖紧瓶盖,发 10 小时左右,取出切碎,泡入冷水中备用。牛骨髓洗净后切成碎段备用。黑大豆用冷水浸泡 12 小时后与其他药物一同用冷水再浸泡 2 小时,取出入锅加水煎煮 3 次,每次 1 小时,榨渣取汁,合并滤汁,去沉淀物,加热浓缩成清膏。加入海参、牛骨髓,煮至海参、牛骨髓熟烂后过滤取汁,加入冰糖 300 克收膏。每次服 20 克(1 汤匙),每日 2 次。

三、慢性咽炎

慢性咽炎者以咽部不适为主要症状,常诉有异物感、发痒灼热、吞咽时不适、晨起微痛、醒后干燥等。

患本病者,咽部分泌物增多、黏稠,有刺激性咳嗽,咽部异物感较明显,晨起漱口刷牙时易出现恶心、作呕。有的患者不能多讲话,稍多讲话,咽部即感不适。

1. 膏方 1

党参 250 克,黄芪 200 克,炒当归 150 克,制首乌 150 克,大熟地 180 克,枸杞子 160 克,麦冬 150 克,炒桑葚 150 克,山萸肉 100 克,制黄精 150 克,制玉竹 100 克,炒白芍 100 克,炒狗脊 150 克,沙苑蒺藜 120 克,清炙甘草 60 克,炒白术 150 克,炒楂肉 120 克,炒陈皮 100 克,红枣 150 克,阿胶 200 克,龟甲胶 200 克,冰糖 500 克。

本膏方为杨继荪治例,见《中医临床家杨继荪》。案述:张,男,62 岁。1991 年 12 月 2 日就诊。有慢性萎缩性胃炎及慢性咽炎病史。饮食稍不慎易出现胃脘部不适,大便偏干,咽常干燥,声音嘶哑,工作劳累易觉腰酸乏力。诊查:偶有干咳,音色欠扬,形体偏瘦,口干,胃脘部时不适,大便多干结;舌质红,苔薄少;脉细。辨证:气阴虚弱,精血不足,肺胃失养。中医诊断:虚劳(气阴不足)。西医诊断:慢性萎缩性胃炎、慢性咽炎。治则:益气血,养肝肾,补肺胃。

2. 膏方2

生地 120 克,西洋参 90 克,天冬 60 克,金石斛 90 克,远志 20 克,山萸肉 45 克,炒酸枣仁 60 克,生甘草 15 克,炙甘草 15 克,女贞子 90 克,熟地 120 克,黑豆衣 90 克,肥玉竹 90 克,制首乌 150 克,麦冬 60 克,枸杞子 90 克,石决明 240 克,炒当归 60 克,炒沙苑蒺藜 90 克,党参 120 克,制香附 90 克,生山药 90 克,生牡蛎 240 克,茯神 90 克,炒白芍 60 克,陈皮 45 克,阿胶 90 克,龟甲胶 60 克,冰糖 90～120 克。

本膏方为张聿青治例,见《张聿青医案》。案述:裴,女。产育频多,营血亏损,木失涵养,阳气升浮。夏月阳气泄越之时,往往头胀眩晕胸闷。若系痰眩,无动辄即发之理,其所以屡发者,亦由阳气之逆上也。兹又当产后,营气更亏,少阳之木火勃升,胸闷头晕汗出,手足烙热,咽痛音喑。盖少阴之脉,少阳之脉,皆循喉也。育阴以涵阳气,是一定不易之道。但泄少阳清气热之药,不能合入膏方,另以煎药参服为宜。

原方女贞子酒蒸,当归酒炒,沙苑蒺藜盐水炒,陈皮作新会皮。熬膏做法:上药如法共煎浓汁,去渣,用阿胶、龟甲胶烊化冲入收膏,或加冰糖。服用方法:每晨服 1 调羹,开水冲化服用。

3. 居家养护

起居有常,劳逸适度,节制夜生活。注意保暖,避免感冒。少吃辛辣燥热食物,戒除烟酒。可喝有清咽作用的凉茶,用金银花、野菊花、胖大海等冲泡饮用。及时治疗急性咽喉疾患。讲究口腔卫生,早晚及饭后宜用淡盐水漱口。减少刺激咽部的动作,少用嗓,避免多说话刺激咽部,加重不适症状。可经常进行蒸气吸入,可以直接用水蒸气,也可在医生的指导下选用相关药物,用芳香辛凉药物如薄荷、桑叶、金银花等。可每日 2～3 次,10 日为一个疗程。

四、慢性鼻炎

慢性鼻炎以长期的鼻塞、流涕为特征,为常见病和多发病。以长期持续鼻塞,或间歇性、交替性鼻塞,鼻涕量多为主要症状;或伴有头昏、记忆力下降、失眠、耳鸣、耳闭塞感等。病程较长,疲劳、感寒后症状加重,易并发耳胀、耳闭。鼻腔检查见鼻黏膜充血呈红色或黯红色,鼻黏膜肿胀以下鼻甲为主。

1. 膏方1

党参 300 克,制黄精 300 克,白术 120 克,防风 90 克,野荞麦根 300 克,炒黄芩 200 克,鹅不食草 40 克,苍耳子 120 克,白芷 120 克,桔梗 120 克,桑白皮 120 克,浙贝母 200 克,生薏苡仁 300 克,山药 300 克,生地黄 120 克,熟地 120 克,茯苓 120 克,丹皮 150 克,山萸肉 120 克,泽泻 120 克,炒杜仲 120 克,续断 120 克,巴戟天 120 克,菟丝子 120 克,紫草 150 克,紫背浮萍 120 克,地肤子 120 克,天竺黄 120 克,冬凌草 150 克,皂角刺 90 克,枸杞子 300 克,仙灵脾 300 克,灵芝 120 克,炒白芍 150 克,川芎 150 克,苏梗 120 克,苏木 120 克,藤梨根 300 克,益智仁 120 克,桃仁 120 克,女贞子 200 克,沙苑蒺藜 1209 克,白蒺藜 120 克,辛夷 120 克,佛手 120 克,枳壳 200 克,黄荆子 120 克,砂仁 90 克,豆蔻仁 90 克,徐长卿 300 克,鹿角胶 100 克,龟甲胶 500 克,百合孢子粉 100 克,冰糖 500 克。

本膏方为徐志瑛治例,见《徐志瑛膏方经验》。案述:谢,男,34 岁。淳安。2007 年 12 月 28 日就诊。肺失清肃,卫表不固,平时风热常缠鼻咽之间,日久涉肺、脾、肾三脏阳气俱虚,液、津、血不得温煦,成湿成浊,伏于膈下,受邪引动,上渍于肺,影响胸阳伸展,气虚血滞,肝肾失调。2007 年入秋,鼻过敏又发哮证,经治疗即缓解,目前症见鼻塞,胸闷痰少,纳便正常。舌质红,苔白,脉弦滑。又值冬令,再给予益气固表,清肺利咽,祛风通鼻,健脾助运,温肾活血。

熬膏做法:水煎浓缩,加入鹿角胶、龟甲胶,百合孢子粉、冰糖收膏,冷藏备用。服用方法:每日早晚各 1 次,每次用开水冲服 1 匙。注意:外感或腹泻时停服。随访结果:2008 年 3 月 19 日二诊,病情稳定,为巩固疗效,再予益气固表,清肺利咽,祛风通鼻,健脾助运,温肾养血,柔肝活血,制成胶囊调治。

2. 膏方 2

野山参 10 克,黄芪 250 克,山药 250 克,茯苓 250 克,苍术 150 克,白术 200 克,山萸肉 120 克,北沙参 150 克,天冬 150 克,麦冬 150 克,地骨皮 150 克,五味子 90 克,桂枝 30 克,赤芍 150 克,白芍 150 克,胆南星 150 克,浙贝母 200 克,辛夷 150 克,地龙 120 克,北细辛 30 克,白蒺藜 150 克,防风 120 克,石菖蒲 150 克,皂角刺 150 克,炮山甲 100 克,炙远志 90 克,九制首乌 200 克,菟丝子 200 克,新鲜铁皮石斛 350 克,肉豆蔻 60 克,砂仁 30 克,海马 120 克,龟甲胶 200 克,鹿角胶 150 克,冰糖 200 克。

本膏方为施仁潮治例。徐,男,39 岁。桐乡。2008 年 11 月 15 日就诊。慢性鼻炎两三年,多鼻涕,鼻也发酸,口唇干,面色泛白,眶下黑,体消瘦,易汗出,恶风寒。苔薄腻,舌红,脉细。治法:补肺益气,滋肾养精。

熬膏做法:将上药用清水浸泡一昼夜,炮山甲、新鲜铁皮石斛、海马先煎 2 小时,入余药用中火浓煎 2 次,砂仁后入,去渣浓缩;胶类药、另煎药汁、粉料药收膏,待凉透后贮存。服用方法:每日 2 次,每次 1 匙,用开水冲化服用。随访结果:服用后感冒及鼻炎少发,精神状况大有改善。此后每年服用膏方一料。

3. 居家养护

加强锻炼身体,增强体质,以免邪侵感冒。积极防治鼻、咽、喉各种慢性疾病,以防分泌物潴留而妨碍鼻窍的引流与通气。戒除烟酒,防御有毒或刺激性气体及粉尘对鼻腔的刺激。避免局部使用血管收缩剂时间过长,以免导致药物性鼻炎。可以坚持服用中成药藿胆丸。配合鼻部按摩,点按迎香穴,拉鼻中隔,有一定辅助治疗作用。

第五节 常见亚健康症状调养膏方

一、小儿消化不良、易感冒——运脾固卫膏

【药物组成】

中药煎剂:苍术 100 克,生黄芪 120 克,焦山楂 100 克,太子参 100 克,茯苓 100 克,生麦芽 100 克,炒白术 100 克,防风 60 克,陈皮 100 克,厚朴 60 克,鸡内金 100 克,炙甘草 30 克。

胶类药:阿胶 200 克。

调味药:生姜汁 50 毫升,饴糖 150 克,冰糖 100 克。

【制备方法】

(1)将中药饮片放入砂锅中,冷水浸泡约 1 小时,煎煮,先用大火煮开再用小火煮 30 分钟,煎出药汁约 300 毫升,倒出。

(2)将药渣添冷水继续煎煮,先用大火煮开,再用小火煮 15 分钟,煎出药汁约 300 毫升,倒入前两次的药汁中。

(3)同上煎煮法煎煮第 3 次,水烧后用小火煎煮 15 分钟,煎出药汁约 300 毫升,倒入前两次的药汁中。

(4)把阿胶放入黄酒中浸泡去腥,待膏溶胀后,倒入煮好的清药汁中。

(5)煎煮浓缩药汁,沉淀,离火待用。

(6)将生姜汁、饴糖、冰糖冲入浓缩药汁中,用小火煎熬,不停地搅拌,熬至黏稠状。

(7)离火,自然冷却。用洁净干燥的搪瓷罐、瓷罐、砂锅存放。若用砂锅存放,砂锅底最好抹一层麻油。存放于冰箱中。此为 1 个月左右的膏滋量。

【功效】运脾化湿，补肺固卫。

【适用人群】尤其适用于肺脾两虚之反复感冒、厌食、消化不良、免疫功能低下的小儿。

【用法用量】温水兑服，1 次 1 匙（约 15 毫升/匙），第 1 周早饭前空腹服用 1 次，从第 2 周起早饭前、晚睡前各服用 1 次。3 岁以内的小儿减半量，酌情使用，可每日 1 次，空腹服。

 相关链接

不少小孩的家长经常抱怨道："我这个孩子，三天两头拉肚子，发热感冒，不知是啥原因？"

古人认为："若要小儿安，须受三分饥和寒。"小儿最常见的就是消化系统和呼吸系统疾病，其实就是予"饥"予"寒"不当造成的。

"三分饥"，即不贪食，不要让孩子吃得过饱。现在做父母的唯恐孩子吃不饱，只要孩子爱吃什么，就一味地让他吃。甚至有的父母在孩子不愿再吃的时候，仍强迫孩子进食。饮食积滞是导致小儿厌食、消化不良、小儿腹泻的常见原因。

关于"寒"的问题，现在很多家长总是怕孩子冻着，给孩子裹得严严实实的，孩子一热就喜欢脱衣服。如果此时受风，很容易感冒，再加上现在空调的普遍使用，风寒侵袭，很多孩子便会出现反复感冒，长此以往，身体抵抗力明显下降。

在小儿生长发育时期，给其食谱应多样化，富有营养，促进其正常的生长发育。一般情况下，不建议使用膏方，如果出现厌食、消化不良、反复感冒，便可以尝试服用运脾固卫膏，平时亦可作为保健药物使用，以增强食欲，提高机体的抗病能力。

二、青少年假性近视——养肝明目膏

【药物组成】

中药煎剂：黄精 200 克，枸杞子 200 克，决明子 80 克，泽泻 100 克，茯苓 100 克，炒白术 100 克，猪苓 80 克，桂枝 30 克，生麦芽 100 克，薄荷（后下）100 克，生甘草 60 克。

胶类药：阿胶 200 克。

调味药：冰糖 300 克。

【制备方法】

（1）将中药饮片（除薄荷外）放入砂锅中，冷水浸泡约 1 小时，煎煮，先用大火煮开,再用小火煮 30 分钟,煎出药汁约 300 毫升,倒出。

（2）将药渣添冷水继续煎煮,先用大火煮开,再用小火煮 15 分钟,煎出药汁约 300 毫升,倒入第 1 次的药汁中。

（3）同上煎煮法煎煮第 3 次,水烧开后放入薄荷,再用小火煎煮 15 分钟,煎出药汁约 300 毫升,倒入前两次的药汁中。

（4）把阿胶放入黄酒中浸泡去腥,待膏溶胀后,倒入煮好的清药汁中。

（5）煎煮浓缩药汁,沉淀,离火待用。

（6）将冰糖冲入浓缩药汁中,用小火煎熬,不停地搅拌,熬至黏稠状。

（7）离火,自然冷却。用洁净干燥的搪瓷罐、瓷罐、砂锅存放。若用砂锅存放,砂锅底最好抹一层麻油。存放于冰箱中。此为 1 个月左右的膏滋量。

【功效】滋养肝肾,化气利水。

【适用人群】尤其适用于肝肾不足之假性近视或轻度近视的青少年人群。

【用法用量】温水兑服,1 次 1 匙（约 15 毫升/匙）,第 1 周早饭前空腹服用 1 次,从第 2 周起早饭前、晚睡前各服 1 次。

 相关链接

养肝明目膏可以滋养肝肾以治其本,化气利水以治其标,是一个针对假性近视或近视标本兼治的中医膏方。其中的"泽泻、茯苓、炒白术、猪苓、桂枝"五味药为中医古方"五苓散",为经典的通阳化气利水之剂,据报道其有缓解睫状肌水肿痉挛的作用。

另外,这类患儿大多比较消瘦,挑食或食欲不佳,好动,性子急,好发脾气,近视逐渐加重,一般眼睛保健按摩难以取效。小儿有一股生发之气,其气易散。若小儿先天肾气不足,收藏之气力弱,或喂养不当,过食寒凉生冷,或有病治疗不当,过用寒凉之药,都可导致寒伤中土阳气,中焦脾胃因运化不良,升降失调。不升则肝气郁而多动性急,不降则藏纳无力而见挑食消瘦。肾精不藏,肝风内耗,如此恶性循环,致阴精亏虚,不能滋荣双目,加之小学生容易用眼过度,近视便逐渐产生,并日益加重。

小儿假性近视致睫状肌水肿痉挛只是标证,其根源在于下焦肾精不足,气偏于外散。治疗和预防近视是一个长期的过程,使用膏剂的优势在于,本身口味甘甜,小儿易于接受,便于长期服用。

三、青少年增高——脾肾双补膏

【药物组成】中药煎剂:熟地 200 克,枸杞子 200 克,山茱萸 100 克,五味

子 80 克,茯苓 100 克,炒白术 100 克,肉苁蓉 100 克,生山药 100 克,党参 100
克,黄芪 100 克,制附子 30 克,桂枝 100 克,当归 100 克,炒白芍 100 克,陈皮
100 克,焦山楂 100 克,鸡内金 100 克,生甘草 50 克。

胶类药:鹿角胶 100 克,阿胶 100 克。

调味药:生姜汁 50 毫升,冰糖 250 克。

【制备方法】

(1)将中药饮片放入砂锅中,冷水浸泡约 1 小时,煎煮,先用大火煮开,再
用小火煮 30 分钟,煎出药汁约 300 毫升,倒出。

(2)将药渣添冷水继续煎煮,先用大火煮开,再用小火煮 15 分钟,煎出药
汁约 300 毫升,倒入第 1 次的药汁中。

(3)同上煎煮法煎煮第 3 次,水烧开后用小火煎煮 15 分钟,煎出药汁约
300 毫升,倒入前两次的药汁中。

(4)把鹿角胶、阿胶放入黄酒中浸泡去腥,待膏溶胀后,倒入煮好的清药
汁中。

(5)煎煮浓缩药汁,沉淀,离火待用。

(6)将生姜汁、冰糖冲入浓缩药汁中,用小火煎熬,不停地搅拌,熬至黏
稠状。

(7)离火,自然冷却。用洁净干燥的搪瓷罐、瓷罐、砂锅存放。若用砂锅
存放,砂锅底最好抹一层麻油。存放于冰箱中。此为 1 个月左右的膏滋量。

【功效】健脾补肾,填精增高。

【适用人群】尤其适用于脾肾不足之身高矮小的青少年人群。

【用法用量】温水兑服,1 次 1 匙(约 15 毫升/匙),第 1 周早饭前空腹服
用 1 次,从第 2 周起早饭前、晚睡前各服 1 次。

 相关链接

从中医的角度来说,影响身高的关键在于脾、肾。"肾为先天之本",即
遗传因素;"脾为后天之本",即后天因素。"肾主骨生髓",先天肾气的充盈
极为关键;"脾主运化,主肌肉四肢",脾运化水谷精微则可填充肾精。如果
先天不足,那么后天调养则更为关键。

脾肾双补膏主要由肾气丸和十全大补汤组成。

肾气丸重用地黄滋阴补肾,填精益髓;因肝肾同源,互相滋养,故配山茱
萸以补肝益肾;又因补益后天脾可以充养先天肾,故取山药健脾以充肾,共
同增强滋补肾阴的作用。在此基础上,再配少量的桂枝、附子以温补肾阳,
意在微微生长肾中阳气。至于方中所配泽泻、茯苓是为渗湿利水,所配丹皮

是为清肝泻火，与补益药相配，意在补中寓泻，以使补而不滞。诸药合用，共奏温肾益精之功，是一首补性平和之方。

十全大补汤由补气的四君子汤（人参、白术、茯苓、甘草）和补血的四物汤（熟地、白芍、当归、川芎）合方再加温补的黄芪、肉桂组成，从而成为一张温补气血的进补名方。现代研究认为，本方具有增强免疫的效果，能明显促进特异性免疫功能和非特异性免疫功能，能快速增加红细胞、血红蛋白，保护骨髓的造血功能，减轻低蛋白血症和贫血。

脾肾双补膏源于河北中医师赵洪钧先生所著《医学中西结合录》中的"脾肾双补增高方"，其疗效颇著，赵先生在书中对此方推崇有加。在原方的基础上略做改动，使之更符合膏方的要求，但仍以肾气丸补肾填精以固先天之本，十全大补汤大补气血以充后天之本，先后天同补，以达到增高的目的。

四、皮肤美白——宫廷美白膏

【药物组成】中药煎剂：炒白术 100 克、白芷 80 克、白蔹 100 克、僵蚕 100 克、生山药 100 克、党参 100 克、白扁豆 100 克、生黄芪 100 克、莲子 100 克、百合 100 克、茯苓 100 克、薏苡仁 150 克、银耳 150 克、杏仁 100 克、珍珠粉（冲服）80 克。

胶类药：鹿角胶 50 克，阿胶 100 克。

调味药：牛奶 100 毫升，冰糖 250 克。

【制备方法】

（1）将中药饮片放入砂锅中，冷水浸泡约 1 小时，煎煮，先用大火煮开，再用小火煮 30 分钟，煎出药汁约 300 毫升，倒出。

（2）将药渣添冷水继续煎煮，先用大火煮开，再用小火煮 15 分钟，煎出药汁约 300 毫升，倒入第 1 次的药汁中。

（3）同上煎煮法煎煮第 3 次，水烧开后用小火煎煮 15 分钟，煎出药汁约 300 毫升，倒入前两次的药汁中。

（4）把鹿角胶、阿胶放入黄酒中浸泡去腥，待膏溶胀后，倒入煮好的清药汁中。

（5）煎煮浓缩药汁，沉淀，离火待用。

（6）将牛奶、冰糖、珍珠粉冲入浓缩药汁中，用小火煎熬，不停地搅拌，熬至黏稠状。

（7）离火，自然冷却。用洁净干燥的搪瓷罐、瓷罐、砂锅存放。若用砂锅存放，砂锅底最好抹一层麻油。存放于冰箱中。此为 1 个月左右的膏滋量。

【功效】健脾利湿，增白驻颜。

【适用人群】尤其适用于脾虚湿盛之面色欠光泽、肤色较黑的人群。

【用法用量】温水兑服，1次1匙(约15毫升/匙)，第1周早饭前空腹服用1次，从第2周起早饭前、晚睡前各服1次。

 相关链接

所谓"一白遮三丑"，只要你有一张白皙的脸，其他任何缺点都会被亮丽白皙的肤色所掩盖。其实，美白就像是治病，治标不如治本，只有把内在调理好，肌肤才能展现由内而外的自然美白光彩。

中医认为，阳明经是多气多血之乡，意思是阳明经是气血的大本营。人体的气血主要分为先天之气和后天之气，先天之气是遗传来的，不能选择。脾胃为后天之本，通过日常摄入饮食供给后天之气。气血充足，方能体健安康，女性才能花颜闭月。

宫廷美白膏是根据清宫慈禧太后的"玉容散"加减变化而来，原方为外用敷面，现改为内服，力求达到由内而外的肌肤养护增白的效果。此方有很多"白"药，以白养白，比如"白术"。《药性论》记载白术："主面光悦，驻颜祛斑。"白术可健脾益气，燥湿利水，针对"水斑"标本兼治。《神农本草经》记载白芷："长肌肤，润泽。"白芷为阳明经的引经药，既可治疗阳明经的病变，又可引导其他药物作用于阳明经，既可外用，也可内服，是美白处方中必不可少的药物。

宫廷美白膏可健脾利湿，增白驻颜，便于长期服用，可使肌肤真正由内而外透发自然美白的光彩。

五、丰胸——丰胸美乳膏

【药物组成】

中药煎剂：葛根300克、白芷60克、木瓜100克、瓜蒌皮150克、当归100克、炒白芍100克、党参150克、生黄芪150克、熟地100克、茯苓100克、炒白术100克、肉桂(后下)30克、炙甘草60克。

胶类药：鹿角胶50克，阿胶150克。

调味药：生姜汁50毫升，冰糖250克。

【制备方法】

(1)将中药饮片(除肉桂外)放入砂锅中，冷水浸泡约1小时，煎煮，先用大火煮开，再用小火煮30分钟，煎出药汁约300毫升，倒出。

(2)将药渣添冷水继续煎煮，先用大火煮开，再用小火煮15分钟，煎出药汁约300毫升，倒入第1次的药汁中。

（3）同上煎煮法煎煮第 3 次，水烧开后用小火煎煮 15 分钟，煎出药汁约 300 毫升，倒入前两次的药汁中。

（4）把鹿角胶、阿胶放入黄酒中浸泡去腥，待膏溶胀后，倒入煮好的清药汁中。

（5）煎煮浓缩药汁，沉淀，离火待用。

（6）将生姜汁、冰糖冲入浓缩药汁中，用小火煎熬，不停地搅拌，熬至黏稠状。

（7）离火，自然冷却。用洁净干燥的搪瓷罐、瓷罐、砂锅存放。若用砂锅存放，砂锅底最好抹一层麻油。存放于冰箱中。此为 1 个月左右的膏滋量。

【功效】气血双补，丰胸美乳。

【适用人群】尤其适用于气血不足之胸部扁平的中青年女性，或乳汁分泌不足的哺乳期妇女。

【用法用量】温水兑服，1 次 1 匙（约 15 毫升/匙），第 1 周早饭前空腹服用 1 次，从第 2 周起早饭前、晚睡前各服 1 次。

 相关链接

美胸是时代女性美丽的风向标，美胸可以给她们的人生增添不少爱情和婚姻的砝码，可以增强女人的自信心。

中医认为"足阳明胃经行贯乳中，足太阴脾经，络胃上膈，布于胸中，足厥阴肝经上膈，布胸胁绕乳头而行；足少阴肾经，上贯肝膈而与乳联。冲任两脉起于胞中，任脉循腹里，上关元至胸中，冲脉夹脐上行，至胸中而散"，故有称"男子乳头属肝，乳房属肾；女子乳头属肝，乳房属胃"。所以，乳房与肝、脾、胃、肾经及冲任两脉有密切的联系。对女性丰胸而言，重在调理足阳明胃经。

足阳明胃经多气多血，胃承受水谷精微化生的气血，人体自身分泌的激素，传输到乳房，濡养滋润乳房，使乳房发育长大，维持正常状态。脾经、胃经有经络相连，脾为后天之本，气血生化之源，若脾气虚弱，气血生化无源，乳房就不能通过经络得到充分的营养。故补益脾胃，大补气血，乃丰胸的根本。

丰胸美乳膏正是以十全大补汤为基本方，加用葛根。十全大补汤来源于宋朝《太平惠民和剂局方》，是由补气的四君子汤（人参、白术、茯苓、甘草）和补血的四物汤（熟地、白芍、当归、川芎）合方再加温补的黄芪、肉桂组成，从而成为一张温补气血的进补名方。现代研究认为，本方能快速增加红细胞、血红蛋白，保护骨髓的造血功能，纠正和减轻低蛋白血症和贫血，此外，具有增强免疫的效果,能明显促进特异性免疫功能和非特异性免疫功能。

可根据每个人的具体情况而选用中药膏方,可以最大限度地避免各种副反应,是丰胸健体的最佳选择。

六、皮肤瘙痒——养血止痒膏

【药物组成】

中药煎剂:党参 150 克,焦白术 150 克,茯苓 150 克,山药 150 克,焦扁豆 150 克,炙黄芪 300 克,制首乌 150 克,熟地黄 200 克,当归 120 克,大白芍 150 克,山萸肉 90 克,金樱子 90 克,制黄精 120 克,枸杞子 120 克,女贞子 100 克,旱莲草 300 克,丹参 200 克,川芎 90 克,仙鹤草 300 克,肥玉竹 120 克,知母 90 克,鸡内金 120 克,桔梗 90 克,姜半夏 90 克,陈皮 90 克,夜交藤 30 克,酸枣仁 90 克,柏子仁 90 克,白鲜皮 150 克,防风 90 克,火麻仁 90 克,大腹皮 90 克,焦六曲 150 克,生甘草 30 克,淮小麦 200 克,大枣 200 克,生晒参(另煎)50 克,西洋参(另煎)50 克。

胶类药:阿胶 150 克,龟板胶 50 克,鳖甲胶 50 克。

调味药:饴糖 150 克,冰糖 100 克,蜂蜜 50 克。

【制备方法】

(1)将中药饮片(生晒参、西洋参除外)放入砂锅中,冷水浸泡约 10 小时,煎煮,先用大火煮开,再用小火煮 30 分钟,煎出药汁约 300 毫升,倒出。

(2)将药渣添冷水继续煎煮,先用大火煮开,再用小火煮 15 分钟,煎出药汁约 300 毫升,倒入第 1 次的药汁中。

(3)同上煎煮法煎煮第 3 次,水烧开后用小火煎煮 15 分钟,煎出药汁约 300 毫升,倒入前两次的药汁中。

(4)把阿胶、龟板胶、鳖甲胶放入黄酒中浸泡去腥,待膏溶胀后,倒入煮好的清药汁中。

(5)煎煮浓缩药汁,沉淀,离火待用。

(6)将饴糖、冰糖、蜂蜜冲入浓缩药汁中,另煎生晒参、西洋参两次,量约 400 毫升,亦冲入浓缩药汁中,用小火煎熬,不停地搅拌,熬至黏稠状。

(7)离火,自然冷却。用洁净干燥的搪瓷罐、瓷罐、砂锅存放。若用砂锅存放,砂锅底最好抹一层麻油。存放于冰箱中。此为 3 个月左右的膏滋量。

【功效】健脾益气,养血止痒。

【适用人群】尤其适用于气血两虚之皮肤干燥瘙痒的老年人群。

【用法用量】温水兑服,1 次 1 匙(约 15 毫升/匙),第 1 周早饭前空腹服用 1 次,从第 2 周起早饭前、晚睡前各服 1 次。

七、眼睛干涩——滋阴明目膏

【药物组成】

中药煎剂:枸杞子 150 克,决明子 100 克,白菊花 60 克,生地 150 克,山药 100 克,山茱萸 100 克,玄参 100 克,麦冬 150 克,制首乌 150 克,茯苓 100 克,丹皮 100 克。

胶类药:龟板胶 100 克,阿胶 100 克。

调味药:蜂蜜 300 克。

药物加减方法:睡眠欠佳者,加柏子仁 100 克,夜交藤 200 克;食纳欠馨者,加生山楂 100 克,炒谷芽 200 克;便秘者,加决明子至 150 克,火麻仁 120 克。

【制备方法】

(1)将中药饮片放入砂锅中,冷水浸泡约 1 小时,煎煮,先用大火煮开,再用小火煮 30 分钟,煎出药汁约 300 毫升,倒出。

(2)将药渣添冷水继续煎煮,先用大火煮开,再用小火煮 15 分钟,煎出药汁约 300 毫升,倒入第 1 次的药汁中。

(3)同上煎煮法煎煮第 3 次,水烧开后用小火煎煮 15 分钟,煎出药汁约 300 毫升,倒入前两次的药汁中。

(4)把阿胶、龟板胶放入黄酒中浸泡去腥,待膏溶胀后,倒入煮好的清药汁中。

(5)煎煮浓缩药汁,沉淀,离火待用。

(6)将蜂蜜冲入浓缩药汁中,用小火煎熬,不停地搅拌,熬至黏稠状。

(7)离火,自然冷却。用洁净干燥的搪瓷罐、瓷罐、砂锅存放。若用砂锅存放,砂锅底最好抹一层麻油。存放于冰箱中。此为 1 个月左右的膏滋量。

【功效】滋阴清火,养肝明目。

【适用人群】尤其适用于肝阴不足,虚火上炎之眼睛干涩、不耐疲劳的人群。

【用法用量】温水兑服,1 次 1 匙(约 15 毫升/匙),第 1 周早饭前空腹服用 1 次,从第 2 周起早饭前、晚睡前各服 1 次。

八、腹部肥满——轻身祛浊膏

【药物组成】

中药煎剂:法半夏 100 克,陈皮 100 克,决明子 100 克,制大黄 30 克,制首乌 150 克,荷叶 60 克,五灵脂 100 克,龟箭羽 100 克,茯苓 150 克,生白术

150 克,泽泻 150 克,土茯苓 150 克,炒薏苡仁 150 克,海藻 150 克,僵蚕 100 克。

胶类药:龟板胶 50 克,鹿角胶 100 克,阿胶 50 克。

调味药:生姜汁 200 毫升,冰糖 100 克。

药物加减方法:睡眠欠佳者,加炙远志 60 克,夜交藤 200 克;食纳欠馨者,加生山楂 150 克,炒麦芽 200 克;便秘者,加决明子 150 克,制大黄 60 克;下肢水肿者,加生黄芪 300 克,木防己 100 克;嗜睡者,加葛根 300 克,生麻黄 10 克。

【制备方法】

(1)将中药饮片放入砂锅中,冷水浸泡约 1 小时,煎煮,先用大火煮开,再用小火煮 30 分钟,煎出药汁约 300 毫升,倒出。

(2)将药渣添冷水继续煎煮,先用大火煮开,再用小火煮 15 分钟,煎出药汁约 300 毫升,倒入第 1 次的药汁中。

(3)同上煎煮法煎煮第 3 次,水烧开后用小火煎煮 15 分钟,煎出药汁约 300 毫升,倒入前两次的药汁中。

(4)把阿胶、龟板胶、鹿角胶放入黄酒中浸泡去腥,待膏溶胀后,倒入煮好的清药汁中。

(5)煎煮浓缩药汁,沉淀,离火待用。

(6)将生姜汁、冰糖冲入浓缩药汁中,用小火煎熬,不停地搅拌,熬至黏稠状。

(7)离火,自然冷却。用洁净干燥的搪瓷罐、瓷罐、砂锅存放。若用砂锅存放,砂锅底最好抹一层麻油。存放于冰箱中。此为 1 个月左右的膏滋量。

【功效】健脾利湿,减脂化浊。

【适用人群】尤其适用于脾虚湿盛型肥胖的患者。

【用法用量】温水兑服,1 次 1 匙(约 15 毫升/匙),第 1 周早饭前空腹服用 1 次,从第 2 周起早饭前、晚睡前各服 1 次。

九、口苦——清热化湿膏

【药物组成】

中药煎剂:柴胡 100 克,炒黄芩 100 克,黄连 30 克,蒲公英 300 克,生地榆 300 克,藿香 100 克,佩兰 100 克,茵陈 150 克,茯苓 150 克,炒白术 150 克,法半夏 100 克,干姜 30 克,广郁金 100 克,炙甘草 30 克。

胶类药:龟板胶 100 克,阿胶 100 克。

调味药:生姜汁 200 毫升,冰糖 100 克。

药物加减方法：睡眠欠佳者，加百合 200 克，夜交藤 200 克；食纳少馨者，加生山楂 100 克，炒麦芽 200 克；便秘者，加制大黄 30 克，决明子 150 克；胃脘及胁肋部疼痛者，加延胡索 100 克，生白芍 150 克；小便色黄混浊者，加土茯苓 200 克，滑石 100 克。

【制备方法】

(1)将中药饮片放入砂锅中，冷水浸泡约 1 小时，煎煮，先用大火煮开，再用小火煮 30 分钟，煎出药汁约 300 毫升，倒出。

(2)将药渣添冷水继续煎煮，先用大火煮开，再用小火煮 15 分钟，煎出药汁约 300 毫升，倒入第 1 次的药汁中。

(3)同上煎煮法煎煮第 3 次，水烧开后用小火煎煮 15 分钟，煎出药汁约 300 毫升，倒入前两次的药汁中。

(4)把阿胶、龟板胶放入黄酒中浸泡去腥，待膏溶胀后，倒入煮好的清药汁中。

(5)煎煮浓缩药汁，沉淀，离火待用。

(6)将生姜汁、冰糖冲入浓缩药汁中，用小火煎熬，不停地搅拌，熬至黏稠状。

(7)离火，自然冷却。用洁净干燥的搪瓷罐、瓷罐、砂锅存放。若用砂锅存放，砂锅底最好抹一层麻油。存放于冰箱中。此为 1 个月左右的膏滋量。

【功效】清利肝胆，化湿和胃。

【适用人群】尤其适用于湿热内蕴之口苦、口腔异味、慢性胆囊炎、慢性胃炎、幽门螺杆菌感染的患者。

【用法用量】温水兑服，1 次 1 匙(约 15 毫升/匙)，第 1 周早饭前空腹服用 1 次，从第 2 周起早饭前、晚睡前各服 1 次。

十、焦虑抑郁——忘忧解郁膏

【药物组成】

中药煎剂：百合 200 克，丹参 150 克，合欢花 30 克，合欢皮 100 克，石菖蒲 100 克，炙远志 60 克，生麦芽 150 克，淮小麦 300 克，茯苓 150 克，茯神 150 克，大枣 100 克，制香附 150 克，广郁金 100 克，炙甘草 60 克。

胶类药：龟板胶 50 克，鹿角胶 100 克，阿胶 50 克。

调味药：生姜汁 100 毫升，蜂蜜 100 克，冰糖 100 克。

药物加减方法：睡眠欠佳者，加炒枣仁 150 克，夜交藤 200 克；食纳欠馨者，加炒麦芽 200 克，生山楂 100 克；便秘者，加莱菔子 150 克，决明子 150 克。

【制备方法】

（1）将中药饮片放入砂锅中,冷水浸泡约1小时,煎煮,先用大火煮开,再用小火煮30分钟,煎出药汁约300毫升,倒出。

（2）将药渣添冷水继续煎煮,先用大火煮开,再用小火煮15分钟,煎出药汁约300毫升,倒入第1次的药汁中。

（3）同上煎煮法煎煮第3次,水烧开后用小火煎煮15分钟,煎出药汁约300毫升,倒入前两次的药汁中。

（4）把阿胶、龟板胶、鹿角胶放入黄酒中浸泡去腥,待膏溶胀后,倒入煮好的清药汁中。

（5）煎煮浓缩药汁,沉淀,离火待用。

（6）将生姜汁、蜂蜜、冰糖冲入浓缩药汁中,用小火煎熬,不停地搅拌,熬至黏稠状。

（7）离火,自然冷却。用洁净干燥的搪瓷罐、瓷罐、砂锅存放。若用砂锅存放,砂锅底最好抹一层麻油。存放于冰箱中。此为1个月左右的膏滋量。

【功效】疏肝解郁,养心安神。

【适用人群】尤其适用于肝气郁结,心神失养之焦虑、抑郁、神经衰弱的人群。

【用法用量】温水兑服,1次1匙(约15毫升/匙),第1周早饭前空腹服用1次,从第2周起早饭前、晚睡前各服1次。

十一、春季养生膏——疏肝柔润膏

【药物组成】

中药煎剂:当归100克,炒白芍100克,生地100克,川芎30克,制首乌120克,枸杞子100克,生麦芽100克,茵陈120克,茯苓100克,炒白术100克,百合100克,制香附120克,佛手60克,薄荷(后下)30克。

胶类药:龟板胶120克,鹿角胶30克,阿胶50克。

调味药:生姜汁100毫升,蜂蜜100克,冰糖100克。

药物加减方法:睡眠欠佳者,加百合至200克,另加夜交藤200克;食纳欠馨者,加生山楂100克,炒谷芽200克;便秘者,加火麻仁120克,肉苁蓉100克。

【制备方法】

（1）将中药饮片(除薄荷外)放入砂锅中,冷水浸泡约1小时,煎煮,先用大火煮开,再用小火煮30分钟,煎出药汁约300毫升,倒出。

（2）将药渣添冷水继续煎煮,先用大火煮开,再用小火煮15分钟,煎出药汁约 300 毫升,倒入第 1 次的药汁中。

(3)同上煎煮法煎煮第 3 次,水烧开后用小火煎煮 15 分钟,煎出药汁约 300 毫升,倒入前两次的药汁中。

(4)把阿胶、龟板胶、鹿角胶放入黄酒中浸泡去腥,待膏溶胀后,倒入煮好的清药汁中。

(5)煎煮浓缩药汁,沉淀,离火待用。

(6)将生姜汁、蜂蜜、冰糖冲入浓缩药汁中,用小火煎熬,不停地搅拌,熬至黏稠状。

(7)离火,自然冷却。用洁净干燥的搪瓷罐、瓷罐、砂锅存放。若用砂锅存放,砂锅底最好抹一层麻油。存放于冰箱中。此为 1 个月左右的膏滋量。

【功效】养血柔肝,滋阴健脾。

【适用人群】尤其适用于肝阴血不足、脾气不健、精力不足的人群。

【用法用量】温水兑服,1 次 1 匙(约 15 毫升/匙),第 1 周早饭前空腹服用 1 次,从第 2 周起早饭前、晚睡前各服 1 次。

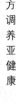

十二、夏季养生膏——清暑益气膏

【药物组成】

中药煎剂:西洋参 60 克,麦冬 120 克,五味子 30 克,生地 100 克,荷叶 60 克,玉竹 100 克,石斛 100 克,滑石 100 克,生甘草 30 克,茯苓 100 克,白芷 30 克,藿香 100 克,佩兰 100 克,薄荷(后下)30 克。

胶类药:龟板胶 120 克,阿胶 80 克。

调味药:西瓜汁 100 毫升,蜂蜜 100 克,冰糖 100 克。

药物加减方法:睡眠欠佳者,加百合 200 克,夜交藤 200 克;食纳欠馨者,加生山楂 100 克,炒谷芽 200 克;便秘者,加火麻仁 120 克,决明子 150 克。

【制备方法】

(1)将中药饮片(除薄荷外)放入砂锅中,冷水浸泡约 1 小时,煎煮,先用大火煮开,再用小火煮 30 分钟,煎出药汁约 300 毫升,倒出。

(2)将药渣添冷水继续煎煮,先用大火煮开,再用小火煮 15 分钟,煎出药汁约 300 毫升,倒入第 1 次的药汁中。

(3)同上煎煮法煎煮第 3 次,水烧开后用小火煎煮 15 分钟,煎出药汁约 300 毫升,倒入前两次的药汁中。

(4)把阿胶、龟板胶放入黄酒中浸泡去腥,待膏溶胀后,倒入煮好的清药汁中。

(5)煎煮浓缩药汁,沉淀,离火待用。

（6）将西瓜汁、蜂蜜、冰糖冲入浓缩药汁中，用小火煎熬，不停地搅拌，熬至黏稠状。

（7）离火，自然冷却。用洁净干燥的搪瓷罐、瓷罐、砂锅存放。若用砂锅存放，砂锅底最好抹一层麻油。存放于冰箱中。此为1个月左右的膏滋量。

【功效】清暑利湿，益气养阴。

【适用人群】尤其适用于气阴不足、温热内蕴、高温作业的人群。

【用法用量】温水兑服，1次1匙（约15毫升/匙），第1周早饭前空腹服用1次，从第2周起早饭前、晚睡前各服1次。

十三、秋季养生膏

【药物组成】

中药煎剂：北沙参100克，麦冬100克，生地100克，玄参100克，桔梗60克，枸杞子100克，佛手60克，香橼100克，杏仁100克，炒白芍100克，炙甘草30克，百合150克，桑叶100克，白菊花30克。

胶类药：龟板胶120克，阿胶80克。

调味药：梨汁100毫升，蜂蜜100克，冰糖100克。

药物加减方法：睡眠欠佳者，加百合200克，夜交藤200克；食纳欠馨者，加生山楂100克，炒谷芽200克；便秘者，加火麻仁120克，决明子150克。

【制备方法】

（1）将中药饮片放入砂锅中，冷水浸泡约1小时，煎煮，先用大火煮开，再用小火煮30分钟，煎出药汁约300毫升，倒出。

（2）将药渣添冷水继续煎煮，先用大火煮开，再用小火煮15分钟，煎出药汁约300毫升，倒入第1次的药汁中。

（3）同上煎煮法煎煮第3次，水烧开后用小火煎煮15分钟，煎出药汁约300毫升，倒入前两次的药汁中。

（4）把阿胶、龟板胶放入黄酒中浸泡去腥，待膏溶胀后，倒入煮好的清药汁中。

（5）煎煮浓缩药汁，沉淀，离火待用。

（6）将梨汁、蜂蜜、冰糖冲入浓缩药汁中，用小火煎熬，不停地搅拌，熬至黏稠状。

（7）离火，自然冷却。用洁净干燥的搪瓷罐、瓷罐、砂锅存放。若用砂锅存放，砂锅底最好抹一层麻油。存放于冰箱中。此为1个月左右的膏滋量。

【功效】养阴清肺，润燥止咳。

【适用人群】尤其适用于肺阴不足之干咳少痰或无痰的人群。

【用法用量】温水兑服,1次1匙(约15毫升/匙),第1周早饭前空腹服用1次,从第2周起早饭前、晚睡前各服1次。

十四、冬季养生膏

【药物组成】

中药煎剂:熟地100克,怀山药100克,山茱萸100克,丹皮100克,茯苓100克,枸杞子100克,淫羊藿120克,泽泻100克,制首乌120克,炒白术100克,杜仲100克,桑寄生150克,砂仁(后下)30克,肉桂(后下)30克。

胶类药:龟板胶120克,鹿角胶30克,阿胶80克。

调味药:生姜汁100毫升,蜂蜜100克,冰糖100克。

药物加减方法:睡眠欠佳者,加百合200克,夜交藤200克;食纳欠馨者,加生山楂100克,炒谷芽200克;便秘者,加火麻仁120克,肉苁蓉100克。

【制备方法】

(1)将中药饮片(除砂仁、肉桂外)放入砂锅中,冷水浸泡约1小时,煎煮,先用大火煮开,再用小火煮30分钟,煎出药汁约300毫升,倒出。

(2)将药渣添冷水继续煎煮,先用大火煮开,再用小火煮15分钟,煎出药汁约300毫升,倒入第1次的药汁中。

(3)同上煎煮法煎煮第3次,水烧开后用小火煎煮15分钟,煎出药汁约300毫升,倒入前两次的药汁中。

(4)把阿胶、龟板胶、鹿角胶放入黄酒中浸泡去腥,待膏溶胀后,倒入煮好的清药汁中。

(5)煎煮浓缩药汁,沉淀,离火待用。

(6)将生姜汁、蜂蜜、冰糖冲入浓缩药汁中,用小火煎熬,不停地搅拌,熬至黏稠状。

(7)离火,自然冷却。用洁净干燥的搪瓷罐、瓷罐、砂锅存放。若用砂锅存放,砂锅底最好抹一层麻油。存放于冰箱中。此为1个月左右的膏滋量。

【功效】补益精血,固本培元。

【适用人群】尤其适用于肾精不足之精力欠佳、性生活质量不高的人群。

【用法用量】温水兑服,1次1匙(约15毫升/匙),第1周早饭前空腹服用1次,从第2周起早饭前、晚睡前各服1次。

第六章

常见慢性病防治膏方

第一节 / 高血压病

高血压病即原发性高血压,是一种临床常见的以体循环动脉压增高为主要表现的心血管疾病,主要以头痛、头晕、失眠、烦躁易怒、乏力为常见症状,晚期因心、脑、肾等脏器出现不同程度的器质损害而引起动脉粥样硬化、脑卒中、肾功能损害等疾病。属中医"头痛""眩晕""耳鸣"等范畴。

本病的发生常与情志失调、饮食不节、内伤虚损等因素有关。如长期精神紧张或忧思恼怒,肝气郁滞,郁久化火;或恣食肥甘,或饮酒过度,损伤脾胃,湿浊瘀滞,久蕴化火;劳伤过度或肾亏,肾阴虚损,肝失所养,肝阴不足,肝阳偏亢,都可产生眩晕、头痛等症状。病情严重者还会发生中风、昏厥等严重后果。

一、高血压病膏方调制

高血压病存在特殊的生理和病理,膏方药物选择与组方有别于单纯强身健体的方法。在辨病和辨证的互补下,根据患者的个体差异,进行立法组方。高血压病膏方药物的选择具有一定共性,如加味四物汤为基础方,可缓解高血压病症状,降低血脂,降低血黏度,防治重要脏器受损与病情恶化。治疗原则应当在"调治"上下功夫,"固本清源、攻守适宜",重视膏方中扶正药与祛邪药间的比例和轻重。应避免使用燥烈、火热、辛猛之药,如"人参、党参、黄芪、刺五加"等补气药在使用时要注意尺度,避免"气有余便是火";不使用黄狗肾、海马、紫河车、熊胆、鹿茸、藏红花、羚羊角、冬虫夏草、燕窝等昂贵药物,尽可能避免高热量及脂肪、胆固醇、嘌呤含量高的中药加入高血压病膏方。

1. 高血压病膏方常用中药

(1)泻火:生大黄、黄连、黄檗、泽泻、车前子、夏枯草、野菊花、钩藤、白蒺藜、芦荟、茵陈、决明子、天花粉、谷精草等。

（2）通利：大腹皮、茯苓、猪苓、泽泻、玉米须、车前草、半枝莲、半边莲等。

（3）潜阳：生龙骨、玄参、钩藤、生牡蛎、石决明、珍珠母等。

（4）化浊：法半夏、天麻、贝母、瓜蒌、地骨皮、郁金、山楂、苍术、僵蚕等。

（5）通络：地龙、姜黄、络石藤、白花蛇舌草、路路通、伸筋草、全蝎等。

（6）祛瘀：赤芍、川芎、桃仁、红花、当归、牡丹皮、益母草、丹参、莪术、三七、蒲黄、茜草、水蛭等。

（7）益气：党参、太子参、白术、黄精、大枣等。

（8）养血：熟地黄、何首乌、当归、白芍、桑葚、仙鹤草、鸡血藤等。

（9）养阴：生地黄、山茱萸、玉竹、石斛、龟甲、鳖甲、沙参、天冬、麦冬、女贞子、旱莲草等。

（10）健脾：党参、茯苓、山药、石斛、薏苡仁、神曲等。

（11）护阳：肉苁蓉、巴戟天、杜仲、续断等。

2. 高血压病膏方基质的选择和加工

传统膏方的收膏多采用冰糖、阿胶、蜂蜜、鹿角胶、鱼鳔胶等胶类作为基质和矫味剂。但这类性质滋腻之品，无论出于补充营养还是加工和保存的目的，对高血压病调治，尤其是合并高脂血症、糖尿病、肥胖症、高尿酸症等或有此倾向者已经不再适合。高血压病膏方应当减少或杜绝上述物品来做基质，应该用木糖醇、元贞糖、龟甲胶、鳖甲胶等作为基质。

3. 高血压病膏方的服用

高血压病膏方的服用需要较长的时间，这对身体调治、平衡血压，以及其并发症的控制均会有益。一般情况下每日服2～3次，既可直接服用，也可用温水冲化饮服。如要使食欲下降或控制体重，可采取空腹服。如遇其他疾病或需合并使用其他药物时，应辨证施用。

4. 膏方调治原则

本病的病机虽颇为复杂，但不外乎"风、火、痰、虚"四个方面。临床上以虚证或本虚标实证比较多见，治法也有从本、从标的区别，尤其注意辨清虚实。偏实者可选用熄风、潜阳、清火、化痰等法，偏虚者当用补养气血、益肾、养肝、健脾等法。

二、基本辨证分型及常用膏方

1. 肝阳上亢

【主症特点】可见眩晕耳鸣，头胀且痛，每因疲劳或恼怒而头晕、头痛加剧，面时潮红，急躁易怒，少寐多梦，口苦，目赤，舌红，苔黄，脉弦。

【治法】平肝潜阳，滋养肝肾。

【常用膏方】平肝潜阳膏。

【药物组成】天麻60克，嫩钩藤150克，石决明150克，生栀子90克，淡子芩60克，厚杜仲100克，桑寄生90克，川牛膝150克，龙胆草45克，生地黄100克，山萸肉90克，枸杞90克，女贞子90克，肥知母90克，盐黄檗90克，牡丹皮90克，醋柴胡90克，朱茯神150克，夜交藤300克，珍珠母300克，罗布麻150克，黑芝麻150克，莲子肉150克。

【临证加减】肝火过盛可加杭白菊90克、夏枯草150克，增强清肝泄热之力；大便秘结可加全当归150克、决明子90克，泻肝通腑；眩晕加剧，手足麻木，有阳动化风之势，可加龙骨150克、牡蛎150克等，以镇肝熄风，必要时可加羚羊角粉以增强清热熄风之力；肝肾阴虚，症见头痛朝轻暮重，或遇劳加剧，可加何首乌100克、旱莲草120克、石斛100克等滋养肝肾之药。

【制备方法】将以上药物用清水浸泡一昼夜，然后同煎，以快火连煎三汁后，过滤，去渣取汁，再在文火上慢慢熬煎浓缩，另用鳖甲胶90克，龟板胶90克，阿胶200克浸于500毫升黄酒中烊化以备用，用冰糖或蔗糖400克，趁热一同冲入药汁之中收膏，待其冷却后使可服用。

【服用方法】上述膏方于冬至前后开始服用，每次约25克，开水冲服，每日早、晚各1次，共计服用50～60日。服食期间忌酒、烟、浓茶、咖啡、刺激性食品、生萝卜。

2. 肝肾阴虚

【主症特点】可见精神萎靡，五心烦热，腰膝酸软，遗精带下，健忘，耳鸣，口干，目涩，少寐多梦，舌红，少苔，脉弦细数。

【治法】滋补肝肾，养阴填精。

【常用膏方】滋补肝肾膏。

【药物组成】白人参100克，潞党参150克，西洋参60克，生地黄、熟地黄各100克，淮山药150克，全当归150克，山萸肉90克，菟丝子90克，枸杞90克，旱莲草90克，女贞子90克，桑葚90克，制龟板250克，制鳖甲250克，川牛膝90克，怀牛膝90克，牡丹皮90克，地骨皮90克，淡子芩90克，炒白芍90克，茯神150克，生龙骨150克，生牡蛎150克，罗布麻150克，黑芝麻150克，莲子肉150克，核桃肉200克。

【临证加减】阴虚内热可加知母90克、黄檗90克、菊花60克，以滋阴清热；目涩、目糊可加菊花60克，清肝明目；口干甚者可加麦冬100克、沙参100克、石斛100克、玉竹100克等，滋阴润燥；遗精带下可加沙苑子90克，固精止带；阴虚动风可加天麻60克、钩藤150克，息风止痉。

【制备方法】将以上药物用清水浸泡一昼夜,然后除白人参、西洋参外将其他药物同煎,以快火连煎三汁后,过滤,去渣取汁,再在文火上慢慢熬煎浓缩,白人参、西洋参另煎冲入,另用鹿角胶250克,浸于500毫升黄酒中烊化以备用,用冰糖或蔗糖400克,趁热一同冲入药汁之中收膏,待其冷却后便可服用。

3. 阴阳两虚

【主症特点】精神不振,眩晕,腰膝酸软,健忘,耳鸣,遗精,口干不欲饮,少寐多梦,四肢不温,形寒肢冷,舌淡,脉沉细无力。

【治法】滋肾固本,阴阳并补。

【常用膏方】滋肾固本膏。

【药物组成】白人参100克,潞党参150克,西洋参60克,生黄芪150克,炙黄芪150克,生地黄、熟地黄各100克,淮山药150克,枸杞90克,女贞子90克,全当归150克,炒白芍90克,厚杜仲90克,山萸肉90克,嫩仙茅90克,仙灵脾150克,巴戟天90克,川牛膝90克,怀牛膝90克,石斛90克,菟丝子60克,制龟板250克,制鳖甲250克,珍珠母150克,罗布麻150克,黑芝麻150克,莲子肉150克,龙眼肉100克,核桃肉200克。

【临证加减】偏阴虚者加旱莲草90克、桑葚90克、知母90克、黄檗90克、菊花90克、地骨皮90克;口干甚者可加麦冬100克、沙参100克、玉竹90克等,滋阴润燥;若眩晕较甚,阴虚阳浮,加龙骨150克、牡蛎150克,以潜伏阳。

【制备方法】将以上药物用清水浸泡一昼夜,然后将除白人参、西洋参外的其他药物同煎,以快火连煎三汁后,过滤,去渣取汁,再在文火上慢慢熬煎浓缩,白人参、西洋参另煎冲入,另用鹿角胶250克,浸于500毫升黄酒中烊化以备用,用冰糖或蔗糖400克,趁热一同冲入药汁之中收膏,待其冷却后便可服用。

【服用方法】上述膏方于冬至前后开始服用,每次约25克,开水冲服,每日早、晚各1次,共计服用50~60日,服食期间忌酒、烟、浓茶、咖啡、刺激性食品、生萝卜。

4. 痰浊中阻

【主症特点】头痛昏蒙,眩晕,胸脘满闷,恶心,食少多寐,苔白腻或舌胖大有齿痕,脉濡滑或弦滑。

【治法】健脾化痰,降逆止痛。

【常用膏方】化痰定眩膏。

【药物组成】法半夏100克,炒白术150克,天麻60克,陈皮90克,茯苓300克,甘草60克,大枣100克,炒苍术150克,太子参150克,钩藤300克,石菖蒲 90 克,贝母 90 克,黄芩 90 克,竹茹 60 克,砂仁 50 克,豆蔻 50 克,郁金 90 克,枳壳 90 克,瓜蒌皮 120 克,羌活 90 克,生山楂 50 克,神曲炭 50 克,罗布麻 150 克,莲子肉 150 克。

【临证加减】头痛甚者,可加厚朴 90 克、白蒺藜 90 克、蔓荆子 90 克、川芎 90 克;若眩晕较甚,加代赭石 150 克,重镇降逆。

【制备方法】将以上药物用清水浸泡一昼夜,然后同煎,以快火连煎三汁后,过滤,去渣取汁,再在文火上慢慢熬煎浓缩,另用鹿角胶 250 克,浸于 500 毫升黄酒中烊化以备用,用冰糖或蔗糖 40 克,趁热一同冲入药汁之中收膏,待其冷却后便可服用。

【服用方法】上述膏方于冬至前后开始服用,每次约 25 克,开水冲服,每日早、晚各 1 次,共计服用 50～60 日,服食期间忌酒、烟、浓茶、咖啡、刺激性食品、生萝卜。

三、居家养护

合理膳食、适量运动、戒烟限酒、心理健康为心脏健康的"四大基石",防治高血压需要加强自我保健,作好家庭养护。

常测血压:病情稳定,血压波动不大者,每周测一次;血压不稳定,处于药物调整阶段者,每天测一次;如有不适感,应及时测量。

注意休息:保证充足的睡眠,每天起居时间要规律,不要由于工作、社会活动、家庭琐事、娱乐而占用正常睡眠时间,避免过度紧张和劳累。

心情愉快:要保持开朗和乐观,尽量减少情绪上的大波动,遇事要保持克制,不发脾气。不宜久看电视,不宜看过于紧张和恐怖的影视剧。

适当锻炼:如散步、体操、太极拳、气功等,要循序渐进,根据个人情况制定切实可行的运动计划。

重视饮食保健:少食脂肪,尽可能清淡饮食为主,食盐量每日应控制在 6 克以下。食不过饱,戒烟戒酒。多吃有降压作用的食物:如芹菜、荸荠、海蜇头、菠菜、绿豆等。

第二节 / 糖 尿 病

糖尿病是一种常见的内分泌代谢紊乱性疾病,其主要特点是高血糖和糖尿,临床上早期可以无症状,发展到症状期,可出现多饮、多食、多尿、疲乏、消瘦等症状。其基本病理是胰岛素分泌绝对或相对不足而引起的机体糖、蛋白质和脂肪代谢异常。糖尿病可归属于中医学"消渴"范畴。

中医认为其病因与禀赋不足、饮食不节、情志失调、劳欲过度等原因有关。其病变的脏腑主要在肺、胃、肾。其病机主要在于阴津亏损、燥热偏胜，而以阴虚为本，燥热为标，两者互为因果。

一、糖尿病膏方调制

糖尿病早期多为阴虚燥热型，中期多为气阴两虚型，后期多为阴阳两虚型，其中以气阴两虚、血瘀脉络证最为常见。总体以气、血、阴、阳亏虚为本，湿、热、痰、瘀、毒稽留为标，不同阶段临床证型各异，治疗也应有所不同。因此组方时要抓住病机主次，辨明阴阳虚实，病证结合，遵循阴阳平衡、气血调和、重视脾肾的配伍原则。常以《金匮要略》之肾气丸合肾气四味为核心方，阴阳双补，阴中求阳，阳中求阴。兼心阳虚者，合桂甘汤系列；兼脾阳虚者，合理中或苓桂系列；肾阳虚甚者合四逆汤、附子汤或茯苓四逆汤；厥阴肝寒者，合当归四逆汤、吴茱萸汤；若兼心阴虚者，合炙甘草汤；胃阴不足者用增液汤；肺肾阴虚者，予百合地黄汤或麦味地黄汤；肝阴不足者，合杞菊地黄汤。

1. 糖尿病膏方常用中药

（1）血糖偏高：桑叶、葛根、牛蒡子、白芷、石膏、知母、黄连、夏枯草、黄檗、玄参、地黄、紫草、地骨皮、苍术、白术、茯苓、泽泻、薏苡仁、车前子、冬葵子、虎杖、玉米须、天花粉、瓜蒌、三七、凌霄花、丹参、鬼箭羽、桑白皮、桔梗、昆布、人参、红景天、刺五加、黄芪、山药、白扁豆、灵芝、麦冬、玉竹、黄精、桑葚、女贞子、枸杞、牛膝、银耳、木耳、蛤蚧、仙灵牌、石榴皮、威灵仙。

（2）血脂偏高：山楂、何首乌、草决明、荷叶等。

（3）尿酸高：蚕沙、秦艽、薏苡仁等。

（4）血压偏高：怀牛膝、山茱萸、天麻、钩藤、石决明等。

（5）合并肾功能损害：黄芪、玉米须、三七等。

（6）合并冠心病：丹参、三七、瓜蒌、薤白等。

（7）合并脑梗死：桃仁、红花、赤芍、川芎等。

（8）失眠：酸枣仁、夜交藤、五味子、珍珠母等。

（9）皮肤瘙痒：地肤子、白鲜皮、防风、紫苏叶等。

（10）夜尿：金樱子、覆盆子、枸杞、芡实等。

（11）小便不利：黄芪等。

（12）食欲欠佳：炒麦芽、鸡内金等。

（13）胃不适者：厚朴、木香、佛手等。

2. 糖尿病膏方的服用

一般情况下，每日服 2～3 次，既可直接服用，也可用温水冲化饮服。如果要使食欲下降或控制体重，可采取空腹服。如遇其他疾病或需合并使用其他药物时，应辨证施用。需注意的是，糖尿病患者在血糖波动、存在急性并发症、病情未得到有效控制的情况下，建议慎服膏方。服药期间如遇感冒发热，伤食吐泻，须暂停食用。膏方中用糖量要严格控制，可用木糖醇等甜味剂代替蔗糖。

3. 膏方调治原则

本病的病机是阴虚为本，燥热为标，故清热润燥、养阴生津为本病的治疗大法。由于本病常发生血脉瘀滞、阴损及阳的病变，以及易并发痈疽、眼疾、肺痨等症，故还应针对具体情况，及时合理地选用活血化瘀、清热解毒、健脾益气、滋补肾阳等治法。

二、基本辨证分型及常用膏方

1. 阴虚燥热（早期）

【主症特点】烦渴多饮，咽干舌燥，多食善饥，小便频数、量多、尿混而黄，大便干结，舌红少津，苔黄，脉滑数。

【治法】养阴清热。

【常用膏方】消渴膏。

【药物组成】生地黄 100 克，天花粉 100 克，川黄连 60 克，石斛 90 克，玉竹 90 克，麦冬 100 克，玄参 90 克，生黄芪 150 克，炙黄芪 150 克，潞党参 150 克，西洋参 60 克，白人参 100 克，粉葛根 150 克，肥知母 90 克，淮山药 150 克，川牛膝 90 克，盐黄檗 90 克，五味子 100 克，生甘草 60 克，醋龟板 250 克。

【临症加减】自汗、盗汗、烦热可加牡丹皮 90 克、地骨皮 90 克；急躁易怒、头晕目眩可加黄芩 90 克、石决明 150 克。

【制备方法】将以上药物用清水浸泡一昼夜，将除白人参、西洋参外的其他药物同煎，以快火连煎三汁后，过滤，去渣取汁，再在文火上慢慢熬煎浓缩，白人参、西洋参另煎冲入，另用阿胶 250 克，浸于 500 毫升黄酒中烊化以备用，用元贞糖 50 克，趁热一同冲入药汁之中收膏，待其冷却后便可服用。

【服用方法】上述膏方于冬至前后开始服用，每次约 25 克，开水冲服，每日早、晚各 1 次，共计服用 50～60 日。服食期间忌酒、烟、浓茶、咖啡、刺激性食品、生萝卜。

2. 气阴两虚（中期）

【主症特点】乏力、气短、自汗，动则加重，口干舌燥，多饮多尿，五心烦热,大便秘结,腰膝酸软,舌淡或舌红暗,舌旁边有齿痕,苔薄白少津或少苔,脉细弱或细数。

【治法】益气养阴。

【常用膏方】益气养阴膏。

【药物组成】白人参 100 克,西洋参 60 克,太子参 300 克,党参 150 克,生黄芪 150 克,炙黄芪 150 克,淮山药 150 克,炒白术 150 克,黄精 100 克,白茯苓 300 克,灵芝 150 克,生地黄 150 克,玄参 100 克,麦冬 150 克,玉竹 150 克,五味子 100 克,紫丹参 100 克,牡丹皮 100 克,桃仁 90 克,草红花 60 克,炒赤芍 150 克,全当归 150 克,地骨皮 90 克,陈皮 60 克,神曲炭 50 克,醋龟板 250 克。

【临症加减】胸部闷痛加三七 60 克;肢体麻木加鸡血藤 150 克、威灵仙 100 克。

【制备方法】将以上药物用清水浸泡一昼夜,将除白人参、西洋参外的其他药物同煎,以快火连煎三汁后,过滤,去渣取汁,再在文火上慢慢熬煎浓缩,白人参、西洋参另煎冲入,另用阿胶 250 克,浸于 500 毫升黄酒中烊化以备用,用元贞糖 50 克,趁热一同冲入药汁之中收膏,待其冷却后便可服用。

【服用方法】上述膏方于冬至前后开始服用,每次约 25 克,开水冲服,每日早、晚各 1 次,共计服用 50～60 日。服食期间忌酒、烟、浓茶、咖啡、刺激性食品、生萝卜。

3. 阴阳两虚(晚期)

【主症特点】小便频数,混浊如膏,甚至饮一溲一,手足心热,咽干舌燥,面容憔悴,耳轮干枯,面色黧黑,腰膝酸软,四肢欠温,畏寒怕冷,舌淡苔白而干,脉沉细无力。

【治法】温阳育阴。

【常用膏方】温阳育阴膏。

【药物组成】白人参 100 克,西洋参 60 克,潞党参 150 克,生黄芪 150 克,炙黄芪 150 克,生地黄、熟地黄 100 克,白茯苓 150 克、淮山药 150 克,泽泻 100 克,紫丹参 100 克,牡丹皮 100 克,山茱萸 120 克,菟丝子 90 克,沙苑子 90 克,黄精 90 克,枸杞 90 克,女贞子 90 克,旱莲草 150 克,肉苁蓉 150 克,炒白术 150 克,猪茯苓 150 克,鸡血藤 150 克,益母草 300 克,神曲炭 50 克,陈皮 60 克,地骨皮 90 克,肉桂 15 克,醋龟板 250 克,黑芝麻 150 克,莲子肉 150 克,桂圆肉 100 克。

【临症加减】腰膝酸软可加续断 90 克、杜仲 90 克;尿量多而浑浊、遗尿可加覆盆子 90 克、金樱子 90 克、益智仁 90 克、桑螵蛸 90 克等,益肾收摄;阳虚甚者加巴戟天 90 克、仙灵脾 150 克。

【制备方法】将以上药物用清水浸泡一昼夜,将除白人参、西洋参外的其他药物同煎,以快火连煎三汁后,过滤,去渣取汁,再在文火上慢慢熬煎浓缩,白人参、西洋参另煎冲入,另用阿胶 250 克,浸于 500 毫升黄酒中烊化以备用,用元贞糖 50 克,趁热一同冲入药汁之中收膏,待其冷却后便可服用。

【服用方法】上述膏方于冬至前后开始服用,每次约 25 克,开水冲服,每日早、晚各 1 次,共计服用 50～60 日。服食期间忌酒、烟、浓茶、咖啡、刺激性食品、生萝卜。

三、居家养护

定期监测血糖:保持医患沟通,由于血糖可变性大,应经常监测(如有条件应监测三餐前后血糖),以便观察药物疗效,及时调整药物治疗方案。

控制总热量的摄入。膳食总热量的计算:日常膳食总热量＝标准体重×每千克体重所需热量。年龄超过 50 岁患者,年龄每增加 10 岁,每日需要总热量酌情减少 10％左右。其中男性标准体重(千克数)＝身高厘米－105;女性标准体重(千克数)＝(身高厘米－100)×0.9

重视运动干预。总的原则是适量、经常性和个性化;因人而异,量力而行;自监自控,负荷适宜;循序渐进,持之以恒。运动方式的选择:有氧运动,常见有氧运动包括步行、慢跑、自行车、跳绳、跳舞、游泳、爬山、各种球类等。

依据患者平时运动习惯,最好不受季节、场合等因素限制;提倡步行;适当增加力量性锻炼。最好的运动是步行,步行能增强心、肺功能,有利于维持健康体重,能促进体内血糖、血脂代谢正常化,有助于延缓和防止骨质疏松及退行性关节变化,可缓解神经肌肉的紧张。

糖尿病运动量(推荐):每周 3～5 天、每天累计不少于 30 分钟中等强度体力活动。每天运动量可分解进行,但单次连续运动不少于 10 分钟。运动时心率不超过 170－年龄。

食用有降血糖作用的食物。主要有南瓜、山药、苦瓜、胡萝卜、番薯叶、洋葱、魔芋、蕹菜、柚、猪胰、黄鳝、鱼、海带等。

第三节 / 高脂血症

高脂血症又称为高脂蛋白血症,是指血浆中胆固醇、甘油三酯、低密度脂蛋白过高和(或)高密度脂蛋白过低的一种病症。本病属中医"眩晕""胸痹""中风""脂膏""痰湿""血瘀"等病证范畴。

本病与肝脾肾关系最为密切,是由于脏器虚损、饮食不节、过食肥甘厚味、七情劳倦内伤所致。本病属于本虚标实,本虚是指营卫失调,气化失职,标实是指病理产物痰、湿、瘀相互夹杂,致使脉道不通,脉络瘀阻。

一、高脂血症膏方调制

本病的发病机制与肝脾肾功能失调密切相关,痰湿、痰热、痰瘀内生,气滞淤积,阻塞脉道,清阳不升,浊阴不降是其主要病理基础;在辨证论治基础上,选加具有降脂作用的药物于方中,并据"痰瘀互结"之理论,配用活血化瘀、涤痰通络中药,共奏痰瘀同治之功,体现了中医学的辨病与辨证相结合的临床治疗优势。

1. 高脂血症膏方常用中药

(1)降脂:山楂、荷叶、泽泻、三七、决明子、大黄、黄连、何首乌、人参、杜仲、葛根、虎杖、乌梅、水蛭、桑寄生、罗布麻、丹参、姜黄、黄精、五味子等。

(2)清热化湿:茵陈、蒲公英等。

(3)清热化痰:白芥子、制胆星、莱菔子、紫苏子等。

(4)健脾益气:党参、黄芪、山药、茯苓、白术等。

(5)活血通络:当归、川芎、桃仁、红花、生蒲黄、丹参、鸡血藤等。

(6)滋阴清肝:枸杞、何首乌、旱莲草、菊花等。

(7)疏肝理气:柴胡、香附、枳壳、郁金、陈皮、青皮、木香等。

2. 高脂血症膏方基质的选择和加工

传统膏方的收膏多采用冰糖、阿胶、蜂蜜、鹿角胶、鱼鳔胶等胶类作为基质和矫味剂。但这类性质滋腻之品,无论出于补充营养还是加工和保存的目的,对高脂血症的调治,尤其是合并冠心病、糖尿病、肥胖症、高尿酸症等或有此倾向者已经不再适合,高脂血症膏方应当减少或杜绝上述物品来做基质,可酌情增加黄精、玉竹、山茱萸等药物剂量以更利于收膏。

3. 高脂血症膏方的服用

高脂血症膏方的服用需要较长的时间,这对身体调治、平稳血压,以及其并发症的控制均会有益。一般情况下,每日服 2～3 次,既可直接服用,也可用温水冲化饮服。如要使食欲下降或控制体重,可采取空腹服。如遇其他疾病或需合并使用其他药物时,应辨证施用。

4. 膏方调治原则

高脂血症多因饮食不节、过食肥甘、少劳过逸、脏腑功能失调,致使浊脂滞于血脉,临床上多表现为本虚标实。虚为肝脾肾三脏之虚,调养总以补肾、柔肝、健脾为贵,其中又尤为重视健脾;实则多为气滞、痰浊、血瘀三者,治疗时又尤为重视痰瘀。

二、基本辨证分型及常用膏方

1. 痰湿内阻

【主症特点】胸脘满闷,倦怠乏力,胃纳呆滞,头晕身重,大便不畅,舌质淡胖、边有齿痕,舌苔白腻,脉濡滑。

【治法】健脾燥湿,化痰降脂。

【常用膏方】化痰降脂膏。

【药物组成】白人参100克,潞党参150克,生黄芪150克,炙黄芪150克,白茯苓150克、炒白术150克、炒苍术150克,白扁鹊豆120克,淮山药150克,法半夏90克,陈皮90克,薏苡仁200克,生山楂150克,干荷叶90克,泽泻90克,淡竹茹90克,炒枳实90克,紫丹参120克,桃仁泥90克,草红花60克,鸡血藤90克,莲子肉150克。

【临症加减】口腻口苦,苔黄腻,加茵陈90克,蒲公英150克,以清热化湿;肢体水肿,加车前子120克、猪苓150克、桂枝60克,以温运水湿,消除水肿;痰多加白芥子90克、制胆星60克、莱菔子90克。

【制备方法】将以上药物用清水浸泡一昼夜,将除白人参外的其他药物同煎,以快火连煎三汁后,过滤,去渣取汁,再在文火上慢慢熬煎浓缩,白人参另煎冲入,另用龟板胶90克、阿胶90克,浸于500毫升黄酒中烊化以备用,用冰糖或蔗糖400克,趁热一同冲入药汁之中收膏,待其冷却后便可服用。

【服用方法】上述膏方于冬至前后开始服用,每次约25克,开水冲服,每日早、晚各1次,共计服用50～60日。服食期间忌酒、烟、浓茶、咖啡、生萝卜、刺激性食品。

2. 肝胆瘀滞

【主症特点】性情抑郁,情绪不宁,善叹息,伴胸闷,少腹或胁肋胀痛,脘痞嗳气,泛酸苦水,大便不畅,妇女可见月经不调,经前乳胀、腥痛,舌淡,苔薄白,脉弦等症。

【治法】疏肝解郁,利胆降脂。

【常用膏方】疏肝降脂膏。

【药物组成】白人参100克,西洋参60克,潞党参150克,生黄芪150克,炙黄芪150克,醋柴胡90克,广郁金90克,金钱草300克,茵陈90克,生山楂 90 克,香附 90 克,炒赤芍 150 克,炒白芍 150 克,炒川芎 90 克,陈皮 90 克,青皮 90 克,广木香 90 克,炒枳壳 90 克,焦山栀 90 克,炒白术 150 克,桃仁泥 90 克,草红花 60 克,生蒲黄 90 克,黑芝麻 150 克,莲子肉 150 克,核桃仁 200 克。

【临症加减】胁痛重者,加延胡索 90 克、川楝子 90 克,以增强理气止痛之功;肝郁气结,久而化火,症见胁肋掣痛,心烦急躁,口干舌苦,溺黄便秘,舌红苔黄,脉弦数,可加丹皮 90 克、龙胆草 60 克等,清肝泻火,理气止痛;气郁化火,灼伤肝阴,症见胁肋隐痛,头晕眼花,口干舌红,脉弦细,可加枸杞 90 克、何首乌 90 克、旱莲草 120 克、菊花 60 克,以滋阴清肝。

【制备方法】将以上药物用清水浸泡一昼夜,将除白人参、西洋参外的其他药物同煎,以快火连煎三汁后,过滤,去渣取汁,再在文火上慢慢熬煎浓缩,白人参另煎冲入,另用龟板胶 90 克、鹿角胶 90 克,浸于 500 毫升黄酒中烊化以备用,用冰糖或蔗糖 400 克,趁热一同冲入药汁之中收膏,待其冷却后便可服用。

【服用方法】上述膏方于冬至前后开始服用,每次约 25 克,开水冲服,每日早、晚各 1 次,共计服用 50～60 日。服食期间忌酒、烟、浓茶、咖啡、生萝卜、刺激性食品。

3. 肝肾阴虚

【主症特点】腰膝酸软,口燥咽干,头晕耳鸣,右胁隐痛,手足心热,舌质红,少苔,脉弦细。

【治法】滋补肝肾,养阴降脂。

【常用膏方】养阴降脂膏。

【药物组成】白人参 100 克,西洋参 60 克,潞党参 150 克,生黄芪 150 克,炙黄芪 150 克,全当归 150 克,生地黄 100 克,枸杞 90 克,淮山药 150 克,白茯苓 150 克,山茱萸 90 克,泽泻 90 克,牡丹皮 90 克,杭白菊 90 克,北沙参 90 克,麦冬 90 克,女贞子 90 克,旱莲草 120 克,炒白芍 150 克,黄精 90 克,生山楂 90 克,决明子 90 克,菟丝子 90 克,陈皮 90 克,法半夏 90 克,紫丹参 100 克,炒川芎 90 克,炒白术 150 克,黑芝麻 150 克,莲子肉 150 克,核桃仁 200 克。

【临症加减】口渴多饮,舌光红无苔,加天花粉 120 克、玉竹 90 克、石斛 90 克,以育阴生津;神疲乏力,用太子参 100 克,益气养阴;心烦失眠,加五味子 90 克、酸枣仁 90 克,养血安神。

【制备方法】将以上药物用清水浸泡一昼夜,将除白人参、西洋参外的其他药物同煎,以快火连煎三汁后,过滤,去渣取汁,再在文火上慢慢熬煎浓

膏方调养亚健康

缩；白人参、西洋参另煎冲入，另用龟板胶 90 克、鳖甲胶 90 克、阿胶 60 克，浸于 500 毫升黄酒中烊化以备用，用冰糖或蔗糖 400 克，趁热一同冲入药汁之中收膏，待其冷却后便可服用。

【服用方法】上述膏方于冬至前后开始服用，每次约 25 克，开水冲服，每日早、晚各 1 次，共计服用 50～60 日。服食期间忌酒、烟、浓茶、咖啡、生萝卜、刺激性食品。

4. 痰瘀互结

【主症特点】眼睑处或有黄色瘤，头晕身重，胸胁胀闷，肢体麻木，口干纳呆，大便不爽，舌质暗红或紫暗，有瘀斑，苔白腻或浊腻，脉弦滑或细涩。

【治法】活血祛瘀，化痰降脂。

【常用膏方】活血降脂膏。

【药物组成】白人参 100 克，潞党参 150 克，生黄芪 150 克，炙黄芪 150 克，陈皮 90 克，法半夏 90 克，白茯苓 150 克，醋柴胡 90 克，炒枳壳 90 克，炒白芍 150 克，炒赤芍 150 克，生地黄 100 克，全当归 150 克，炒川芎 90 克，桃仁泥 90 克，草红花 60 克，生蒲黄 90 克，景天三七 150 克，丝瓜络 60 克，路路通 120 克，泽泻 90 克，海藻 150 克，昆布 150 克，生山楂 90 克，淮山药 150 克，川牛膝 90 克，怀牛膝 90 克，焦栀子 90 克，淡子芩 90 克。

【临症加减】头晕胀痛，血压偏高，加天麻 60 克、钩藤 90 克、石决明 60 克，以平肝熄风；脂肪肝者，加片姜黄 60 克、茵陈 90 克、虎杖 90 克，以清肝活血理气。

【制备方法】将以上药物用清水浸泡一昼夜，将除白人参外的其他药物同煎，以快火连煎三汁后，过滤，去渣取汁，再在文火上慢慢熬煎浓缩，白人参另煎冲入，另用龟板胶 90 克、鳖甲胶 90 克、鹿角胶 50 克，浸于 500 毫升黄酒中烊化以备用，用冰糖或蔗糖 400 克，趁热一同冲入药汁之中收膏，待其冷却后便可服用。

【服用方法】上述膏方于冬至前后开始服用，每次约 25 克，开水冲服，每日早、晚各 1 次，共计服用 50～60 日。服食期间忌酒、烟、浓茶、咖啡、生萝卜、刺激性食品。

三、居家养护

45 岁以上的肥胖者、有高脂血症家庭史者、经常参加应酬者、精神高度紧张者，都属高发人群，建议每年检查一次血脂。

坚持体育锻炼。人体内的胆固醇是与脂蛋白结合在一起的。脂蛋白一般可分为高密度脂蛋白和低密度脂蛋白两类。低密度脂蛋白把胆固醇堆积在血管壁上,形成动脉粥样硬化斑块,而高密度脂蛋白能把动脉粥样化斑上的胆固醇转移走。在血管里,高密度脂蛋白和低密度脂蛋白对胆固醇有竞争作用。人体高密度脂蛋白含量多,就能够防止动脉粥样硬化。爱锻炼者血液中高密度脂蛋白含量就多。如果每日慢跑半小时,几个月后高密度脂蛋白就会比原来高10%以上。

注意饮食习惯。要少吃甜食点心、糖类及含糖量较高的水果,长期摄入糖量过多与高脂血症的发病率有密切关系。要少吃肥肉、蛋类及油炸品等富含胆固醇的食物,多吃富含多链不饱和脂肪酸的食物,如核桃、大豆油、玉米油、芝麻油等。多链不饱和脂肪酸可促进肝内胆固醇氧化为胆酸而排出,且与胆固醇结合成酯而向血管外转移,又可形成磷脂而稳定脂蛋白分子,防止胆固醇及其酯化物沉积。控制饮食。高脂血症的饮食原则是"四低一高",即低热量、低脂肪、低胆固醇、低糖和高纤维膳食。控制热量的摄入,每人每天的热量摄入应控制在1230焦/千克体重内,控制动物脂肪和胆固醇的摄入量也应十分严格,建议不吃或少吃动物内脏,蛋类每天不超过1个,提倡吃含有花生油的植物油,宜多选用奶类、鱼类、豆类、瘦肉、海产品、蔬菜、水果等。限盐,不要饮酒,晚饭不吃得过饱,不吃零食。

第四节 / 冠 心 病

冠状动脉粥样硬化性心脏病是冠状动脉血管发生动脉粥样硬化病变而引起血管腔狭窄或阻塞,造成心肌缺血、缺氧或坏死而导致的心脏病,简称"冠心病"。本病以胸痛为主要症状,典型胸痛因体力活动、情绪激动等诱发,突感胸前区疼痛,多为发作性绞痛或压榨痛,也可为憋闷感;疼痛从胸骨后或心前区开始,向上放射至左肩、臂,甚至小指和无名指,休息或含服硝酸甘油可缓解。属中医"胸痹""真心痛""厥心痛"。

中医认为冠心病的致病原因主要为年老体虚、饮食不当、情志失调、寒邪内侵,导致心、肝、脾、肾功能失调,心脉痹阻而产生本病。

一、冠心病膏方调制

重视辨证论治,切勿迎合患者喜补心理,一律投以野山参、鹿茸类。由于冠心病患者多为中老年人,脏器渐衰,气血运行不畅,而呈虚实夹杂之病理状态。如果一味投补,补其有余,实其所实,往往会适得其反,故当以调畅气血为贵,使心脉得通。病家往往久病阴损及阳、阳损及阴、阴阳俱损,故调补时既要养阳也要滋阴,阴静阳动,阴阳相配,相互滋生;即使是虚症十分明显的老年人也不宜滥施蛮补,只因补品性多黏腻,纯补峻补,每每会壅滞气血,反遭其害,故膏方用药以动静结合为要,将补药与运脾化湿、活血调气诸药相配伍,动静结合,补而不滞。

1. 冠心病膏方常用中药

(1)活血祛瘀:丹参、桃仁、红花、当归、赤芍、川芎、三七、益母草、五灵脂。

(2)破血:三棱、莪术等。

(3)调气:降香、檀香、延胡索、郁金、乳香、没药等。

(4)泄浊:决明子、大黄等。

(5)通阳散寒:桂枝、附子、薤白、干姜等。

(6)化痰散结:瓜蒌、枳实、法半夏等。

(7)化痰:橘皮、杏仁等。

(8)清泄痰热:黄连、竹茹、枳实等。

(9)滋补肾精:熟地黄、山茱萸、枸杞、山药、鹿角胶、杜仲、菟丝子等。

(10)健脾:山药、茯苓、甘草等。

(11)口舌干燥、大便干结:生地黄、首乌、玉竹、石斛等。

2. 冠心病膏方基质的选择和加工

传统膏方的收膏多采用冰糖、阿胶、蜂蜜、鹿角胶、鱼鳔胶等胶类作为基质和矫味剂。但这类性质滋腻之品,无论出于补充营养还是加工和保存的目的,对冠心病的调治,尤其是合并高脂血症、糖尿病、肥胖症、高尿酸症等或有此倾向者,已经不再适合,冠心病膏方应当减少或杜绝上述物品来做基质,可酌情增加黄精、玉竹、山茱萸等药物剂量以更利于收膏。

3. 冠心病膏方的服用

冠心病膏方的服用需要较长的时间,这对身体调治、病情的稳定均会有益,一般于冬令进补时连续服用2~3个月,一般情况下,每日服2~3次,既可直接服用,也可有温水冲化饮服。如要使食欲下降或控制体重,可采取空腹服。如遇其他疾病或需合并使用其他药物时,应辨证施用。

4. 膏方调治原则

本病属本虚标实之证,调治原则应遵循先治其标,后治其本;先从祛邪入手,然后再予扶正,必要时可根据虚实标本的主次,兼顾治疗。祛邪治标常以通利心脉为主,并度其阴寒凝滞、痰浊内阻、血瘀气滞的不同,分别治以辛温通阳、益气养阴、滋阴益肾等法。在具体治疗时,还需注意以下几点,活血通络贯穿始终;久病防辛香之剂伤正。在急性发作期,主要以通阳化浊、活血化瘀为主治其标症,兼其本虚;在缓解期或慢性发病过程中,则以温通心阳、益气养阴、滋阴潜阳为主,兼治其标。

二、基本辨证分型及常用膏方

1. 急性发作期——痰浊闭阻

【主症特点】胸闷如窒而痛,形体肥胖,肢体困重,痰多气短,遇阴雨天而易发作或加重,伴有倦怠乏力,纳呆便溏,口黏,恶心,苔白腻或白滑,脉滑。

【治法】通阳泄浊,豁痰开结。

【常用膏方】豁痰通阳膏。

【药物组成】白人参 100 克,西洋参 60 克,全瓜蒌 150 克,草薤白 90 克,法半夏 100 克,生黄芪 150 克,炙黄芪 150 克,潞党参 150 克,淡附片 45 克,桂枝 90 克,草红花 60 克,白茯苓 150 克,炒枳实 90 克,干姜 90 克,橘皮 60 克,陈皮 90 克,法半夏 90 克,醋柴胡 90 克,炒枳壳 90 克,泽泻 90 克,桃仁泥 90 克,紫丹参 120 克,路路通 120 克,景天三七 150 克,丝瓜络 60 克,广郁金 90 克,生蒲黄 90 克,延胡索 90 克。

【临证加减】若患者痰黏稠,色黄,大便干,苔黄腻,为痰浊郁而化热之象,用黄连温胆汤清化痰热而理气活血;若痰瘀交阻,表现为胸闷如窒,心胸隐痛或绞痛阵发,苔白腻,舌暗紫或有瘀斑,当通阳化痰散结,活血化瘀,加四物汤养血活血,以通络脉。

【制备方法】将以上药物用清水浸泡一昼夜,将除白人参、西洋参外的其他药物同煎,以快火连煎三汁后,过滤,去渣取汁,再在文火上慢慢熬煎浓缩,白人参、西洋参另煎冲入,另用鳖甲胶 90 克、鹿角胶 90 克,浸于 500 毫升黄酒中烊化以备用,用冰糖或蔗糖 250 克,趁热一同冲入药汁之中收膏,待其冷却后便可服用。

【服用方法】上述膏方于冬至前后开始服用,每次约 25 克,开水冲服,每日早、晚各 1 次,共计服用 50～60 日。服食期间忌酒、烟、浓茶、咖啡、生萝卜、刺激性食品。

2. 急性发作期——血瘀气滞

【主症特点】心胸疼痛剧烈,如刺如绞,痛有定处,甚则心痛彻背,背痛彻心,或痛引肩背。常伴有胸闷,经久不愈,可因暴怒而症候加重,舌质暗红或紫暗,多见瘀斑,舌下可见络脉瘀曲,苔薄,脉弦或结、代、促。

【治法】活血化瘀,行气通络。

【常用膏方】活血通络膏。

【药物组成】白人参 100 克,潞党参 150 克,全当归 150 克,炒川芎 150 克,炒赤芍 150 克,炒白芍 150 克,草红花 60 克,桃仁泥 90 克,地龙 90 克,生黄芪 150 克,炙黄芪 150 克,醋柴胡 90 克,炒枳壳 90 克,桔梗 60 克,紫丹参 120 克,檀香 30 克,砂仁 30 克,广郁金 30 克,川楝子 90 克,陈皮 60 克,青皮 60 克,桂枝 60 克,生蒲黄 90 克,延胡索 90 克,路路通 120 克,景天三七 150 克,丝瓜络 60 克,草薤白 90 克,黑芝麻 150 克,莲子肉 150 克,核桃肉 200 克。

【临证加减】血瘀闭阻重症,胸痛剧烈可加降香 60 克、乳香 90 克、没药 90 克等,加强理气活血的效果;血瘀气滞并重,胸闷甚者可加沉香理气止痛的药物;气滞明显,心胸满闷,疼痛阵发,痛无定处,时喜太息,易为情绪波动而诱发或加重,可合柴胡疏肝散,舒调气机。

【制备方法】将以上药物用清水浸泡一昼夜,将除白人参外的其他药物同煎,以快火连煎三汁后,过滤,去渣取汁,再在文火上慢慢熬煎浓缩,白人参另煎冲入,另用鳖甲胶 90 克、鹿角胶 90 克,阿胶 90 克,浸于 500 毫升黄酒中烊化以备用,用冰糖或蔗糖 250 克,趁热一同冲入药汁之中收膏,待其冷却后便可服用。

【服用方法】上述膏方于冬至前后开始服用,每次约 25 克,开水冲服,每日早、晚各 1 次,共计服用 50～60 日。服食期间忌酒、烟、浓茶、咖啡、生萝卜、刺激性食品。

3. 缓解期或慢性发病期——阳气虚衰

【主症特点】胸闷气短,甚者胸痛彻背,心悸,汗出,畏寒,肢冷,腰酸、乏力,面色苍白,唇甲淡白或青紫,舌淡白或紫暗,脉沉细或沉微欲绝。

【治法】益气温阳,活血通络。

【常用膏方】温阳通络膏。

【药物组成】白人参 100 克,西洋参 60 克,潞党参 150 克,生黄芪 150 克,炙黄芪 150 克,熟附块 60 克,桂枝 90 克,路路通 120 克,草红花 60 克、桃仁泥 90 克,淮小麦 150 克,紫丹参 120 克,炙甘草 90 克,炒白术 150 克,炒白芍 150 克,白茯苓 150 克,熟地黄 100 克,山茱萸 90 克,全当归 150 克,淮山药 150 克,厚杜仲 90 克,菟丝子 90 克,广郁金 90 克,炒枳壳 90 克,麦冬 100 克,五味子 90 克,干姜 30 克,陈皮 60 克,黑芝麻 150 克,莲子肉 150 克,桂圆肉 100 克,核桃肉 200 克。

【临证加减】阳虚寒凝心脉,心痛较剧,可酌加鹿角片 60 克、川椒 60 克、吴茱萸 30 克、高良姜 30 克、细辛 30 克、川乌 30 克、赤石脂 150 克;肾阳虚衰,不能制水,水气凌心,症见心悸喘促,不能平卧,小便短小,肢体水肿,可用真武汤加防己 90 克、猪茯苓 150 克、车前子 150 克,以温阳行水;心阳虚衰,见脉沉迟,可合用麻黄附子细辛汤。

【制备方法】将以上药物用清水浸泡一昼夜,将除白人参、西洋参外的其他药物同煎,以快火连煎三汁后,过滤,去渣取汁,再在文火上慢慢熬煎浓缩,白人参、西洋参另煎冲入,另用鳖甲胶 90 克、鹿角胶 90 克,阿胶 90 克,浸于 500 毫升黄酒中烊化以备用,用冰糖或蔗糖 250 克,趁热一同冲入药汁之中收膏,待其冷却后便可服用。

【服用方法】上述膏方于冬至前后开始服用,每次约 25 克,开水冲服,每日早、晚各 1 次,共计服用 50～60 日。服食期间忌酒、烟、浓茶、咖啡、生萝卜、刺激性食品。

4. 缓解期或慢性发病期——气阴两虚

【主症特点】胸闷隐痛,时作时止、时作时止、心悸气短,倦怠懒言,面色少华,失眠,口舌偏燥,头晕目眩,遇劳则甚,舌偏红或有齿痕,脉细弱无力,或结代。

【治法】益气养阴,活血通络。

【常用膏方】养阴通络膏。

【药物组成】白人参 100 克,西洋参 60 克,潞党参 150 克,生黄芪 150 克,炙黄芪 150 克,麦冬 100 克,天冬 100 克,五味子 100 克,炒白术 150 克,白茯苓 150 克,炙甘草 60 克,生地黄 100 克,全当归 150 克,炒白芍 150 克,炙远志 100 克,紫丹参 120 克,三七 30 克,广郁金 90 克,路路通 120 克,景天三七 150 克,丝瓜络 60 克,桃仁泥 90 克,草红花 60 克,熟地黄 100 克,生龙齿 150 克,生蒲黄 90 克,黑芝麻 150 克,莲子肉 150 克,核桃肉 200 克。

【临证加减】阴虚较著,口干舌燥,大便干结,可加首乌 90 克、玉竹 90 克、石斛 90 克;气虚较著,自汗,纳呆,便溏,去地黄、当归、麦冬,加山药 150 克、砂仁 30 克、淮小麦 150 克;心脉失养,脉见结代,可合炙甘草汤益气养血,滋阴复脉。

【制备方法】将以上药物用清水浸泡一昼夜,将除白人参、西洋参外的其他药物同煎,以快火连煎三汁后,过滤,去渣取汁,再在文火上慢慢熬煎浓缩,白人参、西洋参另煎冲入,另用鳖甲胶 90 克、鹿角胶 90 克、龟板胶 90 克,浸于 500 毫升黄酒中烊化以备用,用冰糖或蔗糖 250 克,趁热一同冲入药汁之中收膏,待其冷却后便可服用。

【服用方法】上述膏方于冬至前后开始服用,每次约 25 克,开水冲服,每日早、晚各 1 次,共计服用 50～60 日。服食期间忌酒、烟、浓茶、咖啡、生萝卜、刺激性食品。

三、居家养护

中年以后出现胸痛症状，切莫大意，一定要去医院做检查，及时确诊，争分夺秒救治。家中备些如消心痛（硝酸异山梨酯）、速效救心丸等有效药物，特别是有过一次急性发作的患者，要掌握有效急救药的用法。

控制和消除产生冠心病的危险因素，如高脂血症、高血压、吸烟、肥胖、糖尿病等，是预防冠心病发生的根本措施。避免暴饮暴食。避免进食过饱、晚餐过迟、食物过精、过食肥甘、饮食过咸、偏食挑食、少饮酒，禁烟。讲究膳食平衡，做到各种食品搭配进食，注意多摄入低脂肪、低胆固醇饮食，荤素搭配，多吃新鲜蔬菜。参加能使身心愉快和松弛的文娱活动，避免剧烈的运动。保持乐观情绪，避免忧伤；控制激动和急躁情绪，消除紧张感。

第五节 / 脑动脉硬化

脑动脉硬化是一种慢性退行性病变，多见于 50 岁以上患者。该病与遗传、高血压、高脂血症、吸烟、嗜酒、体内缺乏钙、镁及组蛋白等因素有关。

脑动脉硬化的早期精神症状主要表现在睡眠障碍、记忆力减退和性情异常，如情绪不稳，易兴奋激动，好发脾气，或感情脆弱，多愁善感，无故焦虑。本病的特点是病变范围较广，但发展缓慢，精神症状表现不一，并且逐渐加重，最终可变成老年痴呆。

杨继荪对老年病的治疗有独到见解，强调补益脏腑功能低下之虚，祛除积滞之瘀，其中用益气养阴、镇潜活血膏方调治动脉硬化，意在改善症状，以期达到康复益寿的目的。

一、脑动脉硬化膏方调制

1. 膏方 1

党参 250 克，黄芪 150 克，炒当归 120 克，制首乌 150 克，枸杞子 120 克，生地 120 克，熟地 120 克，葛根 150 克，炒杜仲 150 克，炒丹参 180 克，炒柏子仁 120 克，川芎 120 克，白菊花 90 克，生山楂 120 克，赤芍 90 克，制黄精 150 克，炒酸枣仁 100 克，紫贝齿 150 克，决明子 150 克，红枣 100 克，炒陈皮 90 克，阿胶 200 克，白糖 200 克。

本膏方为杨继荪治例，见《中医临床家杨继荪》。案述：田某，女，68 岁，

1991年10月30日就诊。主诉:反复头晕头昏3年。病史:患者反复头晕头昏3年,有尿路感染史,第5、第6颈椎骨质增生。眼底检查示:眼底动脉硬化。自服曲克芦丁、复方丹参片、维生素类、首乌粉、杜仲泡煎等,症状仍存。诊查:头晕头昏,心烦易恼,寐差梦纷,手麻,便秘。舌质红,苔薄白;脉细弦。血压128/83mmHg。辨证:气阴不足,虚阳上越,血行欠畅。中医诊断:眩晕。西医诊断:脑动脉硬化,供血不足。治则益气养阴,镇潜活血,用药有党参、枸杞子、青龙齿、紫贝齿、白菊花等。二诊诉,服药后自感登楼时觉轻松,头昏、寐况、烦恼均有改善,大便亦不秘结,继续以膏方调养。

2. 膏方2

黄芪60克,党参30克,沙参60克,生地60克,当归60克,赤芍60克,白芍60克,阿胶30克,黄芩20克,黄连10克,女贞子30克,旱莲草60克,金樱子60克,五味子60克,远志30克,生牡蛎80克,珍珠母80克,焦麦芽60克,鸡内金60克,桑葚60克,鲜葡萄2500克,鲜苹果400克,蜂蜜150克,冰糖60克。

本膏方为赵绍琴治例,见《赵绍琴临证验案精选》。案载:孙,女76岁。因职业关系,用脑过度,年轻时即患神经衰弱,经常失眠,年老之后,渐渐严重。经常心慌怔忡,彻夜不眠,心烦不安,每晚必服镇静剂方能入睡。大便干结,常服麻仁丸始通。舌体瘦小,舌质红绛且干,脉象弦细小滑。此因思虑太过,耗伤心脾,年老之后,脏阴又亏,郁热内蕴。值此阴亏火旺之时,先用黄连阿胶鸡子黄汤滋阴降火,泻南补北,交通心肾。用药生地20克,熟地20克,黄连3克,旱莲草12克,女贞子10克。另用鸡子黄2枚,打碎搅匀温服。连服7剂后,心烦渐减,夜间已经入睡片刻,易醒心惊,神疲乏力,头晕健忘,纳食欠佳,舌绛已减,质红少苔,脉仍弦细且数。老年脏亏已久,阴阳俱衰,气血两亏,难求速效,宜用膏滋调养,为求本之法,为拟补心安神膏。

熬膏做法:上药除阿胶、葡萄、苹果、蜂蜜、冰糖外,余药水煎两次,每次约2小时,将所煎得药汁混合后加入鲜葡萄、鲜苹果,再煎至葡萄、苹果溶化,滤去核渣,将药液置文火上浓缩,同时加入蜂蜜、冰糖,并将阿胶另捣烊化后兑入,徐徐收膏,贮于瓶中。服用方法:每日早晚各服2匙,开水冲服。随访结果:患者依法制药服用后,身体日渐好转,精力渐增,纳食增加,二便已调,心慌怔忡皆愈,多年的顽固失眠也显著好转,去掉了镇静药。

二、居家养护

注意饮食保健,做到粗细粮混吃,荤素搭配,多吃蔬菜、水果及海产品。多喝开水,坚持睡前和清晨起床后饮1杯白开水,补充体内水分,有利于血容量的恢复,并能促进代谢,使废物排出体外。

注意精神调摄,乐观开朗,豁达大度。坚持运动,改善心肺功能,促进脂质代谢,降低血液黏滞度,增加对脑部的供血。注意气候的骤冷或突热变化,根据气候变化做好保健,防患于未然。戒烟戒酒。

作好三级预防工作。一级预防即通过合理膳食,减少盐摄入,适当运动,控制体重,戒烟酒,积极控制高血压及糖尿病,防治高脂血症。二级预防是针对已发生完全性卒中,以控制病情,预防并发症发生。三级预防是发病后积极治疗,防止病情恶化,采取预防措施减少并发症和提高生活质量。坚持营养均衡,多摄入水果和蔬菜、粗粮杂豆,少量饮用红酒,适量饮茶,补充维生素。

第六节 / 慢性胃炎

慢性胃炎是指不同病因引起的胃黏膜慢性炎症或萎缩性病变,其实质是胃黏膜上皮遭受反复损害后,由于黏膜特异的再生能力,以致黏膜发生改变,且最终导致不可逆的固有胃腺体的萎缩,甚至消失。

大多数慢性胃炎患者有不同程度的消化不良症状,包括上腹饱胀不适,多在餐后加重,无规律性的上中腹部疼痛,并有嗳气、反酸、恶心、呕吐等。

根据病理组织学改变和病变在胃的分布部位,结合可能病因,慢性胃炎可分为浅表胃炎和萎缩性胃炎。

慢性浅表胃炎:是指不伴有胃黏膜萎缩性改变,胃黏膜层见以淋巴细胞和浆细胞为主的慢性炎症细胞浸润的慢性炎症。根据炎症部位可分为胃窦胃炎、胃体胃炎和全胃炎。幽门螺杆菌感染首先发生胃窦胃炎,然后逐渐向胃近端扩展为全胃炎,全胃炎发展与否及发展快慢存在明显的个体差异和地区差异;自身免疫引起的慢性胃炎主要表现为胃体胃炎。

慢性萎缩性胃炎:是指胃黏膜已发生了萎缩性改变的慢性胃炎。又可再分为多灶萎缩性胃炎和自身免疫性胃炎两大类。前者萎缩性改变在胃内呈多灶性分布,以胃窦为主,多由幽门螺杆菌感染引起的慢性非萎缩性胃炎发展而来;后者萎缩改变主要位于胃体部,多由自身免疫引起的胃体胃炎发展而来。萎缩性胃炎曾被专家认为是胃癌"癌前期病变",尤需警惕。

按中医辨证,胃气虚弱,湿热久稽,气机失调,是慢性胃炎发病的重要病机。胃酸缺乏,碍及消化吸收,水谷不化精微,气血两虚;湿热久遏,热化伤津,导致胃阴耗伤。

胃气虚弱证,多见面唇苍白不泽,品淡纳差,时欲泛呕,或干噫吞酸,脘腹痞满,间或出现疼痛,肠鸣,大便不调。舌苔白腻或黄白相间带浊,脉濡细或滑。治法宜温中健胃,益气补血。

胃阴耗伤证,多见两颊轻度潮红,唇红,口干少津,干呕纳差,脘腹痞满,或胃中有灼热感,大便不畅。舌苔光薄或中剥、两侧薄腻,边尖质红,脉弦细或细数。治法宜胃养阴,理气和血。

膏方调治,在温中益胃的同时,黏膜糜烂加蒲公英、香茶菜、紫地丁,气滞腹胀加厚朴、枳壳,胃痛加香附、延胡索、生白芍,胃黏膜充血加丹参、川芎,血虚加当归,伴有胃溃疡者加生白芍、延胡索,肠腺化生者加半枝莲、蛇舌草、藤梨根。

一、慢性胃炎膏方调制

1. 膏方1

党参300克,麦冬200克,川石斛120克,制玉竹200克,生地200克,枸杞子150克,五味子60克,黄芪300克,炒当归150克,山萸肉100克,炒桑葚100克,全瓜蒌120克,炒枳壳150克,决明子120克,炒柏子仁100克,厚朴100克,生山楂150克,丹参200克,炒陈皮120克,佛手60克,红枣150克,阿胶200克,冰糖400克。

本膏方为杨继荪治例,见《中医临床家杨继荪》。案述:胡,男,51岁。1991年12月13日就诊。1970年起感胃脘部时痛,检查示:十二指肠球部溃疡。1978年时胃脘痛减少,但常感腹胀、口干。胃镜示:萎缩性胃炎(胃窦部)。1983年10月胃镜复查同前诊断。纳食不多,稍多食胃脘部即作胀,寐况欠佳,口干,便秘,苔黄根腻,脉细弦。辨证:气阴不足,胃之受纳腐熟功能减弱,胃不和则卧不安,脾气失运纳少,胃肠液少便秘。中医诊断:虚劳(脾胃阴虚)。西医诊断:萎缩性胃炎。治则:益胃健脾,滋阴润肠。

2. 膏方2

太子参150克,杭白芍150克,炙甘草50克,炒白术100克,茯苓150克,佛手60克,苏梗100克,炒黄连15克,乌贼骨150克,藤梨根100克,熟地150克,山药150克,天麻60克,枸杞子300克,钩藤150克,绿梅花100克,玫瑰花30克,煅瓦楞子150克,香茶菜100克,炒杜仲150克,炒酸枣150克,夜交藤300克,无花果150克,槐米150克,炒谷芽150克,炒麦芽150克,制香附100克,淮小麦300克,厚朴花60克,佩兰100克,红枣250克,龟甲胶250克,阿胶250克,冰糖500克。

本膏方为杨少山治例。案述:李,女,32岁,工人。2000年12月8日就诊。反复中脘胀痛伴反酸两年,平日不规则服用西药,症状时轻时重,近因与同事争吵后致诸症加重,胃镜病理报告示:慢性重度萎缩性胃炎(活动性)伴中度不完全型肠化、异形增生,中度糜烂,HP(+++)。口苦,胸闷,反酸,中脘嘈杂不舒,纳减,大便不畅,夜寐欠安,苔薄腻黄,脉弦。证属肝胃郁热,予四逆散合左金丸,配用疏肝理气和胃,解毒活血。治疗数月后,口苦、嘈杂不适感减轻,胃纳渐增,大便通畅,时感乏力、心烦,伴反酸,睡眠仍欠佳,脉弦,苔薄腻。予健脾理气、滋肾和胃之膏方调理。

熬膏做法:诸药煎浓汁,龟甲胶、阿胶、冰糖收膏。注意:重视神志调节,忌肥甘厚味、酸辣、不易消化之物。随访结果:一年后复诊诉反酸、心烦、乏力较前明显减轻,胃纳正常,无明显口苦、嗳气、中脘嘈杂不适感,睡眠好转,大便正常,脉细弦,苔薄。改太子参300克,熟地250克,炒杜仲200克,余同前,续服。2002年3月复查胃镜示:慢性轻度萎缩性胃炎,HP(-);病理:轻度完全型肠化,轻度异形增生,未见明显糜烂。后每年服用膏方调理,病情一直稳定,定期复查胃镜。至2005年8月复查胃镜示:慢性浅表性胃炎,HP(-);病理未见明显肠化、异形增生。

二、居家养护

慢性胃炎一般病程较长,治疗上重在调养。饮食调养、菜肴的合理选用,对本病的康复十分重要。要特别重视饮食保健,山药、红枣、猪肚、香菇、蘑菇等能增强脾胃功能,可多食用。

重视疏导,切忌呆补。本病多气滞表现,轻则胀满,重则疼痛,可食用有疏导作用的香菜、萝卜、苦瓜、橘皮等;龟、鳖类食物有碍消化,要少吃。

凉润养胃,促进和通。胃喜和降,喜凉润,调治中要注意食用苦瓜、百合、芹菜、萝卜、白菜、猴头菇、海带等食物,以凉润养胃,促进和通,这类食物还有助于胃黏膜炎性病灶的改善,缩短康复周期。

避免刺激性太强的食物。胃黏膜层的炎性病变时食物的刺激较为敏感,要注意避免刺激性太强的食物。辣椒、生姜、大蒜等性温通而有助于止痛,但要注意对胃黏膜的刺激,不宜多吃。要避免菜肴的过酸、过咸、过烫、过冷。

宜食柔软易消化菜肴。选料时要避免坚硬、粗糙的食物,烹调上可采用炖、蒸、煮、焖及滑炒、软炒的方法,使做好的食物柔软。中、重度萎缩性胃炎胃酸分泌不足者,应多吃刺激胃酸分泌、提高胃酸浓度的食物,如山楂、苹果、橘子等。进食中尚可佐用少量食醋以助消化。

第七节 / 胃及十二指肠溃疡

胃及十二指肠溃疡以上腹部疼痛为主症,急性发作期多兼见嗳气、反酸、嘈杂、恶心、呕吐,尤其是恶心、呕吐,多反映了溃疡具有较高的活动程度。血管受到溃疡的侵蚀、破裂,还会引起出血,出现呕血、黑便。本病的缓解期各种症状较为轻浅,或仅见上腹部隐痛,其余症状不明显。

胃溃疡大多在饭后30分钟到2小时内发生疼痛,十二指肠溃疡往往在饭后2～4小时开始疼痛。疼痛的性质有隐痛、钝痛、胀痛或烧灼痛,也可表现为饥饿痛、刺痛、锐痛。疼痛的程度轻重不一。胃溃疡疼痛多偏左,十二指肠溃疡疼痛多偏右。

溃疡反复发作,所在的胃壁明显变薄,当胃内压力突然升高时,就可造成溃疡底部急性穿孔。溃疡病穿孔与精神、劳累等因素有关。当溃疡出现反酸、嘈杂等症状时,多属内热的反应,宜配合石斛清养。有报道,以健脾温肾、疏肝理气止痛为治疗原则,用膏方治疗消化性溃疡,总有效率达90%以上。

名中医杨继荪治张先生案中提到,80岁,曾因胃溃疡行胃大部切除术,术后体力渐复,值冬令用膏方补益气血,滋阴养液。用药有党参、黄芪、炒白术、炒当归、生地、熟地、枸杞子、黄精、制首乌、玉竹、丹参、山萸肉、麦冬、山楂、陈皮、木香、牛膝、桑葚、红枣、阿胶、冰糖。

一、胃及十二指肠溃疡膏方调制

1. 膏方1

生地120克,炒当归60克,炒白芍60克,老山参90克,炒党参120克,茯苓90克,炒白术90克,山药90克,炒玉竹60克,炒枸杞子60克,制远志75克,核桃肉12个,炒杜仲90克,狗脊120克,肉苁蓉60克,炒酸枣仁75克,陈皮90克,木香30克,制香附75克,降香75克,佛手75克,八月札75克,沙苑蒺藜90克,炒麦冬60克,郁金75克,玫瑰花20朵,檀香90克,南枣60克,龙眼肉60克,莲肉60克,阿胶60克,霞天胶75克,冰糖720克。

本膏方为叶熙春治例,见《一代良医叶熙春》。案述:应某,男,46岁。上海。起于操持过劳,喜怒不节,饥饱失匀,偏积成患,水不涵木,木侮所胜,犯脾伐胃。侮脾则土郁不宽,消化为之不力,腹笥时或作胀,伐胃则气窒窒胃关而脘痛,痛无定时。甚则肝气分窜,循两胁,扰胸旷,或呕吐酸汁,或大便硬结,病症随作随隐,缠绵已有十余年之久,前进疏肝扶脾,补偏救弊之剂,胃纳已展,消化较力。惟兹亢悍之肝气与久虚之胃气尚未平和,是则膏剂滋之,不专在补,并却病也。

原方白术作于术,党参用潞党参;白术、党参、麦冬均用米炒;生地用砂仁24克拌炒,当归、枸杞子、杜仲用盐水炒,阿胶、霞天胶、冰糖于收膏时放入。方中霞天胶即黄牛肉熬制的胶,功同阿胶而略逊。

2. 膏方 2

生晒参150克,别直参30克,黄芪200克,山药250克,茯苓250克,炒白术150克,薏苡仁300克,制半夏100克,丹参200克,藤梨根300克,香茶菜300克,枸杞子250克,浙贝母250克,炒鸡金150克,厚朴花100克,枫斗300克,制军120克,丹皮炭120克,蒲黄炭120克,小蓟150克,炒黄檗120克,知母120克,野生灵芝350克,西红花10克,鹿角胶250克,龟甲胶200克,木糖醇250克。

本膏方为施仁潮治例。邵某,男,38岁。2011年12月2日就诊。胃病多年,2011年9月胃溃疡出血,经治诸症减轻,但仍有空腹胃胀不适,并有腰酸,尿隐血,尿蛋白。苔薄腻,舌红,脉细软。治法:健脾温胃,补肾益精,兼以理气化瘀。

熬膏做法:将枫斗、野生灵芝先煎4小时,加余药煎两汁,浓缩;生晒参、别直参、西红花另煎加入,鹿角胶、龟甲胶、木糖醇收膏。服用方法:每日2次,每次1匙,用开水冲服。随访结果:2012年12月7日二诊,进服膏方后,尿隐血、尿蛋白消除,当年曾因进食不当,又有一次胃出血,但症情不重,原方出入再服一料。2013年11月29日三诊、2014年11月25日四诊均告知,未再发生胃出血,用膏方重在补脾益胃,补肾益精,保养健身。

二、居家养护

要注意放松心情,保持良好的情绪和心态,避免紧张。溃疡病患者在极度精神紧张的情况下,迷走神经过度兴奋,可使溃疡恶化,发生急性穿孔。注意休息,保证睡眠质量。劳累和失眠可造成迷走神经的紧张度增加,使溃疡进一步发展而至穿孔。

饮食有节度,少食多餐,避免过粗、过硬食品,以及生冷酸辣等刺激性食物,晚餐不能过饱。进食过饱或者饮用大量汽水可导致胃内压力突然增加,引起溃疡病穿孔。戒烟,忌酒,避免喝浓茶。吸烟的烟雾可导致溃疡愈合延期,同时对溃疡还有较强的刺激作用,促使穿孔发生。浓茶和酒可直接刺激溃疡面,加速溃疡的恶化,同时饮酒后胃内局部压力增加,导致溃疡穿孔。

提防药物刺激。溃疡病患者服用阿司匹林、激素、保泰松等可造成溃疡恶化甚至穿孔。避免重体力活动。突然从事重体力活动,如举重物、提重物等也可导致胃内压力突然升高,引起穿孔。坚持运动锻炼,多做摩腹保健。

支气管哮喘简称哮喘,是一种常见的慢性、发作性、过敏性肺部疾病,主要表现为发作性带有哮鸣音的呼气性呼吸困难,可伴有胸闷、咳嗽和咳痰,呈反复发作的慢性经过。多在夜间或凌晨发作,可治疗后获得缓解或自行缓解。

哮喘发作常有季节性,一般春、秋季发病率较高,寒冷地区比温暖地区发病率高。它可发生于任何年龄,但半数以上在 12 岁以前发病。男孩患者多于女孩,成年男女发病率大致相仿。约 20% 的哮喘患者有家族史。

本病多由变应原、呼吸道或其他感染、气候的影响和精神因素等诱发。通常有阵发性哮喘、慢性哮喘和哮喘持续状态三种情形。阵发性哮喘以阵发性为主;慢性哮喘常一年四季反复发作,缓解期很短;哮喘持续状态,通常一次哮喘发作超过 24 小时,或者经过治疗 12 小时后仍不缓解。

哮喘与慢性支气管炎比较,后者有慢性咳嗽、咳痰病史,后者无,但有家庭史和个人过敏史,发病季节性强,以发作性哮喘为特征。

有报道,用冬令健脾补肾膏防治支气管哮喘,发现膏方能减少哮喘的发作率,控制发作时的严重程度。

王先生,42 岁,是一家三级医院的麻醉科主任,胃肠功能紊乱明显,大便溏薄,每天三四次,进食不当时次数还会增多;同时,肺虚气弱,连续四年入秋就会咳嗽、咽喉作痒,遇凉即皮肤瘙痒,鼻流清涕,鼻孔发痒。2012 年 12 月 11 日第一次膏方门诊。施仁潮主任中医师为他开出健脾化湿、补肺温肾膏方。健脾用山参、茯苓、炒薏苡仁、炒陈皮、姜半夏,补肺肾用山药、五味子、巴戟天、肉桂、肉豆蔻、鹿角胶,同时用清炙麻黄、北细辛温通宣化、炒防风、炒荆芥、地肤子抗过敏,一料膏方,两个月的量。2013 年 11 月 29 日二诊,患者述膏方吃到一半,多年的咳嗽就止住了,皮肤瘙痒症状消除;吃完后一年内未患感冒。患者拿出胃镜检查报告单,诉有慢性萎缩性胃炎伴肠化生,消化科予以杀菌治疗后没有好办法,希望用中医膏方。

一、支气管哮喘膏方调制

1. 膏方1

南沙参 120 克,炒麦冬 45 克,茯苓 120 克,海蛤壳 150 克,川贝母 60 克,炙款冬花 30 克,炙橘红 30 克,玉竹 90 克,炙紫菀 60 克,甜杏仁 150 克,代赭石 120 克,川石斛 90 克,牛膝 60 克,苏子 150 克,炙百部 100 克,悉尼汁 1000克,白蜜 60 克。

本膏方为张聿青治例,出自《张聿青医案》。案述:鲍某,男,自幼即有哮咳,由风寒袭肺,痰滞于肺络之中,所以隐之而数年若瘳,发之而累年不愈。今则日以益剧,每于醋睡之中,突然呛咳,由此而寤,寤而频咳,其咯吐之痰却不甚多。夫所谓袭肺之邪者,风与寒之类也。痰者,有质而胶黏之物也。累年而咳不止,若积痰为患,何以交睫而痰生,白昼之时痰独何往哉。则知阳入于阴则卧,阴出之阳则寤,久咳损肺,病则不能生水,水亏不能含阳,致阳气欲收反逆,逆射太阴,实有损乎本元之地矣。拟育阴以配其阳,使肺金无所凌犯,冀其降令得行耳。

原方要求:南沙参炒黄,麦冬炒松,玉竹炒香,款冬花、橘红、紫菀、百部用蜜炙;甜杏仁、苏子去皮尖,水浸,绞汁冲入。熬膏做法:诸药共煎浓汁,用悉尼汁、蜂蜜收膏。

2. 膏方2

鹿角胶 72 克,熟地炭 108 克,枸杞子 108 克,肉苁蓉 72 克,党参 108 克,白术 72 克,五味子 28.8 克,干姜 28.8 克,细辛 18 克,冬花 108 克,杏仁 108克,紫菀 72 克,杜仲 224 克,续断 108 克,淡附片 72 克,炙甘草 28.8 克,麦冬108 克,泽泻 72 克,山药 108 克。

本膏方为史沛棠治例,见《中医临床家史沛棠》。案述:潘某,女,67 岁。久患咳嗽哮喘,喉间痰声如拉锯,但坐而不能卧,咳出多黏稠白痰,多泡沫,纳谷不馨,二便尚调,舌苔白滑,脉沉细而滑。此乃哮喘之属于脾肾阳衰,饮积不化,上实下虚之证,专以清上未必见效,见喘平喘亦难占功。当拟温扶元阳,纳气归原,仍佐消痰蠲饮为主,处方用黑锡丹、人参蛤蚧散等,服 2 剂。二诊:喉声即减,哮喘亦瘥,已可平卧,仍宗原剂,继服 3 剂。三诊:痰少咳松,咳喘暂止,原方出入服 8 剂。四诊:哮喘止,咳嗽亦除,饮食增加,但年高体弱,脾肾两亏,继当滋肾健脾,温扶元阳,以期巩固,膏方调治。

二、居家养护

哮喘急性发作期宜卧床休息,被褥、衣服均需温暖舒适。室内温度相对稳定,避免冷风或对流风直吹。呼吸困难时应取半卧位,头部及肩下垫塞大枕头2～3个,但要注意枕内芯不充填羽绒、羽毛或陈旧的棉絮。

居室环境要整洁,空气要流通。定时交替开门或开窗,保持空气清新,减少各种有害气体的污染;每天用湿布抹去桌面灰尘,扫地前先洒些水,以免尘埃飞扬。

饮食以营养丰富、易消化的高蛋白、高热量、高维生素的流质或半流质饮食为主,如牛奶、藕粉、蛋汤、豆腐、豆浆及水果汁等。

适当参加体育活动,活动肢体,促进血液循环及新陈代谢,改善呼吸功能,增加肌肉紧张力,提高机体温度,从而改善身体素质和提高机体抵抗力。

避免接触变应原。仔细观察日常生活,从中找出变应原,避免再次接触。禁吃鱼虾、鲜蟹,慎食刺激性食物,控制进盐量。

第九节 / 慢性胆囊炎

胆囊炎是指胆囊的炎症病变,有急性与慢性的区分。根据临床表现,慢性胆囊炎又可以分为结石性慢性胆囊炎和非结石性慢性胆囊炎。

急性胆囊炎:不少患者在进食油腻晚餐后半夜发病,因高脂饮食能使胆囊加强收缩,而平卧又利于小胆石滑入并嵌顿于胆囊管。主要表现为右上腹持续性疼痛、阵发性加剧,可向右肩背放射;常伴发热、恶心呕吐,但寒战少见,黄疸轻。腹部检查发现右上腹饱满,胆囊区腹肌紧张,明显压痛、反跳痛。

慢性胆囊炎:症状、体征不典型,多数表现为胆源性消化不良,厌油腻食物、上腹部闷胀、嗳气、胃部灼热等,与溃疡病或慢性阑尾炎近似;有时因结石梗阻胆囊管,可呈急性发作,但当结石移动、梗阻解除,即迅速好转。体查,胆囊区可有轻度压痛或叩击痛;若胆囊积水较多,常能扪及圆形、光滑的囊性肿块。

急性胆囊炎一般采取药物疗法和手术疗法,在病变早期如急性水肿型胆囊炎先宜采用中西医结合药物进行治疗,在用中药的同时,用西药给予解痉止痛,并适当使用抗生素。在药物治疗不能控制病情时,应及时进行手术。

非胆石性慢性胆囊炎可通过节制饮食及内科治疗而维持不发病,但疗效并不可靠。已伴有结石者急性发作的机会更多,且可引起一系列严重并发症。最佳的疗法是手术治疗，切除胆囊，能从根本上去除感染病灶。但症状轻微或长期未曾发作的患者，特别是年老并有其他严重器质性病变者，不主张手术，可用药物治疗，膏方宜于采用。

一、慢性胆囊炎膏方调制

1. 膏方 1

党参 250 克，山药 150 克，炒扁豆 100 克，茯苓 100 克，炒白术 200 克，生地 150 克，熟地 150 克，制黄精 150 克，制玉竹 150 克，麦冬 150 克，山萸肉 100 克，丹参 200 克，炒白芍 100 克，王不留行 90 克，芡实 150 克，山楂 120 克，木香 60 克，炒陈皮 90 克，红枣 120 克，阿胶 200 克，冰糖 250 克。

本膏方为杨继荪治例，见《中医临床家杨继荪》。案述：袁某，男，49 岁。1991 年 12 月 10 日就诊。有胆囊炎病史，B 超示：慢性胆囊炎、胆结石。右胁下时胀滞不舒，口干，大便溏薄。舌边尖红，苔薄白，脉细弦。辨证：脾下健运，胃肠传化失常，致大便溏；脾虚不能化生精微，气血来源不足，肝血虚而血不养肝，肝气郁滞，胆汁排泄不畅，久经煎熬，结成砂石。中医诊断：虚劳（脾虚肝胆瘀滞）、胁痛。西医诊断：慢性胆囊炎、胆石症。治则：益气健脾，养肝血，疏瘀滞。

2. 膏方 2

柴胡 100 克，枳实 60 克，白茯苓 100 克，焦白术 100 克，炒当归 100 克，赤芍 100 克，白芍 100 克，金钱草 360 克，鸡内金 150 克，炒麦芽 150 克，炒谷芽 150 克，薏苡仁 150 克，郁金 150 克，制香附 150 克，山药 150 克，枸杞子 150 克，党参 100 克，生黄芪 150 克，川芎 150 克，熟地 100 克，吴茱萸 60 克，菟丝子 100 克，怀牛膝 100 克，杜仲 100 克，续断 100 克，黄精 150 克，制首乌 150 克，灵芝 150 克，天冬 100 克，麦冬 100 克，青皮 60 克，陈皮 60 克，制半夏 100 克，木香 80 克，黄芩 100 克，黄连 30 克，枳壳 60 克，干姜 30 克，生山楂 150 克，酸枣仁 100 克，丹参 150 克，莪术 100 克，佛手 60 克，香橼皮 100 克，三七粉 30 克，莲子肉 250 克，炒扁豆 250 克，红枣肉 250 克，鲜生姜 100 克，炙甘草 100 克，生晒参 100 克，枫斗 100 克，阿胶 250 克，龟甲胶 250 克，冰糖 400 克，麦芽糖 600 克。

本膏方为林真寿治例。案述：赵某，女，35 岁。2006 年 12 月 6 日就诊。体质阴阳两虚，罹患胆囊炎、胆石症，左乳房小叶增生。症见右上腹胀痛时作，嗳气，肢软无力，精神倦怠，食欲不佳，大便微干，口苦咽干。舌红、苔黄腻，脉弦细。证属肝郁脾虚，湿热内阻，气滞血运不畅。治拟疏肝健脾，清热祛湿，理气化石。

熬膏做法：上药粉碎和匀后浸泡一宿，武火煮沸后文火浓煎 2 小时，煎取二汁，再和煎浓至 1000 毫升，放入陈酒烊化的阿胶、龟甲胶和另煎的生晒参、枫斗及冰糖、麦芽糖，再用小火煎熬成黏稠滴水成珠为度。

二、居家养护

做好饮食保健：少吃高脂肪类食物。猪肉、牛肉、羊肉、奶油、黄油、油炸食物、动物内脏、鱼子，以及多油糕点等，会刺激胆囊收缩，分泌大量的胆汁，引起胆囊炎发作，要引起注意。适当摄取优质蛋白质：如果长期不食用动物性食物，人体难免会不同程度地缺乏蛋白质和其他营养物质而发生营养不良，以致抵抗力下降，不利于胆囊炎患者的康复。可适量食用瘦肉、鸡鸭肉、鱼肉、蛋类、豆制品等。

忌食刺激性食物：胆囊炎患者在饮食上不仅要注意食物细软，易于消化，少食多餐，还要忌食辛辣、酒等刺激性食物，以减少或避免对胆囊的刺激。注意心理调养，保持乐观的情绪、健康的心理，克服多愁善感、急躁易怒等不良心态。慢性胆囊炎患者可选择太极拳、工间操等，活动肢体，增强胆囊肌肉的收缩力，防止胆汁在胆囊内滞留，这对于炎症的控制和康复有帮助。

220

第十节 / 脂 肪 肝

正常的肝脏脂肪含量不超过 5%，一旦肝脏内有过量脂肪沉积，就属病理状态，脂肪量超过 5% 为轻度脂肪肝，超过 10% 为中度脂肪肝，超过 25% 为重度脂肪肝。

脂肪肝是指由于各种原因引起的肝细胞内脂肪堆积过多的病变。其病因有酗酒、肥胖、糖尿病、妊娠、肝炎、药物（如皮质激素）或毒物损伤肝脏等。饮食中脂肪过多、运动过少也是使脂肪肝发病率上升的原因。

脂肪肝有多种类型，包括肥胖及血脂过高性脂肪肝、酒精中毒性脂肪肝、妊娠急性脂肪肝、中毒性脂肪肝、肝炎后脂肪肝、营养失调或不良性脂肪肝和糖尿病性脂肪肝。轻度脂肪肝多无临床症状，易被忽视。中度脂肪肝有类似慢性肝炎的表现，有疲乏、食欲缺乏、右季肋痛、恶心、腹胀等肝功能障碍症状；可伴腹痛，主要是右上腹痛，偶尔中上腹痛，伴压痛，严重时有反跳痛、发热，白细胞计数增高，似急腹症的表现。重症脂肪肝可合并门静脉高压症和消化道出血。由于维生素缺乏还可伴有贫血、舌炎、外周神经炎以及神经系统症状,可以有腹水和下肢水肿,其他还可有蜘蛛痣、男性乳房发育、睾丸萎缩、阳痿,女子有闭经、不孕等。

80％左右脂肪肝患者的血清肝功能检查都在正常范围以内,小部分患者的 AST 或 ALT 数值会稍微升高。

脂肪肝是一种常见的临床现象,而非一种独立的疾病。脂肪肝病正严重威胁国人的健康,成为仅次于病毒性肝炎的第二大肝病,已被公认为隐蔽性肝硬化的常见原因。一般而言,脂肪肝属可逆性疾病,早期诊断并及时调治常可恢复正常。

石斛、灵芝有养阴护肝的作用。阮先生,42 岁,经商,肥胖 5 年,3 年前发现有脂肪肝,易疲劳,头晕,遇冷风偏头痛,胃胀时作,睡眠质量下降,苔黄腻,舌质淡,脉沉细。每年服用以石斛、灵芝为主的膏方一料,因效显,连续三年服用膏方,体重、血脂得到控制。

一、脂肪肝膏方调制

1. 膏方 1

柴胡 90 克,白芍 90 克,枳壳 90 克,生地 300 克,牛膝 90 克,桔梗 60 克,川芎 90 克,当归 90 克,甘草 45 克,红花 90 克,桃仁 90 克,磁石 300 克,黄连 45 克,菖蒲 90 克,远志 90 克,酸枣仁 150 克,生蒲黄 90 克,苍术 150 克,白术 150 克,法半夏 90 克,茯苓 90 克,青皮 45 克,陈皮 45 克,山楂 150 克,灵芝 90 克,黄芪 300 克,枸杞子 90 克,丹参 150 克,肉苁蓉 90 克,蛇床子 90 克,韭菜子 90 克,台乌药 60 克,地锦草 300 克,郁金 90 克,知母 150 克,吉林人参 60 克,西洋参 60 克,胎盘 1 具,龟甲胶 90 克,鹿角胶 90 克,冰糖 500 克。

本膏方为颜德馨治例。案述:杨先生,戊寅冬订。思虑过度,心机煞费,肝胆为瘁,秉性正直,荣卫乖违,气滞血瘀,脏腑失衡,少寐多梦,梦呓喃喃,面苍不华,耳鸣神萎,房事索然,胃呆口臭,血糖偏高,又有脂肪肝为患,脉弦细,舌紫苔腻。急为调其血气,令其条达而致和平,功在却病,不求峻补。

熬膏做法:灵芝先煎,吉林人参、西洋参另煎;胎盘煎取浓汁,文火熬成糊;龟甲胶、鹿角胶、冰糖烊化收膏。服用方法:每晨以沸水冲饮 1 匙。

2. 膏方 2

青皮 150 克,炒陈皮 150 克,姜半夏 150 克,苍术 150 克,炒白术 150 克,茯苓 250 克,赤芍 150 克,鸡血藤 250 克,狗脊 120 克,厚朴 120 克,薏苡仁 300 克,合欢皮 150 克,石菖蒲 150 克,丹皮 120 克,丹参 150 克,九制首乌

300 克,泽兰 150 克,桃仁 150 克,灵芝 350 克,新鲜铁皮石斛 300 克,枸杞子 250 克,生地 250 克,山楂 250 克,炒当归 150 克,川芎 150 克,凌霄花 100 克,西红花 15 克,炒鸡金 150 克,红枣 250 克,益母草 300 克,鳖甲胶 250 克,龟甲胶 200 克,木糖醇 250 克。

本膏方为施仁潮治例。傅某,女,43 岁。上虞。2012 年 12 月 11 日就诊。近 10 年来明显发胖,体重增了 12.5 千克,B 超示:中度脂肪肝。经常尿隐血,CA199:46.8kU/L,月经延后,甚则两月不至,并有卵巢囊肿,乳腺小叶增生。反复感冒,手中不温。苔薄,舌淡红,脉沉弦。治法:祛痰消脂,养血活血。用导痰汤合桃红四物汤为基础方,以膏方调治。

熬膏做法:灵芝、红枣先煎 4 小时,入余药煎两汁,浓缩;新鲜铁皮石斛榨汁,西红花另煎,鳖甲胶、龟甲胶、木糖醇烊化收膏。服用方法:每日 2 次,每次 1 匙,用开水冲服。随访结果:2013 年 11 月 29 日二诊,服用膏方后,体重未增加,一年未发感冒,手足暖和,上半年月经一直正常,CA199 指标也正常了;2014 年 9 月以来,因工作忙,又出现月经延后,手足又有不温,尿隐血。继前法,在原方基础上加减用药,膏方一料。

二、居家养护

控制总热量,以促使体内剩余脂肪氧化。多吃蔬菜,粗细粮混食。摄入高蛋白质食物,可选用去脂牛奶、瘦猪肉、牛肉、鸡肉、鱼、虾等。限制脂肪摄入,避免食用脑髓、鱼子、肥肉、动物内脏等。禁用甜食,对含糖量较多的土豆、胡萝卜、芋头、山药等尽量少吃。烹调时慎用煎、炸,可采用蒸、煮、炖、熬、凉拌等,尽量少用油或不用油。

第七章
养生保健美容常用膏方

第一节／美容养颜膏方

一、祛除痘痘

痤疮多发生在青春发育期，又叫"青春痘"。它是一种毛囊皮脂腺的慢性炎症，因丘疹如刺，可挤出白色碎米样粉汁，又叫粉刺。内分泌因素、皮脂的作用和毛囊内微生物是导致痤疮的主要因素。

男女青年生长发育阶段，由于内分泌功能的变化，体内会生成大量的雄性激素。这种激素可使皮肤内一种叫皮脂腺的附属器官发生肥大、增殖，分泌皮脂增多。同时可以使包裹毛根的毛囊壁增厚，毛囊皮脂腺导管发生角化栓塞。皮脂腺平常就像一个油泵，可不停地通过毛孔口把油性皮脂挤出到皮肤表面，从而使皮肤及毛发保持润滑和光泽。由于毛囊皮脂腺导管堵塞，正常皮脂排出受阻，淤积在毛囊内，形成一种半固体的脂栓。这个时候，整个毛囊便处于相对缺氧的状态下，于是平时寄生在毛囊内的某些微生物，如痤疮棒状杆菌以及其他一些细菌便乘机大量繁殖，使毛囊及其周围组织发生一种非特异性炎症反应，形成痤疮。

由于各人体内雄性激素的含量不等，以及身体的千差万别，再加上饮食习惯、健康状况的不同，还有遗传等原因，便出现了一些青年人易患痤疮，而另一些人则不易患痤疮。一般来说，平时喜欢吃动物脂肪丰富的食物或高糖食品者，患有某些慢性感染性疾病或有习惯性便秘者，经常面部油腻较多油光者，经常喜欢用油性化妆品者，都是比较容易患痤疮。

痤疮主要发生在身体皮肤多油的部位，如面部，特别是两颊、额部及颞部，也有在肩背部以及胸上部的。皮疹常常对称，且伴有皮肤油腻。痤疮的皮疹轻者如痱子样大小，呈圆锥状突出的红色丘疹，或是顶端有黑点或白点的所谓"黑头粉刺"或"白头粉刺"，用手挤压黑头粉刺可见到头部呈黑色而体部为黄白色的半透明牙膏状半固体脂栓物质,亦可有内含黄色浑浊脓液的"脓疱"。重者可有豆大黯红色的硬实结节,内含黏稠分泌物的囊肿,隆起呈半球形,色红硬而疼痛的脓肿,或高起硬实如蟹爪样的瘢痕疙瘩,亦可有呈小点状凹陷的萎缩瘢痕。痤疮多病程缠绵,往往此起彼伏。

1. 膏方1

薏苡仁300克,生地250克,桑叶200克,乌梢蛇120克,金银花150克,紫地丁250克,炒谷芽200克,炒麦芽250克,野菊花150克,丹皮150在,赤芍150克,天冬150克,麦冬150克,地骨皮150克,浙贝母150克,黄芩150克,杏仁120克,炒鸡内金120克,厚朴花120克,炙紫菀120克,玉蝴蝶100克,玫瑰花100克,炮山甲60克,西洋参150克,新鲜铁皮石斛300克,西红花15克,龟甲胶200克,鳖甲胶200克。

本膏方为施仁潮治例。郭某,男,17岁。2011年2月26日就诊。身高168厘米,体重65千克,面色萎黄,散发痤疮,背部亦多发,唇口红,口干口苦,大便三四天一行。苔薄腻质干,舌红,脉弦数。治法:养阴清热,祛湿泄浊。

熬膏做法:先煎炮山甲4小时,再入余药煎两汁,浓缩,西红花另煎,新鲜铁皮石斛榨汁、西洋参煎汁,连同龟甲胶、鳖甲胶收膏,放凉后装瓶。服用方法:每日2次,每于食后用沸水冲服1匙。

2. 膏方2

柴胡150克,炒枳壳150克,苍术150克,炒白术150克,茯苓250克,浙贝母150克,姜半夏150克,藤梨根300克,薏苡仁300克,厚朴花150克,漏芦150克,威灵仙150克,枸杞子250克,炒鸡内金150克,北沙参150克,合欢花150克,玫瑰花120克,鸡血藤300克,炒当归120克,灵芝350克,新鲜铁皮石斛250克,丹参150克,五味子120克,制首乌200克,炒防风120克,龙骨350克,西红花10克,川芎120克,龟甲胶200克,鳖甲胶200克,木糖醇200克。

本膏方为施仁潮治例。许某,女,43岁,教师。2013年11月7日就诊。小时候即头部常长疮,后来易上火,16岁后好发痤疮,曾连服三叶青、生甘草有效。一年前连续一周洗衣汗出,随后出现怕风畏寒,怕凉水,关节和头部怕冷,打喷嚏,稍活动就出汗,面色晦暗,下巴处多痤疮,月经延后。2013年3月,持续一个月应考熬夜,加上生活工作压力大,出现胸闷气短,气喘郁闷,头晕,怕风怕水,关节、腰部发冷,多掉头发,口渴,面色晦暗无光泽,白带多,尿急。治法为疏肝理气,补益心脾,以加减柴胡疏肝散、归脾汤出入,服3剂即有小效,继用六郁丸化裁。12月5日予膏方一料,参以补养精血,固本扶赢。

熬膏做法：灵芝、龙骨先煎4小时，入余药煎两汁，浓缩，新鲜铁皮石斛、西红花另煎加入，龟甲胶、鳖甲胶、木糖醇收膏。服用方法：每日2次，每次1匙，用开水冲服。随访结果：2014年1月16日邮件告知，膏方是从2013年12月20日开始服用的，效果很好。现面色好转，晚上睡觉额头不需要盖毛巾了，夜间醒来口不渴，头晕健忘、睡眠不实、气短喘息、胃中饱胀、神疲乏力、腰部发冷、关节冷痛、肩颈不适、多掉发、易汗出、尿意频急、经色黯淡有血块诸症均有改善；原轻微耳痛消失，痘疮已少见；胸闷、易受惊吓、胸乳胀缓解。

3. 居家养护

注意休息，早睡早起，不熬夜。经常用湿水洗脸，不用刺激性肥皂，少用护肤品。少吃油腻、辛辣及糖类食品。痤疮局部不要用手挤压，防止感染。

二、面色红润

面色红润是健康的象征。红润面色，需要的是脏腑功能的提高，人体气血的旺盛。有病痛的，通过祛除病邪，脏腑功能得以调整，萎黄、苍白、青灰、黯滞的病态脸色可望消退；体弱的，通过调养进补，脏腑功能调和，精气充盛，气血和顺，自然会有白里透红、由内而外的美丽。试着服用膏方，或许会是"不用涂脂自美容！"

浙江德清吴女士，是一家医院的检验员，34岁。首次就诊时间是2006年11月23日。诉神疲乏力，易疲劳，月经后尤其明显，经常心悸不宁，记忆力明显下降，怕冷，大便干涩，面色灰暗。舌薄体胖，边有齿龈，舌淡红，脉濡细。辨证属劳伤心脾，气血亏损，治在补益心脾，调补气血。施仁潮主任中医师开出的膏方用八珍汤加味。吴女士坚持每天服用，连续两个月吃完。2007年12月，吴女士又来了，还带来4个人。她说，去年吃膏方后，精神很好，不容易疲劳了，而色红润起来了，怕冷的症状消失了，大便也畅通，还要继续吃。同来的是其同事，因为觉得效果好，也要求开补益膏方。

八珍，即人参、白术、茯苓、甘草四君子汤和熟地、当归、白芍、川芎四物汤，以此为主方，配用红枣、山药、黄芪、龟甲胶、鹿角胶等熬膏服用，气血双补，用于慢性疲劳，气血亏虚，肢体倦怠乏力，面色苍白无华，短气懒言，头晕目眩，心悸不宁，有良好的调补效果。

1. 膏方1

红参30克，黄芪250克，茯苓250克，炒白术120克，山药250克，炒薏苡仁300克，炒陈皮60克，炒当归120克，炙远志60克，制香附120克，制狗脊 250 克, 炒续断 250 克, 补骨脂 250 克, 炒芡实 250 克, 台乌药 120 克, 鹿角霜 250 克, 白蒺藜 200 克, 煨肉蔻 120 克, 西红花 15 克, 砂仁 60 克, 鸡内金 150 克, 紫河车 120 克, 核桃仁 250 克, 野生灵芝 250 克, 九制何首乌 150 克, 鹿角胶 250 克, 阿胶 250 克, 冰糖 250 克。

本膏方为施仁潮治例。方某, 女, 34 岁。2004 年 6 月 13 日就诊。慢性溃疡性结肠炎十余年, 稍有进食不当, 即有腹泻, 经多家医院诊治, 仍时有发作, 有时便秘, 有时腹泻, 便秘时三五天不解, 腹泻多则每天 10 多次, 形体消瘦, 170 厘米的身高体重仅 43 千克, 面色黯滞, 面部肌肤粗糙, 无光泽。治则祛湿化浊, 补脾益肠。中药 7 剂。此后 6 月 20 日、6 月 27 日, 再服中药两周, 症情稳定后停药。2005 年 1 月 16 日要求膏方调补, 治以补脾益肠, 温肾固摄。

熬膏做法:野生灵芝先煎, 入余药熬两汁, 砂仁后入, 浓缩;红参、西红花、紫河车另煎加入, 鹿角胶、阿胶、冰糖收膏。服用方法:每日 2 次, 每次 1 匙, 用开水冲服。随访结果:服完一料后, 未再出现腹泻, 面色转为红润, 体重增加了 3 千克。此后三年连续服用膏方。

2. 膏方 2

鹿角霜 300 克, 炒薏苡仁 300 克, 龙骨 300 克, 菟丝子 250 克, 茯苓 250 克, 茯神 250 克, 黄芪 250 克, 丹参 200 克, 炒杜仲 200 克, 独活 200 克, 芡实 250 克, 枸杞子 250 克, 炒白术 150 克, 山萸肉 150 克, 莲须 150 克, 怀牛膝 150 在, 炒鸡金 150 克, 陈皮 120 克, 升麻 120 克, 车前子 120 克, 乌梅 120 克, 炮山甲 100 克, 五味子 100 克, 西红花 15 克, 新鲜铁皮石斛 300 在, 别直参 30 克, 砂仁 30 克, 核桃仁 250 克, 鹿角胶 300 克, 龟甲胶 150 克, 木糖醇 200 克。

本膏方为施仁潮治例。蔡某, 男, 40 岁。2011 年 1 月 9 日就诊。有腰椎间盘突出史, 诉腰脊酸痛, 尿不净, 早泄, 面色灰暗, 睡眠差。苔薄黄腻, 舌黯红, 脉细。拟养心益肾, 补精止遗。

熬膏做法:鹿角霜、龙骨、炮山甲先煎 4 小时, 砂仁后入, 浓缩;新鲜铁皮石斛、高丽参、西红花另煎加入, 鹿角胶、龟甲胶、木糖醇收膏, 凉透后装瓶贮存。服用方法:每日 2 次, 每次 1 匙, 于早晚空腹时用开水冲化服用。随访结果:吃膏后腰酸痛很少发作, 早泄未发, 睡眠好, 面色红润, 因为面色好, 吃膏方的养颜作用在他的朋友圈传开, 吸引了多位好友吃膏方。

3. 居家养护

重视补血, 血充盈才能荣养头面, 使面色红润有光泽。重视健脾胃, 脾胃功能强健, 饮食物才能被消化吸收, 血有化源。重视情志调摄, 放松心情,释放精神压力,心情愉快 才有亮丽姿色。配合自我面部按摩。少吃油腻及辛辣食物。保持皮肤清洁,注意勤洗澡,避免搔抓。

三、祛除色斑

黄褐斑是指面部出现的黄褐色或灰黑色斑片。常见于健康妇女,从青春期到绝经期均会发生。男子也可患病。

黄褐斑暴露于面部,呈褐色或暗褐色斑,大小不等,形态各异,或孤立散在,或融合成片,圆形或条状,一般多呈蝴蝶状。黄褐斑的皮损境界明显,发展到一定程度时会停止扩大,不肿胀,无脱屑。往往日晒后加重,夏季颜色加深,冬季病情减轻。

研究发现,雌激素刺激黑素细胞分泌黑素体,而服激素可以促使其转运扩散。雌激素和孕激素的联合作用会导致黄褐斑的形成。因怀孕引起的称为"孕斑",往往在妊娠期 3～5 个月开始,分娩后逐渐消失,但下次妊娠可再发。应用口服避孕药的妇女也易出现黄褐斑,常于口服 1～2 个月后发生。慢性肝病、结核病、妇女月经不调、附件炎等,均可出现黄褐斑,可随着病情的加重而色素加深,当疾病痊愈后便会自行消失。

一些慢性疾病如女性生殖器疾病,以及肝病、内脏肿瘤、甲亢等患者也常发生黄褐斑,推测可能与卵巢、垂体、甲状腺等内分泌功能失调有关。大多数患者在夏季日晒后诱发或加重,可说明与日光照射有关。

1. 膏方 1

新鲜铁皮石斛 300 克,白芍 250 克,川芎 150 克,当归 120 克,玉竹 300 克,制首乌 300 克,山萸肉 150 克,制黄精 250 克,天冬 150 克,麦冬 150 克,百合 200 克,生晒参 150 克,黄芪 250 克,茯苓 300 克,山药 300 克,补骨脂 150 克,炒杜仲 150 克,怀牛膝 200 克,厚朴花 60 克,白蒺藜 150 克,白及 150 克,白扁豆 250 克,枸杞子 200 克,山楂 250 克,仙鹤草 300 克,旱莲草 300 克,女贞子 250 克,地榆 250 克,槐花 200 克,大蓟 200 克,肉苁蓉 200 克,白术 200 克,乌梢蛇 200 克,柏子仁 200 克,元参 200 克,菟丝子 200 克,枳壳 200 克,核桃仁 250 克,黑芝麻 250 克,阿胶 150 克,龟甲胶 250 克,冰糖 250 克。

本膏方为施仁潮治例。李某,女,43 岁。2008 年 12 月 8 日就诊。诉四年前眼眶下、颧骨、面颊部出现黄褐斑,并逐渐增多,经前腹痛、胸乳胀痛,经来多有血块,大便四五天一行,甚则痔疮出血,手足不温,肩颈酸痛,手足麻,心悸,苔薄腻,舌质红,脉弦细。主因工作压力大,劳心过度,故有虚劳不足之证,治法:滋养肝肾,养血润燥。

熬膏做法：上药加水浸3小时，煎两汁，浓缩，新鲜铁皮石斛、生晒参另煎加入，核桃肉、黑芝麻捣碎，连同阿胶、龟甲胶、冰糖收膏。服用方法：每日2次，每次1匙，用开水冲服。注意：慎辛辣食物，多吃水果蔬菜；放松心情，注意心理调节；作好起居调节，适度运动，多做摩腹锻炼。随访结果：最明显的感觉是大便恢复正常，黄褐斑变淡。此后每年服用膏方，时隔五年，工作压力仍然很大，但精神气色好转，黄褐斑少多了且不明显，各方面都蛮好。

2. 膏方2

生黄芪300克，潞党参120克，焦白术100克，茯苓100克，枸杞子150克，炒当归100克，知母100克，南沙参150克，北沙参150克，桑白皮100克，炒黄芩60克，黄连30克，佛手100克，丹参300克，肥玉竹120克，蛤蚧2对，生地120克，熟地120克，熟附片100克，肉桂30克，巴戟肉100克，山萸肉100克，续断120克，炒杜仲120克，天花粉300克，生大黄30克，制狗脊120克，桑葚150克，生葛根300克，山药120克的，制黄精120克，炒酸枣仁120克，红枣500克，白豆蔻30克，藿香60克，佩兰60克，砂仁30克，阿胶250克，核桃肉200克，冬虫夏草10克，龙眼肉200克，黑芝麻200克，红参100克，生晒参200克，冰糖500克，饴糖150克，黄酒500毫升。

本膏方为吴菊生治例，见《冬令调补择膏方》。案述：张某，女，45岁。2007年12月23日就诊。面部双颊对称性片块状黄褐斑、花斑5年余，神疲乏力，胸闷心悸，四肢畏寒，腰膝酸软，月经周期不规则，量少，紫褐色，经行5～7天，白带多如水，大便干结，3～5日一行，睡眠差，难以入睡。舌质红，苔薄白，脉濡细。证属气阴不足，肺胃郁热，胸阳不振，治拟益气养阴，清肺胃郁热，宽胸理气。熬膏做法：红参、生晒参、冬虫夏草另煎取汁兑入，阿胶、冰糖、饴糖、黄酒收膏。

3. 居家养护

注意情志调摄，排除忧虑、愤懑等不良情绪，保持愉快乐观的良好心态。避免日光日晒，不要用刺激性强的肥皂洗浴。忌食脂肪类、辛辣类食物，严禁烟酒。多吃新鲜蔬菜、水果，少饮浓茶、咖啡、烟、酒类。配合做面部按摩。

四、膏方减肥

是否肥胖，一般用体重指数（BMI）来衡量。根据WHO发布的标准，成人BMI为18.5～24.9千克/平方米者为正常体重，≥25千克/平方米为超重，30～34.9千克/平方米为I度肥胖，35～39.9千克/平方米为II度肥胖，≥

40千克/平方米为Ⅲ度肥胖。

计算公式是：BMI＝体重（千克）/身高（平方米）。

肥胖症可分为单纯肥胖和病理性肥胖。单纯性肥胖主要是因为摄入的热量多于消耗的热量，入大于出，营养过剩，而活动过少，结果脂肪存积于皮下和体内其他部位。此外，一些神经精神方面的因素，以及青春期内分泌功能紊乱，都会引起肥胖，这些都属于单纯肥胖的范围。有些不明原因的肥胖，也归属于这一类。

单纯性肥胖以脂肪积聚过多为主要症状，是体重超过标准体重20％以上的一种疾病。肥胖过度对健康是一个威胁。体内脂肪积累越多，心脏负担越重，而心肌内脂肪沉着易导致心肌劳损。肥胖可引起内分泌紊乱，血脂增高，促发动脉粥样硬化。肥胖还可导致机体免疫及抗感染能力下降。与常人相比，肥胖者癌症的发生率高1倍，冠心病发病率高5倍，高血压发病率高8倍，糖尿病发病率高7倍。

发病年龄以20～45岁居多，女性多于男性，但近年来青少年患病率呈明显上升趋势。部分肥胖者有家庭史。

轻度肥胖者多无自觉症状，重度者常伴有乏力、头晕、多汗、气短、腰痛、腹胀、水肿、便秘，甚至情绪抑郁、性功能减退等表现。

余杭蒋先生，肥胖（身高167厘米，体重80千克），脂肪肝，高血压，血脂偏高，还有甲状腺结节，面色黯黑，经常头痛。他从2009年开始吃膏方。施仁潮主任中医师给出的治则是健脾养肝，祛痰消脂。服用膏方后，患者体重减轻，血脂下降，面色转好，不易疲劳，头痛很少发作，不易感冒，即便遇到感冒也能较快恢复。

1. 膏方1

生晒参150克，炒当归120克，茯苓250克，薏苡仁300克，砂仁30克，浙贝母150克，紫菀120克，补骨脂120克，益智仁120克，远志120克，炒青皮150克，炒陈皮150在，丹参250克，瓜蒌皮150克，厚朴花120克，新鲜铁皮石斛300克，乌梢蛇150克，川贝粉60克，地龙120在，野荞麦根300克，西红花15克，合欢花100克，炒山楂250克，荷叶150克，鳖甲胶250克，龟甲胶250克，木糖醇250克。

本膏方为施仁潮治例。吴某，女，42岁。上虞。2009年11月28日就诊。痰湿阻肺，咳嗽，喉间痰阻；脾虚湿阻，进食稍多即胃胀，大便溏；湿滞经脉，颈项不适。苔浊腻，舌质黯，脉濡。治法健脾化湿，肃肺祛痰。

熬膏做法：上药浸透，浓煎两次，砂仁后入，滤取汁浓缩；新鲜铁皮石斛、西红花另煎加入，川贝粉、鳖甲胶、龟甲胶、木糖醇收膏。服用方法：每日早晚各1次,空腹时用开水冲服1匙。随访结果:2010年12月14日、2011年12月12日、2012年12月7日,均来开膏方,诉膏方调治,面色红润,精神状态良好,体重减轻,身体状况良好。

2. 膏方 2

野山参10克,茯苓250克,陈皮100克,制半夏100克,当归100克,麦冬100克,川芎100克,苍术200克,灵芝300克,红茶100克,枳壳120克,浙贝母120克,炒鸡金120克,厚朴花90克,炒山楂250克,炒谷芽250克,炒麦芽250克,制首乌200克,夜交藤150克,丹参100克,车前子100克,桃仁100克,炙远志50克,水蛭50克,楮实子150克,炮山甲120克,枸杞子120克,炒蒲黄90克,寿仙谷灵芝破壁孢子粉50克,新鲜铁皮石斛300克,鳖甲胶250克,鹿角胶250克,黄酒250克。

本膏方为施仁潮治例。阮某,男,42岁,经商。肥胖5年,3年前发现有脂肪肝,易疲劳,头晕,遇冷风偏头痛,胃胀时作,睡眠质量下降,苔黄腻,舌质淡,脉沉细。治法:益气健脾,祛温化浊,活瘀消脂。

熬膏做法:上药用清水浸泡一昼夜,先煎灵芝、炮山甲4小时,入余药煎两汁,浓缩;新鲜铁皮石斛榨汁,野山参研粉,与寿仙谷灵芝破壁孢子粉一并搅入,鳖甲胶、鹿角胶用黄酒烊化收膏。服用方法:每日2次,每次1匙,于早晚食后1小时用开水冲化服用。

3. 居家养护

重视饮食调理,通过饥饿疗法消耗体内积聚过多的脂肪,同时防止新的不必要的脂肪组织形成。轻度或中度肥胖的人,不一定过分严格限制进食量,可适当自行调节。中度以上的肥胖者食欲亢进,应严格限制进食量,尽量采用代热量食物代替高热量食物,还需大幅度减少食量。

加强运动,通过运动来消耗体内多余的能量,使与摄入保持平衡。运动锻炼包括各种球类如羽毛球、排球、乒乓球、篮球、门球以及投掷实心球等,都宜采用。

运动疗法减肥,一般将心率控制在140次/分以下为好。此标准为一般体质尚好成年人在中等运动强度的脉搏速率,对降低体内脂肪含量十分有益。选择合适的运动项目和强度,会感到轻松、愉快、充实,坚持下去就会达到减肥效果。

进行按摩减肥,可以自我全身按摩,及局部按摩减肥。养成良好的生活规律,注意劳逸结合。加强自我监测,观察体重变化,早期发现,早期诊断,早期治疗。

五、乌黑头发

头发和皮肤一样,是人体健康的一面镜子,反映了脏腑精气的盛衰。头发早白,与气血虚衰、肾精不足、头发缺少营养有关。

养生诗云:扫除白发用首乌。头发白了,人们会想到何首乌。何首乌的作用在于养血益肝,固精益肾,进而发挥乌发的效用。

何首乌经过蒸煮,特别是九制首乌,蒸制的过程中加用了黑豆汁、黄酒等,能发挥良好的补肝肾、乌须发效果。发为血之余,头发早白如果是因为肝肾不足、气血亏虚引起的,九制何首乌养血益肝,固精益肾,正是有效的防治良药。

清代医家张聿青治张女案,有阿胶、生地、炒牛膝、陈皮、党参、炒枸杞子、制香附、沙苑蒺藜、菊花、川楝子、炒续断、茯苓、茯神、杜仲、当归、白术、炒白芍、制半夏、木香、白蜜。案述:泄肝木,益肝阴,身热循退。夫肝为刚脏,必得血以濡之,血充则肤泽而发长。素体湿盛,未便一味滋填耳。方中生地用生姜汁拌,炙过用。熬膏做法:上药共煎浓汁,阿胶烊化冲入,加白蜜收膏。

施仁潮主任中医师治毛小姐案:患者大学在读,高考后出现白发,渐见增多,发质干,进食不当即腹泻,易疲劳,立法健脾祛湿,补肾益精,以山参、西红花、制首乌为主方,服用膏方一料后,精神状况大有好转,原有的白发不见了。

1. 膏方1

北沙参150克,生晒参150克,生白芍150克,生地250克,熟地250克,山药200克,黄芪250克,白术150克,炒青皮150克,炒陈皮150克,炒柴胡120克,炙升麻120克,茯苓200克,浙贝母250克,枸杞子250克,决明子200克,炒鸡内金150克,玉蝴蝶100克,白薇120克,九制何首乌250克,当归150克,远志100克,鹿角霜250克,野生灵芝250克,龟甲胶300克,鹿角胶150克,木糖醇200克。

本膏方为施仁潮治例。张某,男,29岁。2011年11月28日就诊。大便干结,甚则一周一行,易疲劳,时烦热、盗汗出、出鼻血,面色黯,唇口干,两鬓多白发,治则养阴疏肝,补血润燥,给服中药7剂。复诊述,大便两天一行,余症有所减轻,睡眠不实,苔薄腻,舌红,脉细数,要求膏方调补。

熬膏做法:将鹿角霜、野生灵芝先煎4小时,入余药煎两汁,浓缩,生晒参、九制何首乌另煎加入,龟甲胶、鹿角胶、木糖醇收膏。服用方法:每日2次,每次1匙,用开水冲服。随访结果:2012年3月11日复诊述,服用膏方后,诸症明显减轻,原有两耳上部位白发消除,苔薄腻质润,舌红,脉细。守法补肾益精,用胶囊剂巩固。2012 年 12 月 9 日、2013 年 11 月 3 日各服疏肝理气、养阴润燥膏方一料。

2. 膏方 2

白芍 150 克,赤芍 150 克,枫斗 250 克,白蒺藜 150 克,制首乌 200 克,茯苓 250 克,川芎 120 克,黄芪 250 克,柴胡 150 克,炒枳壳 150 克,姜半夏 120 克,天麻 250 克,防风 120 克,桑叶 150 克,白及 150 克,西红花 15 克,大枣 200 克,龙骨 300 克,漏芦 150 克,蒲公英 250 克,炮山甲 120 克,玫瑰花 120 克,益母草 250 克,紫花地丁 250 克,乌蛇 150 克,野生灵芝 300 克,柏子仁 150,侧柏叶 150 克,九节菖蒲 150 克,龟甲胶 200 克,鳖甲胶 250 克,木糖醇 200 克。

本膏方为施仁潮治例。张某,女,43 岁,诸暨。2014 年 8 月 14 日就诊。多掉发,两鬓多白发,头皮痒,面色萎黄,多色斑,双侧甲状腺结节,双侧乳腺小叶增生,缺铁性贫血,经事提前一周,经来腹痛,多血块,睡眠差,肩颈痛,指麻。苔薄腻,舌红,脉细。拟养血祛风,疏肝活瘀。

熬膏做法:枫斗、炮山甲、龙骨、野生灵芝先煎 4 小时,入余药煎两汁,浓缩,西红花另煎加入,龟甲胶、鳖甲胶、木糖醇收膏。服用方法:每日 2 次,每次 1 匙,用开水冲服。随访结果:2015 年 4 月 30 日复诊,服用膏方后,精神、气色都有好转,掉发减少,发质变润滑,白发改善不多,要求续方,拟散剂续服。

3. 居家养护

合理搭配饮食,以增加头发营养。多做头部保健按摩。多拉动头发,可用两手指夹拉,也可握拳抓拉,应直拉,不能拧转,动作宜和缓,力度要适中。梳抓用力宜稍重,动作宜和缓,要梳遍整个头部。

六、脱发保健

正常情况下,每天都有少量掉发,如遇疲劳或初春季节,脱发的数量还会增多,这是生理性脱发,不属于病态。但是,如果早晨起来在枕边,或是用手和梳子梳理,或是洗头时,都发现有大量的头发在脱落,这就是病态脱发了。

头发的生长和脱落,容易受到内外环境的影响,如阳光的照射可加速头发的生长,精神不愉快及某些疾病则可引起头发的脱落,常见的有斑秃、脂溢性脱发、早秃等。

斑秃,俗称"鬼剃头"。秃发突然而迅速,往往在一夜之间或成片脱落。

斑秃的形态常为圆形或椭圆形，但也可为不规则形态，数目不等，大小不一。脱发部位的皮肤光滑，没有发炎现象。斑秃的病程可持续数月至数年、大多能自愈，但也有反复发作或边长边脱的现象。

假斑秃，又称瘢痕性秃发、萎缩性秃发，多见于成年人，与斑秃有相似之处，即脱发形状也呈圆形、椭圆形或不规则形，脱发区也无自觉症状。所不同的是，假斑秃脱发区有皮肤萎缩，颜色呈白色或象牙色。假斑秃属于毛囊破坏性秃发，已脱掉的头发不能再生，属永久性的瘢痕性秃发。

脂溢性脱发，是在皮脂溢出的基础上引起的一种脱发，多见于青壮年。患者头发往往油腻发亮，头发呈擦油状，或是头皮上有大量的头屑，呈灰白色秕糠状，头发干燥缺乏光泽，自觉瘙痒，日久头顶和前额开始脱发，逐渐扩大，头发稀少而细软，患处皮肤光滑发亮，枕部及颞部少累及。本病多见于男性，女性亦有，女性患者往往脱发较轻。

早秃，又称早发性秃发或早脱，俗称"谢顶"，即不到老年时期，有的甚至还在青春期就出现了老年人特有的脱发现象。多见于青壮年，年龄从20～25岁开始，以后随着年龄的增长而病情逐渐加重，直至成为难以治愈的"秃顶"。

引起脱发的原因复杂，有些病变机制至今尚未明确，主要与精神因素、饮食因素、疾病因素、遗传因素、物理因素、化学因素、不良习惯有关。

1.膏方1

丹参200克，郁金150克，炒酸枣仁300克，天麻150克，茯神300克，制首乌300克，元参300克，山栀100克，枸杞子150克，黑大豆300克，桑葚300克，连翘300克，菊花150克，稆豆衣300克，五味子100克，生地200克，熟地200克，山萸肉100克，木香50克，珍珠母300克，生黄芪150克，夜交藤300克，女贞子150克，合欢皮300克，陈皮80克，石斛150克，阿胶300克，冰糖500克。

本膏方为张云鹏治例，见《中医文献杂志》2004年第4期。案述：曹某，女，36岁。2003年11月22日就诊。精神疲乏，头晕且痛，脱发颇甚，竟致全脱，为肾精不足之征；"心为君主之官，神明出焉"，心烦，夜寐不安，乃心失所养；月经提前，则为肝肾失调。所幸纳谷尚可，胃气未伤，诊得舌质尖红、苔薄白，示阴伤有热也，脉来细缓，为正气不足。综合脉证，属心肾两虚，肝肾失调。值此冬季将临，宜养心安神，滋补肝肾，调理气血。

熬膏做法：上药煎3次，取汁，阿胶烊化和入，连同冰糖收膏。随访结果：服膏方3月后，脱发处已生新发，精神渐振，夜寐得安。

2. 膏方2

黄芪300克,党参300克,当归150克,丹参150克,川芎100克,羌活45克,菟丝子120克,何首乌200克,枸杞子200克,女贞子200克,桑寄生150克,杜仲150克,熟地150克,鸡血藤200克,酸枣仁300克,白芍120克,谷芽150克,麦芽150克,白术120克,陈皮45克,红枣150克,人参100克,黑芝麻300克,核桃仁200克,紫河车粉50克,阿胶150克,冰糖500克,黄酒适量。

本膏方见吴银根、方泓主编的《中医膏方治疗学》。案述:潘某,女,27岁。1999年12月10日就诊。因落发5年就诊。于1994年产后出现脱发,持续至今,病情日益加重,平时需戴假发。月经量多,胃纳可,夜寐欠安,二便通畅,舌净,脉细。发为血之余,证属肝肾不足,阴血亏虚,不能上荣于发,治宜补益肝肾,益气养血。

熬膏做法:人参另煎,阿胶用黄酒烊化,紫河车粉、冰糖收膏。随访结果:2000年12月13日复诊,自诉脱发明显好转,发色黑,但发干枯易折,腰酸乏力,怕冷,手足冰凉,面部时有痤疮,胃纳可,二便尚调,夜寐欠安。上方加灵芝300克,甘草60克,巴戟天120克,桑枝300克,以补肾养神,膏方一料。

3. 居家养护

保健按摩。按摩头皮能改善头部血液循环,增加头皮的厚度,恢复发根的生长功能,促使头发的再生。精神调摄。要解除思想负担,坚定治疗信心。精神不要过于紧张,注意作息时间,若有失眠及神经衰弱,要积极治疗。

饮食调理。忌糖类饮食,限制摄入脂肪,少吃辛辣之品,不要酗酒,多吃新鲜蔬菜、水果及含丰富维生素的食品,多吃富含锌铁质的食物。增加胱氨酸的摄入量,主要有黑米、燕麦、面筋、玉米、黑豆、黄豆、花生仁、葵花子、西瓜子、南瓜子等。吃有防治脱发作用的食物,如葵花子、黑芝麻、花生、核桃仁、龙眼肉、椰子、桑葚、黑豆等。

要学会正确洗头。油性头发因皮脂分泌过多,3天左右洗头一次;如脂溢严重,瘙痒较盛,难以忍受,须每日洗一次;干性头发则干燥枯黄,缺乏光泽,10天左右洗头一次。洗头应避免用水过热或过冷,最好用中性洗发剂、洗发膏和低碱性肥皂。洗头后,让头发自然干燥。如在夜间洗头,须待头发干燥后方可睡眠,否则水气不干,易生湿热,损伤头发。

劳逸结合,不可操劳过度,更不要连续熬夜;节制性生活,不可纵欲过度。

第二节 / 养生保健名方

一、集灵膏

集灵膏是中医传统膏方,出自明末骆龙吉的《内经拾遗方论》。王学权在《重庆堂随笔》中,推荐用于滋养补益。他说,人年五十,阴气先衰,老人阴亏者多,集灵膏滋养真阴,柔和筋骨,宜于服用。

清代医家王孟英对集灵膏的应用十分推崇,有多个病例记录。

应氏妇,年逾四旬,难产后左目无光,火升心悸,诸治不效。予集灵膏合甘麦红枣汤,以峻滋肝肾之阴而愈。

许兰屿妻,正月中旬,偶食蒸饼,即觉腹中攻痛而寒热间作,脉弦大微数。营阴素亏,以濡养奇经而愈。两月后其病复作,以集灵膏去牛膝,加淫羊藿、阿胶、当归、黄檗、菟丝子、肉苁蓉、葡萄干,熬膏服之,竟不再发。

舜传舅嫂,因用力拔针而患指痛,内外杂治,渐至痛遍一身,卧榻不起,饮食减少,形体消瘦,脉细而数,口干舌绛,营阴大亏,无以营养筋骨而致,以集灵膏加减而愈。

陈舜廷妻,娩后略有咳嗽,微有寒热,恶露不多,少腹似有瘕聚,时觉窜痛,腰疼不能反侧,齿龃频频,溺少口干,但不喜饮,舌色不润,善怒不眠,四肢牵掣不舒,易于出汗,脉虚弦细弱。素体阴亏,新产出血多,八脉空虚,阳不得潜而浮越于上,见证虽然错杂,治当清息风阳,先以沙参、竹菇、白薇、丹参、丝瓜络、石斛、栀子、小麦、甘草、红枣、藕为方,继以集灵膏加紫石英、牡蛎、龙齿,合甘麦红枣熬膏,服之而康。

集灵膏的配方、熬制与用法。

药物组成:生地860克,熟地860克,西洋参500克,枸杞子500克,麦冬620克,天冬250克,牛膝250克,或加当归180克,茯神180克,黄芪250克,蜂蜜随量。

熬膏做法:西洋参取结实壮大者,刮去皮,饭上蒸九次,日中晒九次,牛膝酒蒸。上药(除蜂蜜外)分别加水浸泡后煎煮,滤取煎液,共煎煮3次,合并所有煎液,再以文火煎煮浓缩,至较黏稠时,入蜂蜜,煎熬至滴液成珠,离火冷却,装瓶备用。

服用方法:每日2次,每次1~2匙,用沸水或温酒冲服。

施仁潮主任中医师治诸暨周先生案：高血压，面多红斑，皮肤瘙痒，唇口红，苔白腻，舌红，脉沉细实，用清利湿热、养阴降火膏方一料，四炒散合知柏地黄丸化裁，火气得消，瘙痒不再。两年后述，多喝酒，多熬夜，易疲劳，肩颈酸，腰背痛，两手麻，口干，大便干涩，性事差，苔薄腻，舌红，脉弦细。治法为补肾益精，养阴制火，用集灵膏合五子衍宗丸加减，主要用药：林下参、天冬、麦冬、生地、熟地、炙龟甲、炒黄檗、知母、山药、菟丝子、枸杞子、桑葚、车前子、楮实子、当归、五味子、山萸肉、炙黄芪、白蒺藜、枫斗、野生灵芝、红枣、龟甲胶、鹿角胶。

二、琼玉膏

说起琼玉膏，先讲一个有趣的故事。

话说平望镇张瑞五，行医成名，人们有病痛就会找他看病。而吸引张瑞五步入中医这一行的还是补养膏方琼玉膏。

某年某名人父亲去世，大办丧事，张瑞五帮着购置墓穴砖灰，往返于城乡，因劳累得病。张自感病情危重，握手泣别。这使得名人深感不安，特取出专门熬制的琼玉膏送给他，嘱咐按法服用。

三四年后的一天，平望镇一富商请名人诊治，递上一方说是前医治过了，开了药方。名人审视着处方，连说不错不错。追问是哪位高手的方子？富商回答说，是当地名医张瑞五。名人忙问：他还健在啊？在哪里？富商带路，让名人与张瑞五相见。

这时的张瑞五，精神强健，与四年前判若两人。他诉说，当年服用琼玉膏后，吐血止住了，咳嗽也渐停止，身体慢慢好了起来。因为感叹医方的神效，于是涉猎方书，做起了中医。

琼玉膏最早记载于南宁洪遵的《洪氏集验方》，方中用高丽参、生地黄汁、茯苓和蜂蜜，以地黄汁同蜜熬沸，将高丽参、茯苓研成粉末，和入调膏，用温酒或白开水化服。用于养阴润肺，调补脾胃，治疗虚劳干咳，咽燥咯血。

明永乐年间，明成祖朱棣为了长葆青春，降旨太医院拟定服食驻颜专方。琼玉膏进入御医们的法眼，经过集体讨论，以琼玉膏为基础方，加入枸杞子、天冬、麦冬，调制成膏，献给皇帝。永乐皇帝服食后，效果十分显著。于是，赐予"益寿永贞"的美名。

实验研究发现，琼玉膏对衰老动物的整体学习、记忆功能具有良好的调节作用，能提高实验动物下丘脑抗氧化能力，延缓体内的氧化所造成的各种病理性损害，缓解大脑单胺类神经递质的下降，纠正神经递质代谢紊乱造成的损害。证明琼玉膏对小鼠实验性衰老模型神经系统在不同水平、不同环节上具有延缓衰老、改善衰老症状的良好作用。

琼玉膏的配方、熬制与用法。

药物组成：人参 75 克，生地黄 800 克，茯苓 150 克，白蜜 500 克。

熬膏做法：将人参、茯苓加工成粉末，过筛取粉用；白蜜用小火煮沸，滤去滓用；生地黄水煎取汁，过滤后用。将各物同放锅中，先用武火煮沸，再改用文火，边熬煮边不住手搅动，至膏稠住火，放凉后装瓶。

服用方法：每日 1 次，每次 1 匙，于晨起空腹时，用温酒化服。不饮酒者用开水冲化服用。

功用主治：滋阴润肺，益气补脾，用于肺阴亏损，虚劳干咳，咽燥咯血，肌肉消瘦，气短乏力。分析：方中生地黄滋阴壮水为主药，白蜜养肺润燥为辅助用药，配用人参、茯苓补脾益气，茯苓同时还能化痰。各药相互配合，能起到滋阴润肺、益气补脾的补益作用。

三、龟鹿二仙膏

打开网页，输入"龟鹿二仙膏"，会看到上千条相关信息。

人们之所以热情关注，一是因为膏方已经深入人心，二是龟鹿二仙膏是补虚疗损的基本膏方，对于许多病症来说普遍适用。

龟鹿二仙膏由鹿角胶、龟甲、枸杞子、人参组成。其方见于《医方考·虚损劳瘵门》虚损则精气不足，会出现梦泄遗精，形瘦气短，目糊不明，本方最宜服用。其方常被作为治疗各类虚证的基本方，也是养生保健的有效补膏。

《古今名医论》曾对方中药物的作用做了精妙分析。书中说道，鹿得天地之阳气最全，善通督脉，鹿角熬制为胶，能补肾阳，生精血；龟得天地之阴气最厚，善通任脉，龟甲熬制为胶，能滋阴潜阳，补养阴血。鹿与龟属异类有情之物，与人有同气相求之妙，善补气血。人参大补元气而生津，善于固气；枸杞子益精生血，善于滋阴。四药合用，性味平和，入五脏而以肝、肾为主，又善通任、督，生精、益气、养血、阴阳并补，且补阴而无凝滞之弊，补阳而无燥热之害。

其方功用益气血，补精髓，主要用于肾气虚衰，精备不足所致的眩晕耳鸣，视物昏花，肢体麻木，腰膝酸软，畏寒肢冷，手中麻木，阳痿，遗精，舌淡，苔白或少，脉沉无力等。

龟鹿二仙膏的配方、熬制与用法

药物组成：枸杞子 94 克，党参 47 克，龟甲、鹿角各 250 克，蔗糖 2200 克。

熬膏做法：龟甲加水煎煮 3 次，每次 24 小时，合并煎液，滤过，滤液静置；鹿角切片，加水煎煮 3 次，第 1、第 2 次各 30 小时，第 3 次 20 小时，合并煎液，滤过，滤液静置；党参、枸杞子加水煎煮3次，第1、第2次各2小时，第3次1.5小时，合并煎液，滤液静置。合并上述滤液，浓缩成清汁，取蔗糖煮沸过滤后加入清汁中，用小火浓缩，膏稠后住火，放凉装瓶。

服用方法：每日3次，每次15～20克，晨起空腹，取膏用温酒化开服下。不饮酒者用开水化服。

四、三才固本膏

天冬、地黄、人参，三味中药各取一字，即天、地、人，三药同用就有了"三才"的名字。中医书中有三才汤、三才膏、三才固本膏、三才封髓丹等药方，这些方子深受后人推崇，成为世传名方。

天冬补肺生水，地黄补肾养阴，人参补脾益气。天、地、人三才益肺脾肾，补气阴津，性较平和，或三药成方，或配伍他药，均甚相宜。中医膏方，往往针对多方面的调治补益要求，多方同用，天冬、地黄、人参是常用之药，"三才"是常用的基础方。

清代冯楚瞻编著的《冯氏锦囊秘录》一书，就用天冬、地黄、人参三药熬膏，取名三才膏，治疗虚劳不足，骨蒸潮热，面色萎黄。

吴鞠通《温病条辨》中载有三才汤，用人参、天冬、干地黄水煎服，用于治疗暑温日久，元气阴液两伤，寝卧不安，不思饮食。

明代医家罗天益著述的《卫生宝鉴》中，收录有三才封髓丹，由熟地、天冬、党参、黄檗、砂仁、甘草、肉苁蓉等药组成，功能滋肾、健脾、固精，治疗阴虚火旺病证。

另一位叫陈文昭的明代医家，在《陈素庵妇科补解》中介绍了三才固本膏，组方是天冬、麦冬、熟地、当归、白术、人参、黄芩和杜仲，熬制时还加用人乳、牛乳、羊乳、蜂蜜等，主治病证是妊娠胎瘦不长。该书卷三载三才固膏：天冬6两，麦冬4两，熟地1两，当归8两，白术6两，人参1两，黄芩4两，杜仲4两。上熬取汁，人乳、牛乳、羊乳各1盏，白蜜8两，和匀再熬，滴水成珠为度，白汤送下。主治妊娠胎瘦不长。其方大补气血，以三才之中分主佐，更有深义。用人乳、牛乳、羊乳者，以血补血，同气相求之义也。

三才固本膏的配方、熬制与用法。

药物组成：天冬200克，麦冬200克，熟地250克，当归150克，白术150克，人参30克，黄芩120克，杜仲150克，人乳200克，牛乳200克，羊乳200克，蜂蜜250克。

熬膏做法：上药（除最后四味外）加水煎取汁，浓缩后，下人乳、牛乳、羊乳及蜂蜜，和匀再熬至滴水成珠为度。

服用方法：每日 2 次，每次取膏 1 匙，用开水调服。

施仁潮主任中医师治仙居张女士案：患者 56 岁，2011 年 12 月 21 日就诊。干燥综合征，阴虚症状明显，口干咽燥，目糊，苔光舌红，脉细数，且有阳气不足，手足不温，雷诺现象严重。治法：滋阴润燥，益气温阳。用药：生晒参、天冬、麦冬、生地、熟地、当归、川芎、赤芍、白芍、炙黄芪、枸杞子、山药、大枣、龟甲胶、鹿角胶、冰糖等。2012 年 11 月 12 日，张女士告知，去年服用膏方后，各种症状都有明显好转，希望继续服用膏方。续以补益气阴、养血温阳膏方，"三才"仍是主药。

五、五味子膏

《慈禧光绪医方选议》中，记载了慈禧服用的五味子膏。书中介绍：光绪年六月初八日，五味子膏。五味子八两。水洗净，浸半日，煮烂，滤去滓，再熬似饴，少加蜂蜜收膏。

对于五味子膏的主治及病证，医方中记录不祥。按药理分析，五味子的皮肉味甘、酸，核辛、苦，并有咸味，是辛、甘、酸、苦、咸五味皆备的一种中药。这种五味俱全的果实，能对人体五脏的平衡起到协调作用。唐代医家孙思邈曾说，五月常服五味子以补五脏气；六月常服五味子以益肺金之气，在上则滋源，在下则补肾。清宫御医曾于某年六月初八日为慈禧太后制作了五味子膏，以供西太后补益安神之用。

其膏功用滋养肺肾，安神益智，主要用于肾虚精亏，心虚气弱，精神不振，脑力减退，心悸不宁，失眠多梦等。

现代研究发现，五味子能改善人的智力活动，提高工作效率，对那些从事需要集中注意力、精细协调动作、灵活性和耐力活动的工作者，都有调补的作用。所以，五味子膏除了防治失眠，还被用于健脑益智。

五味子膏的配方、熬制与用法。

药物组成：五味子 500 克，蜂蜜 1000 克。

熬膏做法：将五味子洗净，水浸半日，放砂锅中，加水足量，用文火煎煮，连煎 3 次，每次 2 小时。然后，取 3 次药汁混合，文火浓缩，制成清汁。蜂蜜放锅中，加水适量，文火熬熟，过滤后加入五味子清汁中，边熬边搅，待至膏成，放凉后收瓶贮存。

服用方法：用于助睡眠的，每日 1 次，每次取 1 匙，于睡前半小时，用开水冲化服用；用于健脑益智的，每日 2 次，每次取 1 匙，于食后开水冲化服用。

施仁潮主任中医师常取石菖蒲、远志、枸杞子、新鲜铁皮石斛、核桃仁、灵芝破壁孢子粉、龟甲胶、鹿角胶与五味子膏同用，作为膏方的基础方，用来补益心肾,健脑益智,调治肾虚精亏,心虚气弱,精神不振,脑力减退,心悸不宁,失眠多梦等。血虚的,配合四物汤,并加阿胶;气虚的配用四君子汤,并加黄明胶;肾精不足的,配用左归饮;痰热重的,配用温胆汤。

六、燮理十全膏

那天,许先生找施仁潮主任中医师开膏方,他来自萧山农村,当地有吃大补药的习俗。他问有没有十全大补膏,想改吃膏来补补。

在把脉问诊的过程中,施主任想到了王学权的燮理十全膏。

王学权为清代著名医家王孟英的曾祖父,著有《重庆堂随笔》。该书对王孟英的影响很大,王氏成为一代名医,与曾祖父这本书不无关系。燮理十全膏就记载在《重庆堂随笔》这本书中。

燮理十全膏的配方、熬制与用法。

药物组成:人参 90 克,炙黄芪 90 克,白术 180 克,熟地 240 克,当归 60 克,白芍 60 克,川芎 60 克,炙甘草 30 克,鹿角胶 120 克,龟板胶 90 克。

熬膏做法:上药除最后两味外煎煮,取汁浓缩,入鹿角胶、龟板胶收膏,盛瓷器内。

服用方法:每服 1 食匙,用开水调服。

其膏方功用在于平补阴阳,调和气血。方中人参可用党参或西洋参替代;或加用陈皮、半夏利枢机。

分析该膏方,人参、茯苓、白术、甘草同用,即四君子汤,为补气代表方,主治气虚劳损。方中茯苓改用黄芪,补气之力尤著,言语音低,呼吸短促微弱,神疲肢倦,懒于行动,自汗,胸闷,脱肛,滑泄不止,易于感冒等,宜于采用。

熟地、当归、川芎、白芍同用,即四物,为补血代表方,主治血虚不足。心悸,失眠,头晕,目眩,脱发,面色苍白,爪甲不华,肌肤干燥枯裂,形体消瘦,大便难解,妇女月经量少或经闭等,均是血虚的表现,宜于采用。

八味同用,补气补血兼施,适宜于气血虚损不足病症的调补。除此,燮理十全膏中还配用了鹿角胶和龟甲胶。鹿角胶温阳,龟甲胶益阴,两胶都能益精,同用则能阴阳并补。医家评价说,鹿禀乎刚健之用,动而补阳通督脉,龟禀乎柔顺之体,静以滋阴通任脉。八味合二胶,平补阴阳,调和气血,阴阳两虚者服之,无偏胜无不及。

医家王孟英称此方是培养元气之方,谓其方且简且纯,简则脏腑易承,气血易行,纯则温厚和平,可以补偏救弊,俾自相灌注,循环无端,生生不已,以合其先天所赋流行之道。

考虑到脾胃的运化功能,加用陈皮、半夏以利枢机,能使诸药补益功用得到最大程度的发挥。

七、真菊延龄膏

《卫生编》中载有养生膏方——真菊延龄膏。该膏组方仅杭白菊一味中药,再加上蜂蜜,熬膏服用,主要用于延年益寿,明目保健。

菊花有许多品种,最常见的是白菊花、黄菊花和野菊花。野菊花的主要作用是清热解毒,而白菊花和黄菊花在清热的同时有养阴明目作用,适宜于服食养生,所以叫作真菊。

据传,某年光绪得了红眼病,好医好药都没有治好。安徽知府献上了黄山一带的菊花,让光绪服用,没过多长时间,皇帝的眼疾就好了。据此,黄山的菊花被叫作贡菊。

现代临床常取菊花散风清热、平肝明目、调利血脉的功效,用于治疗风热感冒、头痛眩晕、目赤肿痛、眼目昏花,以及冠心病、高血压、动脉硬化症、高脂血症等老年性疾病,取得显著效果。

施仁潮主任中医师以真菊延龄膏为基础方,加用枸杞子、桑葚、九制首乌、新鲜铁皮石斛等组成明目保健膏方,命名为施氏真菊延龄膏。功用在于养阴益肝,清火明目,健脑益智,用于两眼干涩,视物昏花,头晕耳鸣,神疲乏力,心悸不宁,失眠多梦,记忆力下降等。临床观察,对于眼保健,养心安神,健脑益智,抗衰老延年益寿,都有一定作用。

真菊延龄膏的配方、熬制与用法。

药物组成:新鲜铁皮石斛350克,杭白菊250克,枸杞子250克,生地黄250克,熟地250克,白芍药250克,桑葚250克,九制首乌150克,桑叶150克,女贞子150克,青葙子150克,丹皮60克,吴茱萸60克,西红花10克,龟甲胶250克,鹿角胶250克,蜂蜜1000克。

熬膏做法:新鲜铁皮石斛洗净后,加水榨取汁;胶类药用黄酒浸一日夜,隔水炖烊;蜂蜜加水用小火煮沸后,滤去滓;杭白菊等药放锅中,加水浸半天,连煎2次,每次煎2小时,合并煎汁,过滤取清汁。将清汁、铁皮石斛榨取汁、胶浆同放锅中,边用小火熬边不住手搅动,至膏黏稠,住火放凉,装瓶即可。

服用方法:每日2次,每次1匙,于食后用沸水化开服用。

八、铁皮枫斗浸膏

阴分不足内热重,夏季炎热火气旺,秋季干燥多热,都宜于清补。清补用新鲜铁皮石斛、铁皮枫斗浸膏。

　　阴是脏腑功能活动的物质基础,在人体中对各个脏腑、组织、器官起着滋养、濡润的作用。阴虚是指机体精血等基础物质的亏虚,滋养濡润的作用减弱。阴虚则内热,阴虚有消瘦、烦热的表现,还有口燥、咽干、咽喉疼痛、低热、午后潮热、睡中汗出、性情急躁、容易发脾气、大便干结等。

　　夏天出汗多,体力消耗大,加之日长夜短、睡眠不足等原因,容易气阴两虚,导致阴虚火旺,脾胃虚损,表现为胃口不佳,神疲乏力,面色暗淡,烦躁不安,大便不通畅等。

　　入秋后,抗暑消耗的体力须增加营养补充,但时令以"燥"为特点,进补也不宜用温用热用燥,以凉润为宜。新鲜铁皮石斛,以及以之为主要原料的铁皮枫斗浸膏,宜于选用。

　　铁皮枫斗浸膏的主要原料是新鲜铁皮石斛和灵芝破壁孢子粉。

　　铁皮石斛补肺、胃、肾阴精,补五脏虚劳羸瘦,强阴益精。寿仙谷铁皮石斛采用的是模拟自然生态环境基地中4年生的新鲜铁皮石斛,质量保证好。灵芝扶正固本,滋补强壮,采用原木有机灵芝破壁孢子粉,其所含多糖、三萜类、胆碱、天然有机锗、酶类等有效成分远高于灵芝子实体,并含有丰富的氨基酸、不饱和脂肪酸、多种维生素和微量元素等,采用德国细胞破壁技术,吸收率高,补益作用能得到最大限度的发挥。

　　铁皮石斛和有机灵芝破壁孢子粉为高品质的药材,科学合理配方,有了保养健身的效果保证;加上粉碎、打浆、浸出、萃取、分离、精炼等数十道技术工艺浓缩精制,有了高品质的质量保证。正因为此,铁皮枫斗浸膏被业内人士喻为保健上品,受到方回春堂、张同泰、胡庆余堂等百年老字号国药馆的肯定,备受老中医们的推崇,认为"补而不腻,清而不伤胃",是调养补益的服用良方。

　　铁皮石斛性偏于凉,灵芝破壁孢子粉性平和,铁皮枫斗浸膏取两者相合,既清又补,补而不腻,清而不伤胃,其功用重在"清补"。适宜服用对象:烟酒过度、劳累过度、夜生活过度、用眼用脑过度、声音嘶哑等,因为劳损,伤及阴精,需要补益,宜于清补者;容易上火,表现为面红头胀、口舌生疮、牙龈肿痛、鼻子出血,还有心烦头胀、面红唇燥、咽喉肿痛、口苦舌燥、口腔溃烂、失眠心悸、躁动不安、烦渴、汗出、大便干结、小便短赤、痤疮痈肿等;妇女月经过多、经期提前、崩漏、白带秽浊恶臭等;病后体虚,有口干咽燥,大便干结,小便短赤,心中烦热,睡眠不实,盗汗出等症状者;中老年人特别是有阴虚倾向,睡眠差,记忆力下降者;歌唱演员、播音员、教师等需要养阴润喉者;经常看电视、用电脑、看书,需要明目保健者;病后体虚,口干、咽燥、大便干结、小便短赤、心中烦热、睡眠不实者；慢性胃炎、肝胆病、糖尿病、心血管病、干燥综合征、肿瘤等患者。

　　杨先生，51岁，患有糖尿病，2014年3月发现肺结核，接受抗结核治疗。抗结核药杀菌也伤人，导致患者变瘦，面色变黑，饭吃不下。他来到杭州胡庆余堂找施仁潮主任开中药，当时患者的情况是：体瘦，神疲，说话无力，走路气短，胃口很差，睡眠差，多梦，盗汗出，大便干结。患者说服西药让人吃不消，只是想进补，要求方便、有效。阴虚需养阴，新鲜铁皮石斛是首选；睡眠差需养心，灵芝破壁孢子粉最有效，且有补五脏虚损的作用，两者同用的成品膏铁皮枫斗灵芝浸膏适宜服用。杨先生严格按要求服用，一连吃了10瓶，结果体重增加了6千克，精神气色都如常人。

九、西红花铁皮枫斗膏

　　西红花又叫藏红花、番红花，是一种鸢尾科番红花多年生花卉。原生种在西南亚，最早由希腊人人工栽培，明朝时传入中国，《本草纲目》有收录。

　　它味甘、微辛，性平，归心、肝经；体轻质润，入血行散，具有活血祛瘀、散郁开结、凉血解毒的功效，主治月经不调，痛经，经闭，或恶露不行，腹中包块疼痛，跌仆损伤，忧郁痞闷，惊悸，温病发斑，麻疹。

　　《本草品汇精要》介绍西红花功用："主散瘀调血，宽胸膈，开胃进饮食，久服滋下元，悦颜色。"

　　现代研究发现，西红花有利胆的作用，能降低胆固醇和增加脂肪代谢，可用于脂肪肝的治疗。它通过改善微循环，促进胆汁的分泌和排泄，从而降低异常增高的球蛋白和总胆红素，可用于慢性病毒性肝炎后肝硬化的治疗。它含有的藏红花酸对有毒物质引起的早期急性肝损害有化学预防作用。

　　它有增强免疫应答的作用，能增强机体耐力，增强淋巴细胞增殖反应，提高机体细胞免疫和体液免疫，具有显著的抗血凝作用。

　　它有呼吸兴奋作用，在常压缺氧的条件下，可增强细胞内的氧代谢功能，提高心脏的耐缺氧能力，在一定程度上减弱剧烈运动对心肌细胞的损伤，对心脏有一定的保护作用。对乙醇诱发的学习和记忆障碍有改善作用。

　　它可使肾毛细血管保持通畅，增加肾血流量，促进炎症损伤的修复。能使尿蛋白量明显减少，病理组织损害显著减轻，肾小球中免疫复合物溶解和吸收加快。

　　它对小鼠、豚鼠、兔、犬及猫的子宫有兴奋作用，可引起子宫节律性收缩，提高子宫的紧张性与兴奋性，大剂量时可出现痉挛性收缩，已孕子宫更为敏感。

它具有明显的抑癌抗癌能力。其提取物对小鼠移植性 S180 肉瘤、埃氏腹水癌（EAC）和道氏淋巴癌腹水型（DLA）均有显著的抑制作用，带瘤小鼠寿命延长率分别为 111%、83.5% 和 112.5%。体外试验，提取物对 P3813、S180、EAC、DLA 肿瘤有明显的细胞毒性，其机制是抑制肿瘤细胞 DNA 合成。

现代临床用于补血活血，对月经不调、内分泌失调、肝胆病及肿瘤进行治疗，并用于抗衰老保健，美容养颜。

入药求真，《增订伪药条辨》说："西藏红花，花丝长，色黄兼微红，性潮润，气微香，入口沁人心肺，效力甚强，为红花中极品。"作为名贵药材，西红花的产量很低，2000 多朵花只能产 1 克西红花，一亩地产量只有 1.5～2 千克。药源紧缺，价格昂贵，使得一些不法商贩以假乱真，牟取暴利。早在清代，药学家赵学敏即提出试验真假一法："将一朵入滚水内，色如血，又入，色亦然，可冲四次者真。"

有经验，看花柱顶端，呈现锯齿状的是正品，伪品是非常整齐的。下面再介绍几种鉴别真伪的实验方法：

方法一：取样品一小片放在玻璃片上，加稀硫酸 1 滴，真品四周先出现深蓝色，渐变为紫色，后变棕红色。

方法二：取样品少许，浸入水中，真品水变为金黄色，水面无油状漂浮物，若水呈现红色，且水面有油状漂浮物者为伪品。

方法三：取样品少许，浸入水中，搅动，真品不易碎断，若碎断即为伪品。

方法四：取样品少许，加碘酒一滴，真品不变色，若变蓝色、蓝黑色或紫色，则为伪品。

方法五：取样品少许浸入水中，水被染成金黄色且直线向下扩散，用放大镜观察，真品一端膨大成喇叭状，一侧有裂缝（若顶端边缘有细齿者为上品），否则是伪品。掺伪的品种有西红花的雄蕊，黄花菜染色，玉蜀黍的花柱、柱头，以及红花、莲须等。

西红花铁皮枫斗膏针对免疫力低下、亚健康人群的特点，确立扶正祛邪、滋阴活血的调补原则，以西红花为君药，重在养血活血化瘀，行气解郁安神，使瘀血祛，新血生，血气充盈，体魄强健。以铁皮枫斗为臣药，取其益胃生津，滋阴清热，使阴液充盈，肌肤润泽。以益母草、西洋参、茯苓共为佐使，其中益母草行血养血，行血而不伤新血，养血而不滞瘀血；西洋参益气养阴，生津止渴；茯苓健脾养胃，宁心安神。三味共同发挥养血活血、滋阴清热、活血化瘀的作用，使得本品补而不腻，清而不伤胃。诸药配伍，滋养先天之精，滋补阴阳气血，补益脏腑功能，使机体气血充盈，阴阳调和，脏腑功能正常发挥,达到扶正固本、提高机体免疫功能的目的。女性白领工作压力大,缺少活动,病后虚弱,气血不调,年老体衰,免疫力低者尤宜服用。

由于西红花养血活血,铁皮枫斗养阴补虚,能使气血调和,妇女经事调和;脏腑肌肤得以充养,肤色润泽,使得西红花铁皮枫斗膏对于妇女调经,消除肌肤枯黄黯黑,有很好的效果,特别受到女性朋友的欢迎。

第八章
中医养生知识六讲

本章内容为编者平时养生讲座内容,通俗易懂,实用性强,受到广大群众的欢迎,现编入书内,供广大读者阅读。

第一节 / 体质养生

一、如何辨别你的体质

每个人体质不同,所以在养生调理方面也有所不同,要根据自己的体质设计养生调理方案,否则别人应用很好的方法对你来说可能有不好的效果,例如阴虚体质的人经常吃生姜等辛辣之物就会更容易上火;而阳虚体质的人经常吃寒凉之物会导致阳虚加重;因此养生要因人而异,要想取得比较好的效果,首先要弄清自己的体质。

平和体质:体形匀称、眼睛明亮、面色红润、睡眠良好、不易生病。

阳虚体质:畏寒肢冷、喜热饮食、睡眠偏多、面色柔白。

气虚体质:精神不振、气短懒言、易疲乏、易出汗。

阴虚体质:面色潮红、唇红口干、手足心热、口燥咽干。

瘀血体质:面色晦暗、易出瘀斑、口唇黯淡。

湿热体质:面部油光、易生痤疮、心烦懈怠、易兴奋躁动愤怒。

痰湿体质:喜食肥甘、痰多胸闷、身重困倦、舌胖口黏。

气郁体质:忧郁脆弱、敏感多疑、烦闷不乐、嗳气呃逆、咽异物感。

过敏体质:对花粉、尘螨、气味、部分食物、天气变化等敏感。

以上就是九种最常见的体质,看看自己属于哪一种,对于 40 岁以上的人,往往复杂一些,可能是几种体质的混合,如常见的上热下寒,在日常调理方面,更应该注意,最好征求专业人士的建议。

二、气虚、阳虚、痰湿体质调养

上面讲到如何辨别体质,下面讲的是不同体质人群的日常调养方法。至于平和体质的人,一般都是非常注意养生的,这种体质的人也比较少,继续按照自己的养生方式调养就可以了。

我们先看看气虚和阳虚体质的人,这两种体质的人都有一个"虚"字,这个"虚"是怎么产生的呢? 主要有以下原因:① 大病或久病导致身体消耗过多;② 中年以后,身体功能和青年时相比,渐渐衰退;③ 年龄不大但过度劳累、经常熬夜、缺乏运动、不注意饮食均衡也会导致机体功能提前透支,出现中年之后才会逐渐出现的虚象。

如何调养呢? 就要根据以上原因,对症下药,同样是气虚,你可能主要是过度劳累,他可能主要是缺乏运动,所以调理的方法也不同。总体而言,有以下几点:

(1)尽量避免不良生活工作习惯,如经常熬夜,饮食无规律,不讲究营养均衡,经常不活动等,尤其对于 20 多岁、30 多岁就出现"虚"的人一定要改善日常习惯,否则"虚"还会加重,到了量变产生质变的时候,那么你就要进医院了,对于身体的器质性变化就不容易治疗了,这部分人群以养成良好生活习惯为主,适当配合中药调理。

(2)"虚"其实就是机体某些功能减弱或降低,怎么补养? 主要是食疗配合补养功能的中药。气虚体质的可以多食用大豆、大枣、山药、扁豆、莲藕、南瓜、胡萝卜、板栗等,阳虚体质的可以多食用各种坚果、羊肉、牛肉、老母鸡、红枣、龙眼肉、葱、姜、蒜、韭菜、辣椒、红酒等;同时要配合具有调理脏腑、抗衰老功能的中药以提高机体功能,如脾胃消化功能,神经-内分泌系统功能、心、肝、肾等功能,从而改善虚证;补养是主要的,当然适量运动,调整情绪,保证睡眠也起到辅助作用。

痰湿体质是怎么产生的呢? 一是饮食因素,喜欢吃膏粱厚味,又香又甜的东西,闻到就想吃,还控制不住自己;二是缺乏运动,痰湿体质的人吃的多,又不运动,所以自然就胖起来了,肥胖者痰湿体质的人就多。痰湿体质的人怎么调养呢? 不像气虚和阳虚的人需要补养,痰湿体质的人本身营养就过剩,所以调理的方法:一是节食,控制食欲,尤其高蛋白、高脂肪的食物,二是加强运动,消耗身体过多脂肪。气虚和阳虚的人需要多吃些营养丰富的食物,而痰湿体质的人调养就痛苦一点,不能吃那些好吃的,生姜、海带、冬瓜、萝卜、陈皮、薏苡仁等都是最适合痰湿体质吃的。"冬吃萝卜夏吃姜"我们都知道,但不是每个人都适合,萝卜稍微偏寒、理气消食,生姜暖脾胃、散湿气。阴虚、湿热体质的人吃生姜会喉咙干、心热、口鼻冒热气；气虚、阳虚的人多吃萝卜也会不舒服；气虚自汗的人吃生姜更加汗出而消耗体力；痰湿体质的人最适合"冬吃萝卜夏吃姜"，因此，不根据自己体质吃食物，尤其经常吃某几样东西的话，可能对身体还会产生害处。

三、阴虚和湿热体质调养

阴虚和湿热体质，体内都有热，因此要避免过量食用温热之物，否则会加重内热。体内有热的人一般性格比较急躁，容易发火，这两种体质的人的性格都有这个特点。

阴虚体质产生的原因主要有：① 长期食用辛辣刺激之物；② 久病伤阴；③ 过劳伤阴。

阴虚体质调养的方法：①注意饮食，忌辛辣刺激之物，可以食用银耳、蜂蜜、葡萄、苹果、梨子等，不适合核桃、韭菜、葱姜蒜、茴香、花椒、辣椒等，以免引起上火；②养神，调慢生活节奏、注意休息放松，避免过度劳累；③中药调理。

湿热体质产生的原因主要有：① 久居潮湿之地；② 喜食肥甘油腻、辛辣刺激之物等。

湿热体质调养的方法：①要多运动、多出汗，像汗蒸就比较适合湿热体质，气虚、阳虚、阴虚体质只会越蒸越虚，所以汗蒸也要因人而异；②注意饮食，忌肥甘油腻、辛辣刺激之物，多食绿豆、黄瓜、芹菜、冬瓜、藕、西瓜等以清热祛湿。

四、瘀血和气郁体质调养

瘀血和气郁体质都会有气血不通畅的表现，前者以瘀血为主兼气郁，后者以气郁为主兼瘀血，这两种体质性格的人大多比较压抑，有时也会急躁，心脑血管病、肿瘤等疾病的患病率以这两种体质为多。

瘀血体质产生原因主要有：① 体寒（经常吃冰冻食品；夏季终日生活工作于空调环境）；② 阴虚；③ 气郁（长期压抑）。

瘀血体质调养的方法：①注意饮食及生活习惯，夏日少用空调，少食用寒凉之物，多食用生姜、红糖、酒、韭菜、各种食醋、黑木耳、山楂、萝卜、胡萝卜、陈皮等以活血祛瘀；②调畅心情；③多运动可以行气活血；④中药调理。

气郁体质产生原因主要有：① 肝气郁结：易生闷气、纠结、憋屈；② 喜欢独处，不喜欢与社会太多接触。

气郁体质调养的方法：①生活调理，不伤肝血：长时间看电视、看电脑、做十字绣等易伤肝；不增加肝脏负担：身体代谢废物靠肝脏降解、药物要经过肝脏分解、酒精要依赖肝脏代谢。②心情调理，不伤肝气：不能过于敏感、斤斤计较、生闷气；多和朋友倾诉交流、注意自我完善；③运动调理：跑步、登山、太极拳等；④食疗，柔顺安抚肝脏：用当归、白芍、葡萄、红枣、枸杞、陈皮、山楂等；⑤中药调养。

五、过敏体质调养

过敏体质大多和遗传因素密切相关，另外和后天不注意保养、机体免疫功能在短时间内迅速下降而诱发疾病有关，常见的有过敏性鼻炎、哮喘、皮肤病等，季节变换、气候因素、某些食物、某些气味、情绪紧张、机体免疫力下降都是诱发因素。笔者在临床上碰到不少哮喘患者，之前无任何哮喘症状，在数天的过度劳累导致机体免疫力降低后，出现典型的哮喘症状，其实这些人群也是过敏体质，只是没有发作而已，所以机体免疫力往往决定是否发病。

过敏体质者需要注意的是：①尽量减少与变应原的接触，必要时减少室外活动，戴口罩等；②增强机体免疫力，必须注意养生，而不能过度透支、消耗自己；③必要时，应用中药增强机体免疫能力。

六、复杂体质调养

前面讲到的都是较为单纯的体质调养方法，对于不注重保养身体的人群，随着年龄的增长，体质可能就比较复杂，像40岁以上的人，大多都是两种或三种体质的混合，这时候，调养方式就要慎重，尽量咨询专家，给出调理意见，否则会让自己的体质更复杂，例如，比较常见的"上热下寒"，这些人群本身是寒性体质，本应可以用温热之物补养，但是一用就上火，所以不能用；患者很容易出现"上火"现象，用寒凉之物泻火却出现体寒加重，胃肠又受不了。这种体质的调养就要补阳与滋阴并重，根据患者某一阶段的特点，有所侧重，过分补阳或过分清热，效果会适得其反。另外，像"三高"人群中，相当一部分，有湿热，有瘀血，还有阴虚，所以调养时要根据每个人的具体情况兼顾各个方面，并有所侧重，这时候必须咨询专业人士了。

第二节 / 食物养生

本节主要谈谈和大家密切相关的食物养生，每人体质不同，所以在饮食上也要有所差异。因此,从身体健康角度考虑,不是喜欢是什么就吃什么,也不是别人吃什么就跟着吃什么,而是自己的身体需要吃什么就吃什么,养生其实就是要养成一种良好的习惯,好习惯才有好身体。

不少食物可以抗衰益寿,防病治病,但要注意食物养生的原则:

一是全面膳食,合理搭配,不可挑食,包括荤素搭配,寒热搭配等。

二是因人而异,每人体质不同,所以选择食物要有所侧重。因时制宜,冬季夏季食物选择要有所区别;因地制宜,不同地域选择食物也要有所区别。

三是饮食有节,注意禁忌,尤其生病期间和身体不适时期更应注意。

一、食物颜色与养生

1. 青色

青绿色多为蔬菜,可以清肝火、疏肝气,像血压高、脾气大的人可以多吃绿色蔬菜。比如青皮萝卜、芹菜、莴笋、油菜等。

2. 红色

温性食物如辣椒、羊肉、荔枝、樱桃等补心火、心阳;

红色寒凉食物:红心萝卜、番茄、西瓜等清心热、心火。

3. 黄色

多补益脾胃,如小麦、小米、玉米、板栗、香蕉、桂圆、黄豆等。

4. 白色

滋养肺阴,如百合、银耳、莲藕、白果、鸭肉等。

5. 黑色

多补肾,如木耳、香菇、紫米、桑葚、紫菜、海带、乌鸡等。

同一种类不同颜色的食物作用如下:

青萝卜:清肝火;白萝卜:通肺气、利大便;红萝卜:清心火、适用于口舌生疮;胡萝卜:补益脾胃。

小米养脾胃;大米养肺;黑米样肾。

白木耳养肺;黑木耳养肾。

绿豆清肝 ;黑豆补肾 ;黄豆补脾胃;红豆补心血。

二、食物的寒热温凉

1. 寒性

西瓜、香蕉、柿子、食盐、苦瓜、番茄、甘蔗、冬瓜、黄瓜、猪肠、竹笋、海带、紫菜、蟹等。

2. 凉性

小米、大麦、小麦、绿豆、豆腐、茄子、白萝卜、冬瓜皮、丝瓜、菠菜、芹菜、梨、苹果、茶叶、蘑菇、猪皮、荞麦等。

3. 平性

白薯、土豆、蚕豆、黄豆、黑大豆、粳米、玉米、花生、洋葱、香椿、胡萝卜、黑芝麻、木耳、葡萄、猪肉、猪心、猪肺、鸡蛋等。

4. 温性

生姜、葱、大蒜、酒、醋、韭菜、小茴香、高粱、栗子、大枣、核桃仁、虾、海参、羊乳、鸡肉、羊肉、狗肉、猪肝、猪肚等。

5. 热性

肉桂、辣椒等。

三、三高的食物调理

1. 高血糖食物调理

苦瓜:含植物胰岛素;南瓜:降血糖;银耳:延缓血糖上升;土豆:预防胰岛素抵抗;芹菜:降血压、降血糖;藕:预防糖尿病和高血压;橙子:预防糖尿病、增强抵抗力;薏米:降血糖;芦荟茶:降血糖(刺激合成释放胰岛素);荞麦:调脂、减肥、降糖;玉米:降三高。

2. 高血压调理

芹菜:降压蔬菜第一号;香菇:降血压、降血脂;山楂:降血压、降血脂;海带:肠道清道夫;蜂蜜:通便降压。

3. 高脂血症调理

燕麦:国际公认的降脂食品,含丰富的亚油酸和皂苷素,可以降低血清胆固醇、甘油三酯。它所含有的水溶性纤维素可以阻挡肠道吸收过多的胆固醇。

黄豆:抑制脂肪的吸收,促进脂肪的分解,单纯食用可以引起碘流失,可配合海带。

四、常见问题的食物调理

1. 肥胖调理

海带:软坚散结、消痰利水;赤小豆:利尿、消肿、解毒;荷叶、冬瓜、茶叶等。

2. 轻度失眠

香蕉:平稳血清素和褪黑素、让肌肉松弛;菊花茶:镇静;燕麦片:能诱导产生褪黑素;温牛奶、蜂蜜、土豆等。

3. 便秘

白木耳、白萝卜、牛乳、蜂蜜、香蕉、核桃、黑芝麻等。

每个人可以结合自己的身体状况,对饮食做出相应的调整,但是需要注意的是饮食均衡也很重要。不要认为哪些食物对自己身体有益处,就拼命吃,不少食物不太适合自己,就一概不吃。例如阴虚体质可以适当多吃一些滋阴润燥之物,温热之物要少吃一些,这样搭配才最为合理。

五、常用食物功用

1. 粮食类

粳米:补中益气、健脾和胃、除烦止渴。

糯米:补中益气、健脾止泻。

小麦:养心益肾、除烦止渴、通淋止泻。

玉米:调中和胃、利尿排石、降脂降压、降血糖。

薏苡仁:利水渗湿、健脾止泻。

绿豆:清热解毒、清暑利水。

绿豆芽:清热解毒。

蚕豆:健脾利湿。

豌豆:补中益气、利小便。

黄豆:健脾宽中、益气。

豆腐:生津润燥、清热解毒。

豆腐皮:清肺养胃、止咳、消痰、敛汗。

2. 蔬菜类

马铃薯:益气健脾、调中和胃。

甘薯:健脾益气,可以提供大量的胶原和黏液多糖,能保护人体呼吸道、消化道和骨关节的黏膜组织;甘薯中亚油酸、纤维素有助于减少和消除胆固醇;含糖、维生素 A 和维生素 C,可以提供人体大量胶原。

洋葱:清热化痰,含有多种有益健康的复合物,对神经系统和心血管系统具有重要的保护作用,有助于提高免疫力,预防多种肿瘤生长。护心作用比葡萄酒更强,可以降低胆固醇、预防血管硬化、增强血管弹性和保持健康血压水平。

白菜:清热除烦、通利肠胃、利尿。

包心菜:清热散结、健胃通络;慢性胆囊炎、慢性溃疡病患者最为适宜。

番茄:生津、止渴、健胃、消食平肝。

茄子:清热、消肿利尿、健脾和胃。

辣椒:温中散寒、开胃除湿。

冬瓜:清热利水、消肿解毒、生津除烦;糖尿病、冠心病、动脉硬化、高血压、肥胖更为适宜。

黄瓜:清热止渴、利水解毒;可用于减肥;黄瓜汁可以舒展皱纹。

丝瓜:清热化痰、止咳平喘、通络。

水芹:清热利水、止血止带。

菠菜:清热除烦、止渴通便。

莴苣:清热利水、通乳。

百合:润肺止咳、清心安神。

藕:清热润肺、凉血行瘀,熟用健脾开胃、止泻固精。

白萝卜:消食化痰、下气宽中。

韭菜:温阳下气、宣痹止痛、散血降脂,用于高脂血症、冠心病。

木耳:凉血止血、和血养荣、止泻痢。

大蒜:解毒杀虫、止咳祛痰、宣窍通痹。

生姜:发表散寒、健脾止呕、解毒。

蘑菇:补益肠胃、化痰散寒,用于肿瘤、糖尿病、肝炎、慢性支气管炎等。

银耳:可以滋阴润肺可以防治高血压、血管硬化、便秘;被誉为菌中之冠,名贵营养滋补佳品、扶正强体;银耳中多糖类物质能增强人体免疫力、加强细胞吞噬能力、兴奋骨髓造血功能。

3. 果品及干果

香蕉:清热、润肠解毒、止痛。

橙子:和中开胃、宽膈健脾、醒酒;肝气郁结平时宜食用。

苹果:生津、润肠、消炎、止渴。

葡萄:补气血、强筋骨、利小便、安胎、除烦止渴。

西瓜:清热解暑、除烦止渴、利小便、降血压。

橘:开胃理食、止渴、润肺。

梨:生津、润燥、清热、化痰。

山楂:消食积、散瘀血、利尿、止泻。

梅子:生津、止渴、化痰、止泻止痢。

杏子:生津止渴、止泻。

荸荠:清热化痰、消积、祛湿。

桃子:生津、润肠、活血、止喘、降压。

桑葚:补肝益肾、熄风、滋阴养血。

柠檬：生津止渴、祛暑安胎、降脂、消炎。

龙眼肉：益心脾、补气血、安神。

石榴：涩肠、止血、止渴。

大枣：补脾和胃、益气生津、调营卫、降血脂、抗癌，抗变态反应。

花生：润肺和胃、止咳、利尿、下乳。

胡桃仁：滋补肝肾、强筋健骨。

栗子：养胃健脾、补肾强筋、活血止血、止咳化痰。

莲子：养心益肾、补脾涩肠、止血。

葵花籽：降压、治痢、祛虫。

4. 畜肉类

猪肉：滋阴润燥、益气。

猪蹄：补血、通乳、托疮。

猪肚：补虚损、健脾胃、止渴。

猪肝：补肝、养血、明目、利尿。

猪心：补虚养心、安神定惊。

猪肾：补肾壮腰、补虚劳。

猪肠：润肠、补虚。

猪肺：补肺、止渴。

牛肉：补脾胃、益气血、强筋骨。

羊肉：益气补虚、温中峻下。

狗肉：补中益气、温肾助阳、理气利水。

鸡肉：温中益气、补精添髓、降逆。

鸭肉：滋阴养胃、利水消肿、健脾补虚。

鹅肉：益气补虚、和胃止渴。

5. 水产品

海参：补肾益精、养血润燥、止血消炎、和胃止渴。

虾：补肾壮阳、通乳、托毒、祛风痰。

蟹：益阴补髓、清热散血、利湿。

鲍鱼：养血柔肝、滋阴清热、益精明目、行痹通络。

带鱼：养肝补血、和中开胃、消瘿瘤。

鲫鱼：健脾胃、止消渴、理疝气。

鲤鱼：利水消肿、下气通乳、止渴、安胎定惊。

鳝鱼：补虚损、除风湿、强筋骨、止痔血。

鳖：滋阴补虚、止泻截虐。

泥鳅：补中气、祛湿邪、清热壮阳。

紫菜：化痰软坚、清热利水、止咳。

海带：清热利水、软坚消瘿。

6. 其他类

牛乳：补虚损、益肺胃、生津润肠。

羊乳：润燥补虚。

鸡蛋：滋阴润燥、养心安神。

茶叶：生津止渴、清热解毒。

蜂蜜：补中润燥、缓急解毒、降压、通便。

黑芝麻：滋养肝肾、润燥滑肠。

玫瑰花：理气解郁、活血散瘀。

饮食养生，贵在平时坚持，药食同源，食物不仅提供营养，不少食物也对身体功能起到一定调整作用；当然，中药调理身体作用更广泛，也更强，对于脏腑功能失调或者需要养生保健的人群就是最佳选择了。

第三节 / 中药养生

在中医学宝库中，最具特色的便是中药和针灸，我们大多数人都知道李时珍的《本草纲目》讲述的就是中药，和现代西药相比，中药历经几千年被证明是安全有效的，相当一部分中药具有补养气血，疏经通络，滋肾壮阳，调养脾胃，抗衰老，增强免疫功能的作用，在养生保健、防治亚健康（体虚、体寒、疲劳、失眠）等方面具有无可比拟的优势。

一、常见调三高、抗动脉硬化、防治心脑血管病中药

现代心脑血管病发病率非常高，心脑血管病的死亡率和致残率也很高，这和现代人的生活、工作习惯密切相关，为了避免心脑血管病，必须预防三高，防治动脉硬化；除了日常饮食、劳逸结合、舒缓压力等需要关注以外，中药在预防三高、动脉硬化、心脑血管病方面也有着不可替代的作用。

桂枝：镇痛、抗炎、抗过敏、增加冠脉血流量、改善心功能、抗肿瘤。

桑叶：降糖、降血脂。

菊花：抗菌、抗炎、扩张冠状动脉、增加冠脉血流量、提高心肌耗氧量、镇静、降压。

葛根：扩张冠状动脉和脑血管、增加冠状动脉和脑血管流量、降低心肌耗氧量，降压、降糖、降血脂、抗氧化。

知母：抗炎、抗菌、降血糖、抗癌、抗溃疡。

决明子：降血脂、抗动脉硬化、保肝、减肥、改善胰岛素抵抗。

黄芩：抗炎、抗菌、抗病毒；降压、降脂，保肝利胆、抗氧化。

黄连：抗炎、抗菌、抗病毒；降血压、降血糖、降血脂、强心、抗心律失常。

金银花：抗炎、抗菌、抗病毒、降血脂。

肉桂：增强冠状动脉及脑血流量，抗血栓、抗溃疡、降糖、抗菌。

女贞子：降血糖、降血脂、抗血栓、护肝、抗肿瘤、调节免疫。

生地黄：降压、降糖、抗溃疡、造血止血。

玄参：扩张冠状动脉、降压、保肝、增强免疫、抗氧化。

丹皮：抗炎、抗菌、抗过敏、抗血栓、抗心脑缺血、抗动脉粥样硬化，抗心律失常，降压、保肝、调节免疫。

赤芍：抗炎、抗菌、抗过敏、抗血栓、抗心肌缺血、保肝、抗胃溃疡、调节免疫、抗氧化、抗肿瘤、抗抑郁。

青蒿：显著抗疟，抗菌，抗炎，利胆、抗肿瘤、降压、抗心律失常。

地骨皮：降血压、降血糖、降血脂，抗菌、抗病毒。

胡黄连：降血糖、降血脂，保肝利胆，抗炎、抗氧化、抗溃疡、抗肿瘤。

山楂：降血脂，抗动脉粥样硬化，保护心肌，抗氧化、增强免疫。

川芎：扩张冠状动脉和脑血管、增加冠状动脉和脑血管流量、抗血栓，降压。

延胡索：扩张冠状动脉和脑血管、增加冠状动脉和脑血管流量、降压、抗炎、抗应激、抗肿瘤。

丹参：扩张冠状动脉，增加冠状动脉血流，抗血栓，降压，调血脂、抗动脉粥样硬化，保护肝细胞，改善肾功能，抗炎、抗过敏、抗肿瘤、抗疲劳。

红花：扩张冠状动脉，增加冠状动脉血流量，保护心肌；降血压、抗血栓、抗疲劳。

鸡血藤：造血、抗血栓，降血脂、抗动脉粥样硬化，调节免疫，抗炎、抗病毒、抗肿瘤。

绞股蓝：改善心脑功能，增强免疫、降血糖、降血脂、抗疲劳、抗衰老、保肝、抗肿瘤、抗血栓。

红景天：改善心脑功能，抗缺氧、抗应激、抗疲劳、抗衰老、抗肿瘤，降血压、降血糖、降血脂。

沙棘：增强免疫、抗疲劳，抗缺氧、抗衰老、抗应激、抗肿瘤、降血糖、降血脂、抗血栓。

二、常见抗衰老、增强免疫、养身保健、防治亚健康中药

随着经济的发展,人们生活水平的提高,现代人越来越注意身体保养,越来越关注亚健康,中医向来提倡"治未病",真正的疾病是很难治好的,像三高、冠心病能治好吗? 中风偏瘫患者能恢复正常吗? 所以,我们在还没有疾病时,就要注意预防,在亚健康状态时,就要积极干预,使身体功能处于良好状态。许多中药具有补养气血、疏经通络,滋肾壮阳,调养脾胃,抗衰老、增强免疫功能,在养生保健、防治亚健康(体虚、体寒、疲劳、失眠)等方面具有无可比拟的优势。

酸枣仁:催眠、保护心肌、降血压、降血脂、增强免疫力、抗肿瘤、抗血栓。

灵芝:改善睡眠,抗氧化、抗衰老、保肝护心。

远志:降血压、降血糖、降血脂,增强免疫力,抗氧化、抗衰老、抗肿瘤。

人参:增强免疫力、消化、造血、心脑功能,降血脂、降血糖,抗应激、抗疲劳、抗衰老、抗肿瘤。

西洋参:增强免疫力、降血脂、降血糖,抗应激、抗疲劳、抗肿瘤。

太子参:增强免疫力、抗应激、抗疲劳、益智、抗衰老,降血糖、降血脂、止咳祛痰。

黄芪:保护心脏、肾脏、肝脏,降血脂、降血糖,增强免疫力、抗疲劳、抗衰老、抗肿瘤。

白术:调整胃肠(子宫)功能,利尿,增强免疫力,抗衰老,保肝利胆,降血糖,抗肿瘤,止咳祛痰。

山药:调整胃肠功能,增强免疫力、抗氧化、抗衰老、降血糖、降血脂、抗肿瘤。

大青叶:增强免疫力、抗菌、抗病毒、抗肿瘤、保肝利胆。

党参:调整胃肠功能,造血,增强免疫力、益智、降血糖、调血脂、抗衰老、抗缺氧、护心。

大枣:造血、抗疲劳,抗氧化、抗衰老、抗突变、抗肿瘤,抗炎、抗过敏,保肝、降血压、降血脂。

刺五加:改善心脑功能,增强免疫力、抗疲劳,抗氧化、抗衰老、抗肿瘤、降血糖。

鹿角胶:增强免疫力、抗衰老、抗溃疡、抗缺血、强心、保肝。

紫河车:促进女性及男性性器官功能,提高免疫力,抗疲劳、抗衰老、强心、抗过敏。

巴戟天:增强免疫力、抗衰老、抗肿瘤、抗抑郁、增强和保护精子功能。

杜仲:预防骨质疏松、降压、增强性功能,抗应激、抗衰老、抗肿瘤。

续断:增强免疫力、抗衰老、预防骨质疏松、保养子宫。

肉苁蓉:调整神经-内分泌功能,增强卵巢、睾丸的功能,保养脑、肝、心、肾等。

益智仁:清除自由基,抗应激、抗过敏、抗疲劳、抗癌、抗衰老。

菟丝子:降血脂、降血压、软化血管、造血、抗衰老、增强性功能。

阿胶:补血、强壮,提高免疫力、抗血栓、抗肿瘤、抗休克。

当归:保养子宫、心脏,提高免疫力、抗血栓、抗肿瘤。

熟地黄:调节神经-内分泌系统,提高免疫力、强心、抗衰老、抗焦虑、增强记忆。

芍药:提高免疫力、保肝、解除痉挛,镇痛。

何首乌:调节血脂、保肝、抗氧化、抗癌。

沙参:镇静、护肝、降糖、调节免疫力、抗癌。

麦冬:增强免疫力、抗癌,调整神经-内分泌功能,抗缺氧、强心、护脑,镇静、降血糖。

玉竹:降血糖、降血脂、抗动脉粥样硬化、抗氧化、清除自由基、抗衰老、增强免疫力。

黄精:降糖、降脂、防治血管粥样硬化、脂肪肝、清除自由基,延缓心脑衰老。

枸杞子:增强免疫力、降血压、降血糖、降血脂、抗氧化、抗衰老、抗肿瘤。

黑芝麻:降血脂、降血糖、抗动脉硬化、抗衰老。

龟甲:调节神经-内分泌系统,提高免疫力、保养男女性器官、增强性功能,补血、镇静。

鳖甲:增强免疫力、抗肿瘤、降血脂、护肝、补血、抗疲劳。

五味子:增强免疫力,抗氧化、抗衰老、保肝利胆、降血压、调整神经系统、呼吸系统功能。

山茱萸:增强免疫力,抗氧化、抗血栓,降血糖。

上述中药都有不少的作用,但是如何配方是关键,针对不同人、不同的体质,需要根据自己身体状况进行组方才有较好的作用。对于大多数疾病的治疗,建议以西医为主,中医为辅;而对于亚健康调理,养生保健,预防疾病,除了自己平时注意外,主要就靠中医了。

三、中药膏方

亚健康防治的中药膏方这一剂型,不像疾病可以短期内见效,往往需要较长的时间才有较好的效果;中药膏方一般由 30 味以上药物组成,调理全面而又重点突出,适宜体质调养,另外便于储藏,方便服用,口感好,一剂膏方可以服用 8 周左右。

(一)中药膏方特点

(1)春季平补,夏季清补,秋季润补,冬季温补。
(2)辨证论治,整体调理,一人一方。
(3)扶正补虚,攻补兼施,补中寓治。
(4)高效经济,服用方便,口感怡人。

(二)中药膏方作用

(1)调节机体免疫功能;
(2)清除体内自由基,抗衰老;
(3)调整神经内分泌功能;
(4)强壮作用;
(5)健脑益智作用;
(6)养颜美容作用;
(7)改善心脑血管功能;
(8)调整消化系统功能;
(9)抗肿瘤作用;
(10)降低"三高"。

(三)中药膏方适用范围

(1)防治疾病:内科疾病,妇科疾病等。
(2)防治亚健康:失眠,疲劳,体虚,体寒等。
(3)抗衰老:养生保健,延年益寿。

(四)常用中药膏方简介

养生膏方,一般以大型复方汤剂为基础,根据不同体质,不同临床表现而确立处方,药物经过浓煎后,搀入某些特殊辅料而制成的一种稠厚的膏状物。膏方具有补中寓治,治中寓补、寒温并用、动静结合、补虚扶弱、标本兼治、随症加减，量体裁方的特点，对多种慢性病及体质虚弱者有较好的调理和治疗作用。只要处方得当、服用合理，不仅能够促进急、慢性病患者康复，还可以使正气旺盛、身体健康，起到增强体质、防病治病，延年益寿的效果。由于膏方药的药性缓和持久，便于携带，服用方便，深受广大人民的喜爱。

下面介绍最常用的四种膏方，供大家参考。

1. 抗衰延年调三高膏方

作用：a. 增强免疫，清除自由基，抗衰老，延年益寿；

b. 对三高、动脉硬化、脑血管病、冠心病等有预防和辅助治疗作用。

（药物组成：人参、西洋参、龟甲胶、丹参、川芎、红花、葛根、山楂、麦冬、黄精、玉竹、熟地黄、肉苁蓉、枸杞子等）

2. 抗疲助眠健脾胃膏方

作用：a. 改善脑疲劳、身体疲劳，养心安神助眠；

b. 健脾胃、补气血，增强免疫，抗衰老。

（药物组成：人参、西洋参、龟甲胶、阿胶、黄芪、党参、远志、酸枣仁、龙眼肉、香附、当归、熟地黄、茯苓、白术、砂仁等）

3. 护肝利胆养胃膏方

作用：a. 保肝、利胆，养胃，治口苦、胃部不适；

b. 防治胆囊炎、胃炎、胃溃疡、脂肪肝等。

（药物组成：人参、龟甲胶、阿胶、黄芪、党参、黄芪、香附、当归、陈皮、肉桂、茯苓、白术、砂仁、胡黄连、白芍、柴胡等）

4. 女性调养膏方

作用：a. 滋肾疏肝健脾，保养卵巢、子宫功能；

b. 防治月经不调、痛经、子宫肌瘤等妇科病；

c. 调补气血、美容颜、抗衰老。

（药物组成：人参、西洋参、龟甲胶、阿胶、黄芪、党参、酸枣仁、龙眼肉、香附、当归、熟地黄、山萸肉、肉苁蓉、白术、砂仁等）

（五）服用膏方注意事项

（1）时间：一般早晚空腹服用，每天 2 次，如果胃部不适，可以改为饭后服用。

（2）服用量：根据每人具体情况，开始时量可以小一些，逐渐增加到每次一勺到两勺。一剂膏方一般服用 4～8 周。

（3）效果：一般服用 1 周后，身体状况会有所改善，如果改善较慢，适当增加用量，每次最多不超过 3 勺，每天不超过 6 勺。

（4）注意事项：生病期间及女性月经期间一般停止服用膏方。

（5）罐内膏方一般存于冰箱保鲜室或冷藏室并密封，冬天也可以不放入冰箱；可以倒进小瓶内使用，用完后再倒；注意勺子的干净卫生、干燥，以免造成污染。

（6）可以直接服用或用开水冲服，直接服用口感更好。

第四节　四季养生

四季养生，就是一年当中，如何注意保养身体，中医讲究因人、因地、因时制宜，即每人体质不同，调养治疗不同，第一讲和第二讲的体质养生已经讲过了；还有就是地域不同，如北方人体质壮实，而南方人则腠理疏松，调养方式也会有所差异；本期所讲的就是季节不同，养生也应有所差异。

一、春季养生（肝脏——春——酸）

1. 哪些生活方式最伤肝

用眼过度：久视很容易使肝血不足；七情郁结；久坐不动：关节肌腱韧带属于肝系统；过度服药，过度饮酒；不重视脂肪肝的防治。

2. 养生对策

起居：早睡早起，舒展筋骨；

饮食：增甘减酸，以养脾气；酸性食物有食醋、山楂、乌梅等，可以收敛约束过于亢盛的阳气，是柔肝、安抚肝。

甘味食物有：糯米、红枣、桂圆、南瓜、牛肉、猪肚、山药、莲子、麦芽糖、蜂蜜、胡萝卜等。

春天宜进新鲜时蔬，以助肝气疏泄、阳气生发，如香椿、韭菜、蘑菇、金针菜、樱桃、荆芥等。

春蔬四味：三月三、荠菜赛灵丹；苋菜：缓解眼睛疲劳；茼蒿：清火化痰；春笋：稍凉而有升发之性。

春季上火宜用绿茶、菊花茶、苦丁茶、茅根茶、蜂蜜、雪梨、冰糖等。

保肝：大枣、蜂蜜、胡萝卜、猴头菇、香菇等。

促进排毒：春笋、黑木耳、生姜、辣椒、海带、绿豆、洋葱、花菜、西兰花、芹菜等。

肝气升发不及而特别乏力疲倦，可以服用逍遥丸配合补中益气丸，也可用党参、黄芪、白术、山药、大枣等制成药膳。黄芪菊花茶：黄芪20克、枸杞10

克、菊花 10 克、红枣 3 枚、放入冰糖少许——缓解肝气升发无力、疲劳倦怠难以缓解。

养肝汤——百合莲子银耳汤：莲子 6 粒、银耳 4 克、大枣 4 克、百合 4 克、冰糖 20 克、水 200 毫升。

经络穴位：太冲、行间、三阴交、曲池、合谷等。

3. 酸

酸能开胃；但摄入过多反而伤胃（消化道溃疡禁酸）。

同时由于酸主收敛，不利于气机的疏泄，所以平时情志比较抑郁的女士要少吃酸味的食物（醋、苹果、酸枣、樱桃、杨梅、石榴、番茄、葡萄、乌梅、橘子、山楂等）。

醋的妙用：食醋泡花生米一周以上，每日生吃花生米 8 粒，可以降低血脂、胆固醇、并通过软化血管起到降压作用。

失眠：醋 20 毫升、蜂蜜 30 毫升、温水搅拌，睡前服用。

皮肤晦暗：桃仁 250 克、醋 500 毫升，浸泡一周，每日食用 10 克左右，对面色晦暗、皮肤粗糙有明显改善作用。

二、夏季养生（心脏——夏——苦）

1. 起居

注意午休。把家里及周围环境打扫干净。

2. 饮食 ——清淡利口

如苦瓜、黄瓜、冬瓜、西瓜、丝瓜、绿豆芽等。

胃寒的人可以放点姜丝、蒜汁。

3. 药物——祛暑利湿

心火亢盛、小便黄赤——导赤散、六一散；

气阴两伤——西洋参、生脉饮；

暑湿困脾、食欲不振、腹胀呕吐——藿香正气散。

依赖空调又贪凉饮冷、汗少令湿聚脾胃、生冷使寒气内生，常见脘腹胀满、舌苔厚腻、大便黏烂、周身酸痛等，可以背部拔罐以散湿热、腹部艾灸以暖脾胃。

苦味可以清心泻火、消暑除湿；过用则伤心阳、肾阳。

三、秋季养生（肺脏——秋——辛）

1. 补肺

古代本草书里，延年抗衰驻颜很推崇百合、麦冬、玉竹、银耳、燕窝等。补肺金以生肾水，补肾不若补肺，有时肺气虚的人看上去面白、体瘦、声弱，但是脾气暴躁、不好惹，这是"宰相"（肺金）管不住"将军"（肝木）。即肝木反侮肺金。

2. 防干燥

朝喝淡盐水、晚喝蜂蜜汤，初秋可以适当喝糖水，比如陈皮冰糖煲水，川贝炖苹果，红薯糖水等，可以有效地改善秋燥引起的症状。

3. 适当补益

入秋多喝些白粥，既滋润、又营养，也利于脾胃休息，也可以在白粥里加些胡萝卜、山药、莲子、扁豆、薏仁等，山药是秋季最佳滋补食品；山药煲猪肚、山药乌鸡汤等。

秋季不宜大鱼大肉，适合秋季的补益食品、药品：无花果、莲藕、百合、蜜枣、红枣、黑芝麻、花生、扁豆、龙眼肉、银耳、燕窝、蜂蜜、乌鸡；沙参、麦冬、玉竹、杏仁、西洋参、胖大海、何首乌等。

4. 姜

早上吃姜、胜过参汤；晚上吃姜、等于砒霜。3 岁以下小儿不宜食姜；秋季及晚上忌食，食用可以使人体阳气发散、出现烦躁、失眠等。痛经可以用生姜 30g、红糖 20g 煎水。

四、冬季养生（肾脏——冬——咸）

1. 起居——不要扰动阳气

温足冻脑（温足主要是封藏、固守；而秋季应该冻足冻脑、太暖不利于肺气肃降）。

2. 饮食——不要刻意大补

最佳补益载体——粥。

百合红枣莲子银杏粥；山药红枣粥；核桃粥；乌鸡汤；羊肉汤；狗肉汤等；要警惕"火锅综合征"。

3. 灸

足三里、神阙、气海、关元等。

4. 咸

咸味可以补益肾精、软坚散结；过食咸味加重人体很多疾病，如高血压、心脏病、肾病等。甘味对于人体是多益而少害；咸味对于人体是多害而少益。

5. 甘

温中补虚，长养气血，缓解疼痛，解百药之毒，如山药、蜂蜜、阿胶、人参、甘草等；但是甘味太过可以出现厌食、消渴、肥胖、脱发等。

养生方式、方法首先要根据个人体质进行选择，其次也要根据季节变换、地域情况进行适当调整，这才是真正有效的养生。

第五节 / 精神养生

《内经》讲到"恬淡虚无，真气从之。精神内守，病安从来"，说明精神的重要性，中医养生不仅注意形，更注意神，精足神旺，疾病何来？下面主要谈谈如何养精和养神。

一、养精

1. 节欲宝精

内守精神；情欲适度（晚婚保精，婚后节欲，老年寡欲）。

2. 饮食养精

神者，水谷之精气也，饮食是生命之本，精、气、神的物质基础，通过调和饮食可以调养精、气、神，可以养生延年。

3. 中药补精

中药补精的方法很多，滋阴可以填精，温阳可以生精，补气可以化精，养血可以益精，调理脏腑可以保养精气。

二、养神

1. 调气安神

调气安神是指通过适当的方法调养人体之气，畅行脏腑气机，以增强五脏气化功能，进而调五脏之神。心主神明，肝调畅气机，脾胃为气机升降之枢纽，因此，要重在调和心、肝、脾。

2. 修德怡神

道德高尚之人行事光明磊落，性格豁达开朗，如此则神安志宁，气顺血调，形与神俱，乃得健康长寿。

（1）仁德常驻、爱心永存

爱人者，人恒爱之；敬人者，人恒敬之。故仁者之所以长寿者，外无贪而内清净，心和平而不失中正，取天地之美以养其身。孔子和孟子的仁德思想让他们分别以 73 和 84 岁的高龄，成为他们所在时代的长寿之星。

（2）胸怀坦荡、光明磊落

道德品质高尚之人总是心胸豁达宽广，心怀坦荡，光明磊落，自然心安理得，心神安宁，生活在舒心如意的气氛中，其乐融融。如此，内环境则保持一个良好的状态，有利于人的健康长寿。

（3）乐善好施、豁达开朗

对 90 岁以上长寿老人的调查表明，长寿的主要原因不在物质，而在精神，与心胸豁达、性格开朗、广交朋友、随遇而安的精神状态有关。

（4）谨守操品，德全不危

减少过多、不必要的私欲，并充分认识过欲的危害，以德养性，则可内守精神，使机体和环境保持协调平衡而不紊乱，才能有健康的精神心理。

（5）恬淡虚无、淡泊名利

恬淡虚无指排除杂念，畅遂情志；淡泊名利指的是少欲则恬淡，恬淡则心清气顺，精神内守。这一点要注意，不是要我们胸无大志，碌碌无为，而是要排除私欲，不为名利所困扰，而要孜孜于事业，以期有成，造福社会。

3. 调情摄神

现代研究表明，良好的性情有助于人体新陈代谢的平衡，能提高人的免疫功能和抗病能力；心理障碍和疾病往往是受外界刺激后不良情绪长期累积和持续发展的结果。当情志过激时，应该及时和主动调节，调情志以摄神，避免不良情绪对人体内外环境的进一步损害。常见方法如下。

（1）琴棋书画

在烦闷不乐、情绪不佳时欣赏音乐，可使精神振奋，紧张和苦闷的情绪也会随之消失，另外像书法、绘画、下棋等业余爱好均可以排解愁绪，舒畅气机，有利于身心健康。

（2）运动

运动不仅可以增强生命活力，而且可以把不良情绪发散出去。人在运动时，大脑可以释放引起精神愉快的物质——内啡肽。内啡肽分泌得越多，人的愉快感、放松感越强。

（3）开导

通过交谈，用浅显易懂的道理，经过劝说和引导，使消极情绪消除的一种方法。解释是开导的基本方法，使对方明白事理，以理制情，这样自然可以保持正确的心态；鼓励、安慰和保证可以帮助消除疑虑，建立信任和树立信心。

（4）节制

节制是指调和节制情感，防止七情过激，从而达到心理平衡的方法，七情太过,不仅引起气机失调,气血逆乱,影响脏腑功能,而且可以损伤正气,使人体自我调节能力减退。喜怒之情,人皆有之,喜贵于调和,而怒宜戒除,怒气一发,伤人伤己。

(5)疏泄

疏泄是指将积聚、压抑心中的不良情绪,通过适当的方法宣达、发泄出去,以尽快恢复心理平衡。例如,哭泣便是最直接的舒泄方法,哭泣之后,悲伤、痛苦的情绪也会随之得之缓解。此外,还有间接舒泄,如倾诉、歌唱、赋诗作文等。

第六节 / 女性养生——如何保养卵巢

一、卵巢早衰与卵巢储备功能不良

卵巢早衰的发病年龄为青春期至 40 岁,主要表现为闭经,不孕,可伴有潮热、盗汗,多梦等,化验室检查血清 FSH>40UL,连续 2 个月就可以确诊,出现卵巢早衰的问题很严重,不仅卵巢早衰,整个机体功能也提前衰老,所有女性都愿意更年轻些,哪个愿意更衰老些呢? 卵巢早衰一般在 30~40 岁左右,少部分在 30 岁左右,卵巢早衰是一种疾病,治疗时间也较长。连续两周期 FSH>20UL,为卵巢早衰隐匿期,连续两周期 FSH>10UL,为卵巢储备功能不良。像卵巢储备功能不良就属于亚健康状态,不属于疾病,当然越早期越好调养。

当然,化验室指标只是一方面,化验室指标严重异常,往往说明疾病严重,但是化验室指标正常,也不是说明一点问题没有,有时候属于隐匿期。

女性月经受下丘脑-垂体-卵巢轴调节,月经出现问题,除了极少部分器质性因素外,大部分为功能性问题,主要和卵巢的功能有关,卵巢正常分泌雌激素和孕激素,才能出现正常的月经,月经出现异常大部分情况和卵巢功能密切相关。

月经提前、推后、量多、量少都是卵巢功能异常的表现,因此调整月经不调主要就是调整卵巢的功能,使其正常分泌雌激素和孕激素,对于月经不调要高度重视,及时调整为正常,而不能任其发展,不少患者月经越来越少,甚至月经没有了,自己却认为少了不少麻烦,是好事,其实月经越来越少往往提示卵巢功能衰退,即将闭经,在更年期很正常,而在 40 岁之前,是较为严重的疾病,必须提前防范。

二、中医如何保养卵巢

如何保养卵巢呢?中医主要通过滋肾、疏肝、健脾的方法使卵巢功能一直处于良好状态,卵巢功能正常,月经才可能正常。强健卵巢功能,最为科学的方法是分为四阶段进行保养,当然每个人情况不同,中药应用也会有所差别,不能千篇一律。

第一阶段,月经结束后,为卵泡发育阶段,以补阴血为主,像月经量少的说明体内阴血不足,月经出血时间较长的说明子宫内膜修复能力较弱,通过滋补阴血可以补充体内阴血,促进卵巢正常分泌雌激素,增强子宫内膜修复能力,也就逐渐可以恢复正常的月经。常用中药如白芍、熟地、当归、制首乌、山茱萸、女贞子、旱莲草等,同时配合菟丝子、巴戟天、柴胡等阳中求阴。

第二阶段,在排卵阶段可以应用活血化瘀方法促进排卵,常用药物如川芎、丝瓜络、皂角刺、鸡血藤、穿山甲等配合太子参、白术、桑寄生等,促进由阴向阳顺利转化。

第三阶段,排卵后即黄体期,大多数月经不调患者,黄体期功能均不正常,导致月经提前,周期缩短或月经淋漓不尽,时间延长。因此调整黄体功能非常重要。此期应该以补肾阳为主,如鹿角胶、肉苁蓉、杜仲、阿胶、枸杞子、女贞子等以阴中求阳。

第四阶段,月经期,对于月经颜色暗并有血块,并往往伴有痛经的女性,可以在月经前几天和月经期应用活血化瘀中药,以促使月经正常,并消除痛经。常用中药如桃仁、红花、川芎、香附、柴胡、白芍、当归等。

月经提前多由于血热,月经量多与经期延长多由于瘀热,经间期和经后期出血多由于阴虚;月经量少、推迟、闭经多由于肝肾亏虚,气血不足,气滞血瘀等引起。

三、月经周期与食疗

1. 行经期食疗

体质偏寒的可以服用姜枣红糖茶,用干姜 30 克,大枣 30 克,红糖 30 克煮汤服用,早晚各 1 次;体质偏热者可以多食用芹菜、藕片和荸荠;气虚者可以服用人参黄芪配制的膏方;血瘀者可以服用三七粥,用三七 10 克煮 30 分钟后,再放入大米、山药各 30 克共煮为粥,分 2 次服用;气郁型可以用香附 30 克,当归 15 克,白酒 250 克,药物浸泡 3 天后可以服用,每次 15～30 克,每日 2 次。

2. 经后期食疗

这一阶段食疗一般为滋阴为主，可以保养卵巢功能，促使激素正常分泌，保证月经正常。如阿胶、熟地、首乌、枸杞子、龙眼肉、胡萝卜、大枣、鱼类、鸡蛋、燕窝等。

3. 经间期(排卵期食疗)

可以服用红花山楂酒，红花 15 克，山楂 30 克，白酒 250 克，浸泡 1 周后服用，每次 15～30 克。每日 2 次。

4. 经前期食疗

以补肾助阳为主，如羊肉、狗肉、虾、动物肾脏、韭菜、胡桃肉等；中药如杜仲、菟丝子、仙灵脾、肉苁蓉等。

以上食疗均论述的是一般情况，如果体质偏颇较大，则需要根据个人体质选用，不可千篇一律。

附录一 《中医体质与分类判定》标准

前言

本标准附录为规范性附录。

本标准由中华中医药学会发布。

本标准由中华中医药学会体质分会提出。

本标准主要起草单位：北京中医药大学。

本标准主要起草人：王琦，朱燕波。

本标准首次发布。

引言

《中医体质分类与判定》标准是我国第一部指导和规范中医体质研究及应用的文件。该标准的编写和颁布，旨在为体质辨识及与中医体质相关疾病的防治、养生保健、健康管理提供依据，使体质分类科学化、规范化，体现中医学"治未病"的思想，为实施个体化诊疗提供理论和实践支持，提高国民健康素质。

中医"治未病"需要找到行之有效的方法和途径，《中医体质分类与判定》标准为"治未病"提供了体质辨识的方法、工具与评估体系。

中医体质学者经过近 30 年的研究，根据人体形态结构、生理功能、心理特点及反应状态，对体质进行了分类，并制定了中医体质量表及《中医体质分类与判定》标准。该标准是应用了流行病学、免疫学、分子生物学、遗传学、数理统计学等多学科交叉的方法，经中医临床专家、流行病学专家、体质专家多次论证而建立的体质辨识的标准化工具，并在国家 973 计划"基于因人制宜思想的中医体质理论基础研究"课题中得到进一步完善。应用本标准在全国范围进行了 21948 例流行病学调查，显示出良好的适用性、实用性和可操作性。

本标准简明实用，可操作性强，符合医疗法规和法律要求，具有指导性、普遍性及可参照性，适用于从事中医体质研究的中医临床医生、科研人员及相关管理人员，可作为临床实践、判定规范及质量评定的主要参考依据。

本标准审定组成员：张伯礼、杨明会、沈同、刘保延、李乾构、唐旭东、仝小林、彭勃、陈淑长、周宜强、刘雁峰、陈珞珈、王承德、孙树椿、丁义江、汪受传、段逸群、花宝金、陈信义、刘大新、马健。

中医体质分类与判定——

1. 范围

本标准规定了中医关于体质的术语及定义、中医体质 9 种基本类型、中医体质类型的特征、中医体质分类的判定。

本标准适用于中医体质的分类、判定及体质辨识治未病。

2. 术语中和定义

下列术语和定义适用于本标准。

中医体质是指人体生命过程中，在先天禀赋和后天获得的基础上所形成的形态结构、生理功能和心理状态方面综合的、相对稳定的固有特质。是人类在生长、发育过程中所形成的自然、社会环境相适应的人体个性特征。

3. 中医体质 9 种基本类型与特征

3.1 平和质（A 型）

3.1.1 总体特征：阴阳气血调和，以体态适中、面色红润、精力充沛等为主要特征。

3.1.2 形体特征：体形匀称健壮。

3.1.3 常见表现：面色、肤色润泽，头发稠密有光泽，目光有神，鼻色明润，嗅觉通利，唇色红润，不易疲劳，精力充沛，耐受寒热，睡眠良好，胃纳佳，二便正常，舌色淡红，苔薄白，脉和缓有力。

3.1.4 心理特征：性格随和开朗。

3.1.5 发病倾向：平素患病较少。

3.1.6 对外界环境适应能力：对自然环境和社会环境适应能力较强。

3.2 气虚质（B 型）

3.2.1 总体特征：元气不足，以疲乏、气短、自汗等气虚表现为主要特征。

3.2.2 形体特征：肌肉松软不实。

3.2.3 常见表现：平素语音低弱，气短懒言，容易疲乏，精神不振，易出汗，舌淡红，舌边有齿痕，脉弱。

3.2.4 心理特征：性格内向，不喜冒险。

3.2.5 发病倾向：易患感冒、内脏下垂等病；病后康复缓慢。

3.2.6 对外界环境适应能力：不耐受风、寒、暑、湿邪。

3.3 阳虚质（C 型）

3.3.1 总体特征：阳气不足，以畏寒怕冷、手足不温等虚寒表现为主要特征。

3.3.2 形体特征：肌肉松软不实。

3.3.3 常见表现：平素畏冷，手足不温，喜热饮食，精神不振，舌淡胖嫩，脉沉迟。

3.3.4 心理特征:性格多沉静、内向。

3.3.5 发病倾向:易患痰饮、肿胀、泄泻等病;感邪易从寒化。

3.3.6 对外界环境适应能力:耐夏不耐冬;易感风、寒、湿邪。

3.4 阴虚质（D型）

3.4.1 总体特征:阴液亏少,以口燥咽干、手足心热等虚热表现为主要特征。

3.4.2 形体特征:体形偏瘦。

3.4.3 常见表现:手足心热,口燥咽干,鼻微干,喜冷饮,大便干燥,舌红少津,脉细数。

3.4.4 心理特征:性情急躁,外向好动,活泼。

3.4.5 发病倾向:易患虚劳、失精、不寐等病;感邪易从热化。

3.4.6 对外界环境适应能力:耐冬不耐夏;不耐受暑、热、燥邪。

3.5 痰湿质（E型）

3.5.1 总体特征:痰湿凝聚,以形体肥胖、腹部肥满、口黏苔腻等痰湿表现为主要特征。

3.5.2 形体特征:体形肥胖,腹部肥满松软。

3.5.3 常见表现:面部皮肤油脂较多,多汗且黏,胸闷,痰多,口黏腻或甜,喜食肥甘甜黏,苔腻,脉滑。

3.5.4 心理特征:性格偏温和、稳重,多善于忍耐。

3.5.5 发病倾向:易患消渴、中风、胸痹等病。

3.5.6 对外界环境适应能力:对梅雨季节及湿重环境适应能力差。

3.6 湿热质（F型）

3.6.1 总体特征:湿热内蕴,以面垢油光、口苦、苔黄腻等湿热表现为主要特征。

3.6.2 形体特征:形体中等或偏瘦。

3.6.3 常见表现:面垢油光,易生痤疮,口苦口干,身重困倦,大便黏滞不畅或燥结,小便短黄,男性易阴囊潮湿,女性易带下增多,舌质偏红,苔黄腻,脉滑数。

3.6.4 心理特征:容易心烦急躁。

3.6.5 发病倾向:易患疮疖、黄疸、热淋等病。

3.6.6 对外界环境适应能力:对夏末秋初湿热气候,湿重或气温偏高环境较难适应。

3.7 血瘀质（G型）

3.7.1 总体特征:血行不畅,以肤色晦暗、舌质紫黯等血瘀表现为主要

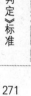

特征。

3.7.2 形体特征:胖瘦均见。

3.7.3 常见表现:肤色晦暗,色素沉着,容易出现瘀斑,口唇黯淡,舌黯或有瘀点,舌下络脉紫黯或增粗,脉涩。

3.7.4 心理特征:易烦,健忘。

3.7.5 发病倾向:易患癥瘕及痛证、血证等。

3.7.6 对外界环境适应能力:不耐受寒邪。

3.8 气郁质(H型)

3.8.1 总体特征:气机郁滞,以神情抑郁、忧虑脆弱等气郁表现为主要特征。

3.8.2 形体特征:形体瘦者为多。

3.8.3 常见表现:神情抑郁,情感脆弱,烦闷不乐,舌淡红,苔薄白,脉弦。

3.8.4 心理特征:性格内向不稳定、敏感多虑。

3.8.5 发病倾向:易患脏躁、梅核气、百合病及郁证等。

3.8.6 对外界环境适应能力:对精神刺激适应能力较差;不适应阴雨天气。

3.9 特禀质(I型)

3.9.1 总体特征:先天失常,以生理缺陷、过敏反应等为主要特征。

3.9.2 形体特征:过敏体质者一般无特殊;先天禀赋异常者或有畸形,或有生理缺陷。

3.9.3 常见表现:过敏体质者常见哮喘、风团、咽痒、鼻塞、喷嚏等;患遗传性疾病有垂直遗传、先天性、家族性特征;患胎传性疾病者具有母体影响胎儿个体生长发育及相关疾病特征。

3.9.4 心理特征:随禀质不同情况各异。

3.9.5 发病倾向:过敏体质者易患哮喘、荨麻疹、花粉症及药物过敏等;遗传性疾病如血友病、先天愚型等;胎传性疾病如五迟(立迟、行迟、发迟、齿迟和语迟)、五软(头软、项软、手足软、肌肉软、口软)、解颅、胎惊等。

3.9.6 对外界环境适应能力:适应能力差,如过敏体质者对易致过敏季节适应能力差,易引发宿疾。

4. 中医体质分类的判定

4.1 判定方法

回答《中医体质分类与判定表》中的全部问题,每一问题按5级评分,计算原始分及转化分,依标准判定体质类型。

原始分=各个条目的分会相加。

转化分数＝［(原始分－条目数)/(条目数×4)］×100

4.2 判定标准

平和质为正常体质,其他 8 种体质为偏颇体质。判定标准见下表。

平和质与偏颇体质判定标准表

体质类型	条件	判定结果
平和质	转化分≥60 分	是
	其他 8 种体质转化分均＜30 分	
	转化分≥60 分	基本是
	其他 8 种体质转化分均＜40 分	
	不满足上述条件者	否
偏颇体质	转化分≥40 分	是
	转化分 30—39 分	倾向是
	转化分＜30 分	否

4.3 示例

示例 1:某人各体质类型转化分如下:平和质 75 分,气虚质 56 分,阳虚质 27 分,阴虚质 25 分,痰湿质 12 分,湿热质 15 分,血瘀质 20 分,气郁质 18 分,特禀质 10 分。根据判定标准,虽然平和质转化分≥60 分,但其他 8 种体质转化分并未全部＜40 分,其中气虚质转化分≥40 分,故此人不能判定为平和质,应判定为是气虚质。

示例 2:某人各体质类型转化分如下:平和质 75 分,气虚质 16 分,阳虚质 27 分,阴虚质 25 分,痰湿质 32 分,湿热质 25 分,血瘀质 10 分,气郁质 18 分,特禀质 10 分。根据判定标准,平质转化分≥60 分,同时,痰湿质转化分在 30～39,可判定为痰湿质倾向,故此人最终体质判定结果基本是平和质,有痰湿质倾向。

附　录

(规范性附录)
中医体质分类与判定表

平和质(A型)

请根据近一年的体验和感觉,回答以下问题	没有(根本不)	很少(有一点)	有时(有些)	经常(相当)	总是(非常)
(1)您精力充沛吗?	1	2	3	4	5
(2)您容易疲乏吗? *	1	2	3	4	5
(3)您说话声音无力吗? *	1	2	3	4	5
(4)您感到闷闷不乐吗?	1	2	3	4	5
(5)您比一般人耐受不了寒冷(冬天的寒冷,夏天的冷空调、电扇吗)? *	1	2	3	4	5
(6)您能适应外界自然和社会环境的变化吗?	1	2	3	4	5
(7)您容易失眠吗? *	1	2	3	4	5
(8)您容易忘事(健忘)吗? *					
判断结果:□是　　□倾向是　　□否					

(注:标有 * 的条目需先逆向计分,即:1→5,2→4,3→3,4→2,5→1,再用公式转化分。)

气虚质(B型)

请根据近一年的体验和感觉,回答以下问题	没有(根本不)	很少(有一点)	有时(有些)	经常(相当)	总是
(1)你容易疲乏吗?	1	2	3	4	5
(2)您容易气短(呼吸短促,接不上气吗?)	1	2	3	4	5
(3)您容易心慌吗?	1	2	3	4	5
(4)您容易头晕或站起时晕眩吗?	1	2	3	4	5
(5)您比别人容易患感冒吗?	1	2	3	4	5
(6)您喜欢安静、懒得说话吗?	1	2	3	4	5
(7)您说话声音无力吗?	1	2	3	4	5
(8)您活动量就容易出虚汗吗?					
判断结果:□是　　□倾向是　　□否					

阳虚质(C型)

请根据近一年的体验和感觉,回答以下问题	没有 (根本不)	很少 (有一点)	有时 (有些)	经常 (相当)	总是 (非常)
(1)您手脚发凉吗?	1	2	3	4	5
(2)您胃脘部、背部或腰膝部怕冷吗?	1	2	3	4	5
(3)您感到怕冷、衣服比别人穿得多吗?	1	2	3	4	5
(4)您比一般人不了寒冷(冬天的寒冷,夏天的冷空调、电扇等)。	1	2	3	4	5
(5)您比别人容易患感冒吗?	1	2	3	4	5
(6)您吃(喝)凉的东西会感到不舒服或者怕吃(喝)凉东西吗?	1	2	3	4	5
(7)你受凉或吃(喝)凉的东西后,容易腹泻(拉肚子)吗?	1	2	3	4	5
判断结果:□是　　□倾向是　　□否					

阴虚质(D型)

请根据近一年的体验和感觉,回答以下问题	没有 (根本不)	很少 (有一点)	有时 (有些)	经常 (相当)	总是 (非常)
(1)您感到手脚心发热吗?	1	2	3	4	5
(2)您感觉身体、脸上发热吗?	1	2	3	4	5
(3)您皮肤或口唇干吗?	1	2	3	4	5
(4)您口唇的颜色比一般人红吗?	1	2	3	4	5
(5)您容易便秘或大便干燥吗?	1	2	3	4	5
(6)您面部两潮红或偏红吗?	1	2	3	4	5
(7)您感到眼睛干涩吗?	1	2	3	4	5
(8)您活动量稍大就容易出虚汗吗?	1	2	3	4	5
判断结果:□是　　□倾向是　　□否					

痰湿质(E型)

请根据近一年的体验和感觉,回答以下问题	没有(根本不)	很少(有一点)	有时(有些)	经常(相当)	总是(非常)
(1)您感到胸闷或腹部胀满吗?	1	2	3	4	5
(2)您感到身体学生不轻松或不爽快吗?	1	2	3	4	5
(3)您腹部肥满松软吗?	1	2	3	4	5
(4)您有额部油脂分泌多的现象吗?	1	2	3	4	5
(5)您上眼睑比别人肿(仍轻微隆起的现象)吗?	1	2	3	4	5
(6)您嘴里有黏黏的感觉吗?	1	2	3	4	5
(7)您平时痰多,特别是咽喉部总感到有痰堵着吗?	1	2	3	4	5
(8)您舌苔厚腻或有舌苔厚厚的感觉吗?	1	2	3	4	5
判断结果:□是　　□倾向是　　□否					

湿热质(F型)

请根据近一年的体验和感觉,回答以下问题	没有(根本不)	很少(有一点)	有时(有些)	经常(相当)	总是(非常)
(1)您面部或鼻部有油腻感或者油亮发光吗?	1	2	3	4	5
(2)你容易生痤疮或疮疖吗?	1	2	3	4	5
(3)您感到口苦或嘴里有异味吗?	1	2	3	4	5
(4)您大便黏滞不爽、有解不尽的感觉吗?	1	2	3	4	5
(5)您小便时尿道有发热感、尿色浓(深)吗?	1	2	3	4	5
(6)您带下色黄(白带颜色发黄)吗?(限女性)	1	2	3	4	5
(7)您的阴囊部位潮湿吗?(限男性)	1	2	3	4	5
判断结果:□是　　□倾向是　　□否					

血瘀质(G型)

请根据近一年的体验和感觉,回答以下问题	没有 (根本不)	很少 (有一点)	有时 (有些)	经常 (相当)	总是 (非常)
(1)您的皮肤在不知不觉中会出现青紫瘀斑(皮下出血)吗?	1	2	3	4	5
(2)您两颧部有细微红丝吗?	1	2	3	4	5
(3)您身体上有哪里疼痛吗?	1	2	3	4	5
(4)您面色晦暗或容易出现褐斑吗?	1	2	3	4	5
(5)您容易有黑眼圈吗?	1	2	3	4	5
(6)您容易忘事(健忘)吗	1	2	3	4	5
(7)您口唇颜色偏黯吗?	1	2	3	4	5
判断结果:□是　　□倾向是　　□否					

气郁质(H型)

请根据近一年的体验和感觉,回答以下问题	没有 (根本不)	很少 (有一点)	有时 (有些)	经常 (相当)	总是 (非常)
(1)您感到闷闷不乐吗?	1	2	3	4	5
(2)您容易精神紧张、焦虑不安吗?	1	2	3	4	5
(3)您多愁善感、感情脆弱吗?	1	2	3	4	5
(4)您容易感到害怕或受到惊吓吗?	1	2	3	4	5
(5)您胁肋部或乳房腹痛吗?	1	2	3	4	5
(6)您无缘无故叹气吗?	1	2	3	4	5
(7)您咽喉部有异物感,且吐之不出、咽之不下吗?	1	2	3	4	5
判断结果:□是　　□倾向是　　□否					

特禀质(I型)

请根据近一年的体验和感觉,回答以下问题	没有(根本不)	很少(有一点)	有时(有些)	经常(相当)	总是(非常)
(1)您没有感冒时也会打喷嚏吗?	1	2	3	4	5
(2)您没有感冒时也会鼻塞、流鼻涕吗?	1	2	3	4	5
(3)您有因季节变化、温度变化或异味等原因而咳喘的现象吗?	1	2	3	4	5
(4)您容易过敏(对药物、食物、气味、花粉或在季节交替、气候变化时)吗?	1	2	3	4	5
(5)您的皮肤容易起荨麻疹(风团、风疹块、风疙瘩)吗?	1	2	3	4	5
(6)您的皮肤因过敏出现过紫癜(紫红色瘀点、瘀斑)吗?	1	2	3	4	5
(7)您的皮肤一抓就红,并出现抓痕吗?	1	2	3	4	5

判断结果:□是　　□倾向是　　□否

附录二　亚健康状态自测表

	分值
早上起床时，常有头发掉落	5
情绪有些抑郁，常对窗外发呆	5
害怕走进办公室，厌倦工作	5
不想面对同事，有自闭症趋势	5
工作效率不高，上司已对你不满	5
工作1小时，身体倦怠，胸闷气短	10
昨天想好的事，今天怎么也记不起来了，而且近些天来，经常出现这种情况	10
工作情绪始终无法高涨，最令自己不解的是：无名火气很大，但又没有精力发作	5
一日三餐，进餐甚少，排除天气因素，即使口味适合自己的菜，近来也如同嚼蜡	5
盼望早早地逃离办公室，为的是能够回家，躺在床上休息片刻	5
对城市的污染、噪声非常敏感，比常人更渴望清幽、宁静的山水，休养身心	5
不再像以前那样热衷于朋友的聚会，有种强打精神、勉强应酬的感觉	5
晚上经常睡不着觉，即使睡着了，又老是在做梦的状态中，睡眠质量糟糕	10
体重有明显的下降趋势，早上起来，发现眼眶深陷，下巴骨突出	10
感觉免疫力在下降，春、秋季流感一出现，自己首当其冲，难逃"流运"	5
性能力下降，妻子（或丈夫）对你明显地表现了性要求，但自己却没有什么欲望	5

超过50分，就需要坐下来，好好反思你的生活状态，加强身体运动和注重营养搭配等；如是总分超过80分，需要到医院做一个检测或是找专业医师进行咨询。

附录三 疲劳问卷(FS)

填表注意事项:下面十四条文字,请仔细阅读后,根据您近2周的感受,在与您的情况相符的答案方格内打钩。

序号		是	否
1	你目前有被疲劳困扰的情况吗	☐	☐
2	你是否需要更多的休息	☐	☐
3	你感觉到犯困或昏昏欲睡吗	☐	☐
4	你在着手做事情时是否感到费力	☐	☐
5	你在着手做事情时并不感到费力,但当你继续做时是否感到力不从心	☐	☐
6	你感觉到体力不够吗	☐	☐
7	你感觉到你的肌肉力量比以前减小了吗	☐	☐
8	你感觉到虚弱吗	☐	☐
9	你集中注意力有困难吗	☐	☐
10	你在思考问题时头脑像往常一样清晰、敏捷吗	☐	☐
11	你在讲话时会出现口齿不利落吗	☐	☐
12	讲话时,你发现找到合适的字眼很困难吗	☐	☐
13	你现在的记忆力像往常一样吗	☐	☐
14	你还喜欢做过去习惯做的事情吗	☐	☐

主要参考文献

[1]王琦.中医体质学[M].北京:人民卫生出版社,2005.

[2]宋俊生,杜元灏,于春泉.中医药调治亚健康[M].北京:中国中医药出版社,2009.

[3]尤虎.九种体质养生膏方[M].北京:中国中医药出版社,2012.

[4]王琦,靳琦.亚健康中医体质辨识与调理[M].北京:中国中医药出版社,2012.

[5]王凤岐,宋世昌,杨建宇.妇科调理膏方[M].北京:科学技术文献出版社,2009.

[6]张晓天.膏方体质养生指导[M].北京:科学出版社,2015.

[7]张早华.亚健康养生与保健[M].北京:人民卫生出版社,2011.

[8]周宝宽.从疲劳到亚健康[M].北京:人民军医出版社,2013.

[9]马维庆,谢英彪.中医进补膏方[M].北京:金盾出版社,2013.

[10]施仁潮,李明焱.膏方宝典[M].北京:人民卫生出版社,2015.

[11]彭锦.中医治未病与亚健康调理[M].北京:中医古籍出版社,2010.

[12]陈志伟.名医解惑亚健康疲劳症[M].北京:中国科学技术出版社,2016.

主
要
参
考
文
献